肺癌护理
实用手册

卢才菊　李春莉　郭小玲　主编

U0231369

化学工业出版社

·北京·

内容简介

本书从肺癌的流行病学、病理学、临床诊断和分期等基础知识入手，详细阐述了肺癌的放射治疗及护理、化学治疗及护理、靶向治疗及护理、生物治疗及护理、介入治疗及护理、手术治疗及护理等内容，还介绍了肺癌治疗相关护理常规及饮食营养指导、呼吸康复治疗以及居家护理等方面的知识。本书可供呼吸科护理人员、呼吸科青年医生、基层呼吸科医生等参考。

图书在版编目（CIP）数据

肺癌护理实用手册 / 卢才菊，李春莉，郭小玲主编.
北京：化学工业出版社，2024. 12. -- ISBN 978-7-122-47092-8

Ⅰ. R473.73-62

中国国家版本馆CIP数据核字第202456GJ88号

责任编辑：邱飞婵　　　　　　　　文字编辑：李　平
责任校对：王鹏飞　　　　　　　　装帧设计：孙　沁

出版发行：化学工业出版社
　　　　　（北京市东城区青年湖南街13号　邮政编码100011）
印　　装：北京云浩印刷有限责任公司
880mm×1230mm　1/32　印张8¾　字数259千字
2025年4月北京第1版第1次印刷

购书咨询：010-64518888　　售后服务：010-64518899
网　　址：http://www.cip.com.cn
凡购买本书，如有缺损质量问题，本社销售中心负责调换。

定　　价：49.80元　　　　　　　版权所有　违者必究

编写人员名单

主　编	卢才菊	李春莉	郭小玲	
副主编	廖师红	黄　思	刘小青	王惠萍
编　者	卢才菊	李春莉	郭小玲	廖师红
	黄　思	刘小青	王惠萍	赵　恒
	邱兴红	罗安妹	黄丹婷	罗　彬
	朱瑾玉	张慧敏	章　锶	刘红梅
	黄　璜	邱亚萍	吴华丽	廖丽虹
	王　燕	江　勤	罗美兰	罗　晨
	刘小倩	熊思懿	付紫微	熊雅文
	刘晓丹	肖　密	袁宜燕	赖雅雯
	肖　琴	林　贞	刘金萍	游　琴
	邓　慧	彭超超	邹胜炜	杨雅博

前　言

原发性支气管肺癌简称肺癌，是世界各国发病率和死亡率最高的恶性肿瘤之一。2022 年中国的所有恶性肿瘤新发病例中肺癌排名第 1 位，占 22.0%，而肺癌死亡人数占中国恶性肿瘤死亡总数的 28.5%，同样排名第 1 位。肺癌作为当前全球范围内发病率和死亡率均居前列的恶性肿瘤，不仅严重威胁着人类的生命健康，也给社会和家庭带来了沉重的负担。随着医学研究的不断深入和临床技术的日益精进，肺癌的诊疗和护理方法也在不断更新和完善。为进一步规范我国肺癌防治措施、提高肺癌诊疗水平、改善患者预后、为广大医护人员提供专业的循证医学建议，特编写本书。

本书从肺癌的流行病学、病理学、临床诊断和分期等基础知识入手，详细阐述了肺癌的放射治疗、化学治疗、靶向治疗、生物治疗、介入治疗、手术治疗等多种治疗方法及其护理。同时，本书还介绍了肺癌治疗相关护理常规及饮食营养指导、呼吸康复治疗以及居家护理等方面的知识。值得一提的是，本书不仅涵盖了西医的诊疗和护理知识，还融合了中医的理论和实践经验，对于提高肺癌的综合治疗效果具有重要意义。此外，早期肺癌多无明显症状，临床上多数患者出现症状就诊时已属晚期，错过了最佳根治性手术治疗时机，因此本书还强调了肺癌的筛查和早期诊断。

本书编写过程中，力求语言通俗易懂、内容实用可靠，使读者能够轻松掌握肺癌的诊疗和护理知识。同时，我们也注重吸收最新的研究成果和临床经验，力求使本书的内容与时俱进，具有前瞻性。但限于编者的知识水平及编写经验，书中存在的错误与不当之处还恳请广大读者批评指正。

编者
2024 年 10 月

目录

第一章
肺癌概述

第一节 肺癌的流行病学与预防

一、肺癌的流行情况

（一）肺癌的发病率

全球癌症统计数据（GLOBOCAN）显示，2022年全球新发肺癌病例约248.0万，新增肺癌死亡病例约181.7万，分别占全部恶性肿瘤新发和死亡病例的12.4%和18.7%。

作为全球人口基数最大的国家，中国在肺癌防治方面面临着前所未有的挑战。在过去10余年里，随着人口老龄化的加剧和肺癌筛查在全国范围的普及，中国人群肺癌发病率呈缓慢上升趋势。GLOBOCAN显示，2022年中国新发肺癌病例约106.1万，新增肺癌死亡病例约73.3万，分别占所有恶性肿瘤发病和死亡病例的22.0%和28.5%。肺癌新增和死亡病例均位居我国恶性肿瘤的首位。因此，肺癌依然是危害人类健康最主要的恶性肿瘤，推广和实施肺癌筛查和早诊早治对于有效控制肺癌高死亡率具有重要意义。

（二）人群分布

肺癌的发病和死亡具有非常明显的性别差异。2020年全球男性肺癌年龄标化发病率为31.5/10万，约为女性年龄标化发病率（14.6/10万）的2.2倍，男性肺癌年龄标化死亡率为25.9/10万，约为女性年龄标化死亡率（11.2/10万）的2.3倍。不同地区男女性肺癌年龄标化发病率比（IRR）差异较大，北美地区最低（1.2），北非地区最高（5.6）。在去除年龄结构的影响后，全球各地区依然呈现男性肺癌发病风险高于女性的现象。

1. 年龄

不同的年龄组肺癌发生情况显著不同，可能与免疫状态不同及不同年龄段暴露于致癌物时间长短的差别有关。肺癌的发病率随年龄的增长而上升，10岁前罕见，40岁后迅速上升，70岁左右达高峰，主要死亡年龄为35～69岁，随后有所下降；但研究显示，发达国家肺癌发生的年龄段有下移趋势。中国肺癌男性和女性年龄组死亡率均是由小到大，逐步上升。男性各年龄组肺癌死亡率无论上升速度和幅度均大于女性。

2. 种族和民族

多项遗传流行病学研究显示肺癌具有遗传倾向。肺癌发病率和死亡率在民族分布上有所不同。女性肺癌中，华人妇女较非华人妇女为多见。有资料表明，女性澳大利亚人肺癌标化死亡率为 11.35/10 万，而女性澳大利亚华人肺癌标化死亡率为 17.38/10 万，两者差异有显著性。新加坡是多民族国家，各民族的肺癌发病率极不相同，华人肺癌发病率较马来人高。肺癌发生还与种族有关。以色列 Tarabeia 等比较了以色列犹太人与阿拉伯人患肺癌的风险，并与美国白种人和黑种人进行对比，结果发现以色列犹太人与阿拉伯人的吸烟率虽高于美国人，但患肺癌的风险却低于美国人，以色列犹太人与美国白种人和黑种人肺癌发病率比分别为 0.7 和 0.4，以色列阿拉伯人与美国白种人和黑种人的发病率比分别为 0.5 和 0.3，从而认为地中海类型饮食可能具有保护作用。以色列犹太人肺癌发病率低于阿拉伯人，可能与吸烟（阿拉伯人吸烟率为 41.3%，犹太人为 31.6%）或遗传因素有关。

（三）时间趋势

肺癌在时间趋势上的主要特征是其发病率及死亡率有不断增长的趋势。据 Cruz 等统计，自 1985 年以来，全球肺癌病例数增加了 51%，其中男性增幅为 44%，女性为 76%。女性肺癌死亡率的增加幅度无论白种人还是非白种人均大于男性。Siegel 等 2011 年的统计结果表明，女性肺癌发病率在 1975—2006 年总体呈下降趋势，而 2006—2008 年则呈上升趋势；1994—2006 年，美国男性肺癌患者死亡率呈每年 2.0% 的幅度下降，而在女性，1995—2005 年间肺癌死亡率以每年 0.3% 的幅度增加。

随着肿瘤检测技术的不断发展，与过去相比，肿瘤的分期和分类发生了改变，从而影响了患者的预后。研究者认为，随着分期向晚期移行，肺癌患者的分期生存率增高，但总体生存率无改变。目前肺癌病理组织学类型分布的另一个特点是腺癌比例增加、鳞癌比例降低。

二、肺癌的病因学

深入阐明肺癌的病因，建立切实有效的防治措施，对于预防肺癌发生和降低肺癌死亡率具有十分重要的意义，是肺癌一级预防策略中至关重要的研究内容。

（一）烟草

吸烟可显著增加肺癌的发病风险。吸烟过程中产生的 $N-$ 亚硝胺类、芳香胺类、苯并芘等 60 多种化合物对呼吸系统有强烈的致癌作用，在肺癌的发生发展中起着重大作用。因此国际癌症研究机构在 1985 年将吸烟确定为肺癌的重要危险因素。

吸烟与罹患肺癌风险之间的关系受烟草品种、开始吸烟的年龄、吸烟年限及吸烟量等多种因素影响。一项关于中国吸烟人群与肺癌关系的研究指出，吸烟可以大幅增加肺癌患病率。

（二）环境暴露

在我们的生活中，未加工的生物质燃料会排放苯等致癌物质，均可增加肺癌的患病风险。生物质燃料做饭和加热是引起肺癌发病的主要因素，特别是在室内使用煤烟暴露的情况下，肺癌患病风险增加约 1.42 倍。这就说明，对于长期烹饪、接触厨房油烟的女性而言，肺癌患病风险更高。此外，有研究显示，与欧美地区相比，我国女性吸烟的比例较低，但由于环境油烟和激素水平等多种因素的影响，我国女性非吸烟人群肺癌发生率较高。由此可见，减少我国女性对室内煤烟的接触是降低其肺癌发病率的有效措施。

职业相关环境致癌物暴露也是增加肺癌发病危险因素之一。研究表明，若长期暴露在石棉、氡、铍、铬、镉、镍、硅、煤烟和煤烟尘等不良环境中，会显著提高肺癌的发病率。长期吸入二氧化硅晶体导致的硅肺病，作为中国"职业病之最"，给人民生命健康带来了极大的影响。其主要特点是肺部炎症、肺部纤维化、结节性病变并且最终导致肺癌的发生。

（三）感染

肿瘤发生及转移往往与不可控制的炎症密切相关。肺部炎症为癌症向肺部传播提供合适环境：肺部的外源性炎症导致骨髓来源的中性粒细胞募集，这些中性粒细胞将嗜天青颗粒脱颗粒，释放丝氨酸蛋白酶、弹性蛋白酶和组织蛋白酶 G，从而导致抗肿瘤因子血小板反应蛋白 -1 的蛋白水解破坏。

肺癌是 HIV 感染者非艾滋病定义的癌症死亡的主要原因。大量研究表明，HIV 感染会使患肺癌的风险增加 2～5 倍。同时吸烟的 HIV 感染者患肺癌的风险是不吸烟的 HIV 感染者的 2 倍多。HIV 感染者的肺癌风险和特征可能有所不同，病毒本身会导致机体免疫功能低下。

（四）饮食和代谢因素

《肺癌的全球负担》指出，每天红肉摄入量每增加 50g，患肺癌风险就会增加 20%；相反，食用水果和蔬菜与肺癌的发展呈负相关。

2 型糖尿病容易导致人体微血管病变和大血管病变，从而引发组织器官的损伤、病变甚至衰竭，但 2 型糖尿病与肺癌的发病率无关。然而有趣的是，胰岛素抵抗（糖尿病的前兆，与高腰围相关）与肺癌风险增加之间存在联系。同时，有研究显示，肥胖和肺癌本身没有明显关系，但是早期肺癌患者的脂质代谢可能普遍失调，通过筛查脂质代谢异常患者，有高概率确诊肺癌。

（五）呼吸系统疾病

慢性阻塞性肺疾病（chronic obstructive pulmonary disease，COPD）是一种常见的气流受限性疾病，其典型特征是肺气肿和慢性炎症，最终会破坏肺泡，出现不可逆的肺功能损伤。在肺癌患者中，并发 COPD 可能会影响临床情况，影响对治疗的反应。一项 COPD 与肺癌关联强度的研究显示，COPD 患者的肺癌发病风险显著高于无 COPD 者，其风险高达 1.43 倍。从长远来看，COPD 与肺癌患者的预后不良有关，但 COPD 的特殊炎症环境可能使肺癌患者对免疫检查点抑制剂的反应更好。同时，COPD 的规范化管理对肺癌患者的预后具有积极影响。

（六）遗传因素

肺癌患者中存在着明显的家族聚集现象，这说明遗传因素在肺癌的发生发展中同样发挥重要作用。目前，科学界普遍认为基因组稳定性、基因多态性、DNA 修复能力、对致癌物代谢能力等多方面的遗传因素与肺癌均存在关联。已有研究证实，肺癌家族史与肺癌高度相关，其相对风险率高达 1.84，需引起人们的广泛关注。一级亲属被诊断为肺癌的个体患肺癌的风险明显升高。有肺癌家族史的人群可能存在可遗传的肺癌易感位点。

三、肺癌的预防

有效的预防控制措施，如改善行为模式、保持饮食均衡及营养充足、早期筛查和早期诊断等均可降低患肺癌的男性年龄标准化发病率（ASIR）和年龄标准化死亡率（ASMR）。

（一）改善行为模式

众所周知，吸烟是肺癌的主要诱因之一。其中，通过引导人民积极戒烟以及公共场合禁止吸烟等均可有效降低肺癌 ASIR 和 ASMR。2003 年《WHO 烟草控制框架公约》开始推行的 MPOWER 政策极大降低了全球烟草使用率。同时，该预防政策在中国的有效推行显著降低了我国吸烟率，促进了肺癌 ASIR 和 ASMR 的下降，因此控制烟草的使用仍需继续。2016 年我国提出《"健康中国 2030" 规划纲要》，在 2030 年之前将 15 岁以上人群吸烟率降低至 20% 定为阶段性目标。与此同时，在《健康中国行动（2019—2030）》中，也将"实施控烟行动"列为专项行动之一。此外，中国疾病预防控制中心将我国 31个省级行政区权威的戒烟资源整合后，利用数字化手段，确保广大民众能够便捷地获取各种戒烟服务和资源，以降低我国的吸烟率及肺癌发病率。

（二）保持饮食均衡及营养充足

健康的饮食可降低肺癌发病风险。酸食、辣食、蔬菜、水果、蛋类、蒜类食品等有助于降低肺癌的发生率，反之，食用咸食、甜食、腌渍食物、油炸食物等会增加肺癌的发生率，需要控制其摄入量。为实现降低肺癌患病率的目标，个人首先需要自我监督，养成健康的饮食习惯，并进行适宜的体力锻炼。此外，还需要合力社会、政府等多个方面的管理监督，共同推动健康饮食的普及。

（三）早期筛查和早期诊断

无症状个体每年进行系统筛查、有症状患者及时就医可显著降低癌症 ASIR 和 ASMR。随机对照试验表明，与 X 线胸片或无筛查相比，使用低剂量螺旋 CT（LDCT）进行肺癌筛查可显著降低死亡率。尽管在试验中发现 LDCT 对肺癌死亡率降低有积极影响，但 LDCT 筛查仍存在假阳性风险，这可能导致不必要的侵入性手术。正在进行的研究试图改善对 LDCT 检出结节的患者进行分层（如生物标志物和／或预测模型），可能会减少未来与筛查相关的不必要危害的风险。自 2005 年以来，我国陆续推行包含肺癌筛查的城市和农村癌症早检早治项目，促进了我国肺癌筛查和早诊早治工作网络的建立，同时提高了居民参与率和肺癌早期发现率，有效降低了肺癌死亡率。

第二节　肺癌的病理学

一、概述

肺癌主要组织类型为腺癌和鳞癌，占全部原发性肺癌的 80% 左右。其次为小细胞癌，约占 15%。其他少见类型原发性肺癌包括：腺鳞癌、大细胞癌、涎腺来源的癌（腺样囊性癌、黏液表皮样癌等）等。最新分类中增加了胸部 SMARCA4 缺陷的未分化肿瘤。上皮性良性肿瘤中增加了细支气管腺瘤。

二、鳞癌

肺鳞癌的发病率近年来呈下降趋势，占肺癌的 30%～40%，其中 2/3 表现为中央型，1/3 为周边型，可伴空洞形成，位于中心时可呈息肉状突向支气管腔。此种类型的癌一般认为起源于吸烟刺激后的支气管上皮鳞状化生，根据癌巢角化细胞分化程度，将其分为高、中、低分化（图 1-1）。鳞癌多见淋巴道和血行转移，也可直接侵犯纵隔淋巴结及支气管旁和纵隔软组织。术后局部复发比其他类型肺癌常见。吸烟者和肺癌患者的支气管和肺呼吸性上皮中存在广泛、多灶性的分子病理异常，区域致癌效应可造成由于吸烟导致的肺内多中心肿瘤。

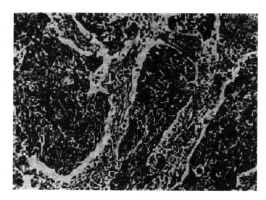

图1-1　肺低分化鳞状细胞癌

三、腺癌

腺癌（图1-2）占肺癌的40%～55%，在许多国家已经超过鳞癌成为最常见的肺癌类型。腺癌临床上以周边型多见，空洞形成罕见。近年来肺腺癌的病理学最主要的变化是提出原位腺癌的概念，建议不再使用细支气管肺泡癌一词；浸润性腺癌主张以优势成分命名的同时要标明其他成分的比例，并建议不再使用混合型腺癌这一类型。简述如下：

（1）不典型腺瘤样增生（atypical adenomatous hyperplasia，AAH）AAH至少为一种肺腺癌的癌前病变。AAH常在0.5cm以内，CT扫描常以磨玻璃样改变为特点。镜下组织学表现在肺泡结构完好，肺泡上皮增生呈一致的立方形或矮柱状，有轻度不典型性，核仁缺乏或模糊。

（2）原位腺癌（adenocarcinoma in situ，AIS）　AIS是2011年提出的新概念，定义为≤3cm的单发腺癌，癌细胞局限于正常肺泡结构内（附壁型生长），由Ⅱ型肺泡上皮和（或）克拉细胞组成。AIS细胞核异型性不明显，常见肺泡间隔增宽伴纤维化。AIS手术切除无病生存率为100%。

（3）微浸润性腺癌（micro-invasive adenocarcinoma，MIA）　MIA定义为≤3cm的单发腺癌，界限清楚，以附壁型生长为主，浸润癌形态应为附壁型以外的其他形态，浸润间质最大径≤5mm，除外脉管侵犯、胸膜侵犯及肿瘤细胞气道内播散等危险因素。肺内多灶发生的腺癌也可适用于 MIA 的诊断，前提是除外肺内播散的可能。MIA 如果完整切除，总体 5 年生存率为 100%。

（4）浸润性腺癌 腺癌可单发、多发或表现为弥漫性。浸润性腺癌形态主要包括附壁型、腺泡型、乳头状、微乳头状和实体型。其中微乳头型和实体型属于低分化亚型，应标注含量百分比。

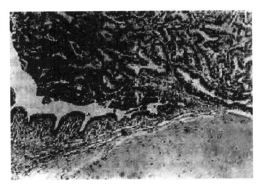

图1-2 肺高分化腺癌

四、神经内分泌癌

肺神经内分泌肿瘤分为类癌/神经内分泌肿瘤（典型类癌、不典型类癌）和小细胞肺癌以及部分大细胞神经内分泌癌。小细胞肺癌占所有肺癌的 15%，属分化差的神经内分泌癌，坏死常见并且核分裂指数较高（图 1-3）。小细胞肺癌电镜下至少 2/3 的病例有神经内分泌颗粒。复合性小细胞癌指的是小细胞癌合并其他非小细胞肺癌类型，见于不到 10% 的小细胞癌病例。根据临床行为和病理特征类癌/神经内分泌肿瘤分为典型类癌和不典型类癌，前者为低度恶性而后者恶性度稍高。两者之间的区别以镜下 2mm² 视野 2 个核分裂像为界，另外，小灶坏死的有无也是其区别之一。与典型类癌相比，不典型类癌常发生于外周，转移率增加，预后相对较差。大细胞神经内分泌癌是免疫组织化学及形态具有神经内分泌分化特征的大细胞癌。通常为外周结节伴有坏死，预后与小细胞癌相似。复合性大细胞癌是指合并其他分化好的非小细胞癌成分，大部分复合成分为腺癌。

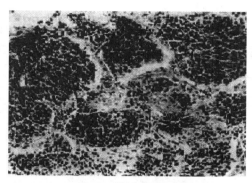

图1-3　小细胞肺癌

五、其他类型的肺癌

（1）腺鳞癌（图1-4）　只占所有肺癌的0.6%～2.3%。根据WHO新分类，肿瘤必须含有至少10%的腺癌或鳞癌时才能诊断为腺鳞癌，常位于外周并伴有中央瘢痕形成。转移特征和分子生物学方面与其他非小细胞癌无差别。

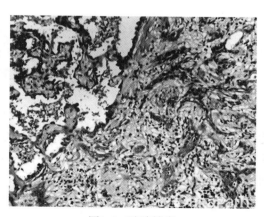

图1-4　肺腺鳞癌

（2）肉瘤样癌（图 1-5） 为一类含有肉瘤或肉瘤样成分［梭形和
（或）巨细胞样］的分化差的非小细胞癌，分 3 个亚型：多形性癌、癌
肉瘤和肺母细胞瘤。

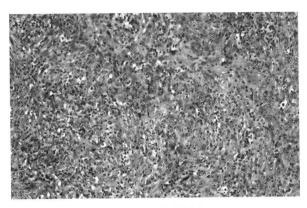

图1-5　肺肉瘤样癌

（3）涎腺来源的癌　包括腺样囊性癌、黏液表皮样癌以及上皮 - 肌
上皮癌等。有时黏液表皮样癌与实体型伴黏液分泌的肺腺癌出现鉴别诊
断问题，区别的关键在于后者属分化差的腺癌范畴，异型性明显。

（4）大细胞癌　属于分化差的腺癌，无腺癌、鳞癌或小细胞癌的
分化特征，是排除性诊断。

（5）新分类中除 NUT 癌外，增加了胸部 *SMARCA4* 缺陷的未分化
肿瘤，是一种高度恶性的未分化肿瘤，具有独特的免疫组化表型和生物
学行为，伴有 *SMARCA4* 基因突变及蛋白表达缺失。

六、免疫组化和特殊染色

合理恰当选择免疫组化项目可有效保留足够的组织标本进行分子
诊断。当肿瘤分化较差、缺乏明确的腺癌或鳞癌形态特征时，应用免
疫组化或黏蛋白染色明确诊断是必需的。腺癌与鳞癌鉴别的免疫组化
标记物宜选用 TTF-1、Napsin-A、p63、p40 和 CK5/6，其中，p40 和
TTF-1 可解决大部分腺癌和鳞癌鉴别诊断问题。对于疾病有进一步进

展的患者，为了尽可能保留组织做分子病理检测，推荐使用限制性免疫组化指标检测进行组织学分类，例如，检测单一表达在鳞癌细胞上的蛋白 p63/p40，单一表达在腺癌细胞上的蛋白 TTF-1/Napsin-A，则可分类大部分非小细胞肺癌。实体型腺癌细胞内黏液物质的鉴别宜进行黏液卡红染色、AB-PAS 特殊染色；可疑累及胸膜时应进行弹力纤维特殊染色确认。神经内分泌肿瘤标记物可选用 CD56、Syn、CgA、Ki-67 和 TTF-1。在具有神经内分泌形态学特征基础上，至少有一种神经内分泌标记物明确阳性，阳性细胞数应＞10% 肿瘤细胞量才可诊断神经内分泌肿瘤；内分泌标记物仅 CD56 阳性时需密切结合病理形态。

第三节 肺癌的筛查与早期诊断

一、常用的筛查方法及评价

在我国，随着工业化进程的推进，肺癌的发病率亦呈上升趋势，而肺癌有症状就诊者大多已是晚期，且从总体上来说，肺癌的预后仍然很差。肺癌患者的预后取决于能否早期诊断、早期治疗，早期发现对肺癌的诊断、治疗和预后都有重要意义，所以不断有学者探索在尚未出现症状时即给予确诊，这就是肺癌的筛查。而评估一个筛查方案的优劣通常参考以下 2 个标准：①必须给筛查出的患者带来益处，主要体现在延长生命。由于早期肺癌的生存率高于晚期肺癌，因此早期发现、积极治疗能改变其病程并降低死亡率。②筛查不应有危险和痛苦，也不能有较高的假阳性，避免引起焦虑或带来有创的后续检查。从社会和经济的角度要求不消耗大量资源。

肺癌的筛查手段主要有以下几种。

（一）胸部 X 线

由于肺是含气的器官，因此可在 X 线胸片上产生良好的自然对比。中央型肺癌早期 X 线胸片可无异常征象。当肿瘤阻塞支气管，排痰不畅，远端肺组织发生感染时，受累的肺段或肺叶出现肺炎征象。若支气管管腔被肿瘤完全阻塞，可产生相应的肺叶不张或一侧全肺不张。

胸部 X 线检查是胸部的基本检查方法，通常包括胸部正、侧位片。发现 X 线胸片影像异常时，应有针对性地选择进一步的影像学检查方法。虽然 X 线检查空间分辨率较高，但是密度分辨率低于 CT，目前多用于入院常规检查或胸部术后复查等。

1. 常规胸部 X 线

常规胸部 X 线检查与传统痰细胞学检查一样曾经是肺癌筛查的首选检查手段，其对周围型肺癌和中央型肺癌的敏感性分别为 33.3% 和 20.2%；特异性分别为 99.2%、99.2%。但由于肺组织与肋骨、纵隔、横膈等组织重叠，使得常规胸部 X 线检查只对直径＞10mm 的结节有较好的检出率，对早期诊断的价值有一定的局限性，且对改善远期生存率的意义不大，在发达国家已被低剂量 CT 检查取代的趋势。

2. 胸部数字 X 线摄影

胸部数字 X 线摄影（digital radiography，DR）图像质量比传统胸部 X 线更优越，具有成像速度快、分辨率高、操作流程简化及曝光宽容度大等优点，已被广泛应用于临床。

早在 20 世纪 70 年代，已有大量的随机试验采用痰细胞学和胸片筛查肺癌。正、侧位胸片是筛查、诊断肺癌最基本的检查方法，用于高危人群筛查，有效地提高了早期肺癌的检出率。然而，胸片密度分辨率低，对密度低的小病灶及隐蔽区病灶易漏诊。国内研究表明 X 线胸片不能发现的隐蔽区肺癌占 8.1%～19.0%。国外资料也显示，同时用痰细胞学和胸片来筛查肺癌，对提高早期肺癌检出率、降低肺癌死亡率收效甚微，主要原因是胸片对小病变的不敏感性。它需结合痰细胞学检查，用于大宗肺癌高危人群的初步筛查。

（二）胸部 CT

CT 可显示薄层横断面结构图像，避免病变与正常组织互相重叠，密度分辨率很高，可发现一般 X 线检查隐蔽区（如肺尖、膈上、脊椎旁、心后、纵隔等处）的早期肺癌，胸部 CT 可有效检出早期周围型肺癌，明确病变所在的部位和累及范围，是目前肺癌诊断、分期、疗效评价和随诊的主要影像学检查手段。

CT 检查的优势：①密度分辨率高，可检出长径仅 2mm 以上的微小结节及胸部 X 线检查时隐蔽或重叠区部位（如心影后、横膈上、纵隔旁、锁骨及肋骨投影区下）的病灶；②容积采集，通过 CT，特别是高分辨率 CT（high resolution computed tomography，HRCT）薄层重组和三维重建可全面分析并发现对良恶性肿瘤有鉴别意义的影像学特征，也有助于精准随访；③对比剂增强检查可提供功能信息和全面评估，使用对比剂除了可提高病灶的定性能力、显示实性病灶的血供情况，还可帮助检出、区分血管和肺门及纵隔有无增大淋巴结，对做出更准确的肺癌临床分期和疗效评价、判断手术切除的可能性等有重要意义。

CT 分辨率高，可清楚显示肺野中直径≤1cm 的肿块阴影，因此可以发现一般 X 线胸片容易漏诊的较早期周围型肺癌。同时，也可帮助了解肺门及纵隔淋巴结转移情况，是否侵犯胸膜、胸壁及其他脏器，以及有无胸膜腔积液和肿瘤内部的空洞情况等。

目前多数研究支持 CT 检查在肺癌早期诊断中的作用是肯定的。CT 显示的＜10mm 的肺结节中，约有 50% 在胸部 X 线检查时不能显示，且最新的临床试验结果显示，与胸部 X 线相比，CT 可提早 1 年诊断肺癌，每次 CT 检查可多获得 0.019 年的生存时间，总体上降低 15% 的死亡率，而年度 CT 筛查可降低 23% 的肺癌死亡率。因此，肺癌筛查中 CT 可以发现早期肺癌，从而降低肺癌死亡率。

1. 螺旋 CT

螺旋 CT 的出现在影像学上把肺癌早期诊断向前推进了一步。它采用螺旋扫描，扫描速度快，整个扫描过程仅需 15～30s，一次屏气即可以完成，消除了呼吸运动伪影，减少心脏搏动对邻近组织结构的影响，可以任意层厚重建，尤其是对直径＜15mm 小结节的检出率较胸部 X 线明显提高，而辐射量仅相当于一张平片所接受的剂量。应用薄层扫描技术及三维重建，可更好显示气管、主支气管、叶支气管甚至段支气管，对早期诊断中央型肺癌具有一定价值。薄层高分辨率 CT 检查对肿瘤的边缘、内部结构可提供更多的信息，这无疑增加了病灶定性诊断的准确性和可靠性。总之，螺旋 CT 对肺内孤立结节、小病变的筛出率及定性诊断能力明显优于胸部平片。

2. 低剂量螺旋 CT

低剂量螺旋 CT（LDCT）是目前最有希望成为筛查早期肺癌的新技术，也是近些年国内外研究的热点。其放射剂量仅是常规 CT 的 1/6，可以检出直径 2mm 的肺部结节，并可以利用计算机技术进行三维重建随访患者病情的发展，既降低了受检者在放射线下的暴露时间和水平，又获得了足够的胸部图像。因此，该技术应用于肺癌高危人群筛查，能使筛查能力有很大提高。

日本、美国、加拿大等发达国家于 20 世纪 90 年代就开始利用 LDCT 进行肺癌筛查的研究，并与以前的结果进行比较，LDCT 筛查能提高无症状人群早期肺癌的检出率，对高危、低危人群均有显著意义。

作为影像学手段，LDCT 在筛查的同时不仅可以对病变位置做出准确定位，而且有很高的敏感性和特异性。虽然 LDCT 筛查早期肺癌存在争议，但大多数学者认为，大规模随机对照试验的经验积累和筛查方案的设计，以及在人群选择上更加的科学和规范，LDCT 已显示出良好的临床应用前景。

（三）PET-CT

正电子发射计算机体层显像（positron emission tomography and computed tomography，PET-CT）有助于对胸部 X 线或 CT 检查所发现的病变进行定性诊断，并评估肺癌治疗的疗效。PET-CT 是将 PET 和 CT 两种先进的影像技术有机结合在一起的新型影像学检查技术，其融合了 PET 能反映肿瘤代谢能力和 CT 的高分辨率两方面的优点，使其优势互补。一次 PET-CT 检查即可完成全身扫描，集合了断层图像和全身显像的特点，可获得冠状面、矢状面、横断面三个方向的全身断层融合图，两者的结合可获得"1+1＞2"的效应。有研究显示，PET-CT 可以明显降低肺癌检查的假阳性和假阴性，使肺内小结节的诊断更为准确。PET-CT 是肺癌诊断、分期与再分期、手术评估、放疗靶区勾画（尤其合并肺不张或有静脉 CT 造影禁忌证时）、疗效和预后评估的最佳方法之一。PET-CT 对于脑和脑膜转移诊断的敏感度相对较差，必要时需与脑部增强 MRI 联合诊断以提高检出率。推荐有条件者进行 PET-CT 检查。

（四）磁共振成像

磁共振成像（magnetic resonance imaging，MRI）由于其独特的成像特点，除反映病变形态学特征外，还可在一定程度上反映受检组织的病理生理学特征。T_1WI 可较好地显示解剖关系，而 T_2WI 则可更好地区分病变的病理情况。如癌灶信号高且欠均匀，T_2WI 呈小结节状高信号者，提示病理改变为结节状癌灶被增生粗大的纤维组织包绕；癌灶信号不均匀，T_2WI 可见散在高信号点状灶者，提示病理改变为肿瘤内的坏死。MRI 用于肺部疾病检查时无需对比剂即可获得良好的血管成像，具有较好的软组织分辨率，能够多方位无衰减地观察肿块的形态和毗邻关系。MRI 亦能了解肺门肿块、肺尖肿瘤侵犯，纵隔心包、大血管受累情况。但由于 MRI 扫描时间长，肺部氢质子含量少，信号较差，以及易受呼吸、心搏等运动和胸部大血管血流的影响，MRI 肺部扫描伪影多，分辨率较低，不能显示肺部的细微解剖结构或早期肺癌病灶的内部结构、癌周情况及局部浸润程度、肋骨破坏与否、有无钙化等，因此 MRI 一般不用于肺癌的常规检查，但可选择性用于以下情况：判断胸壁或纵隔受侵情况，显示肺上沟瘤与臂丛神经及血管的关系，长径＞8mm 疑难实性肺结节的鉴别诊断等。MRI 检查在肺癌精准疗效评价中有重要潜在价值。另外，推荐使用增强 MRI 检查判定有无脑转移和局部骨转移。

（五）超声

超声检查一般不用于肺癌的常规检查，常用于检查腹部脏器及浅表淋巴结有无异常，对浅表淋巴结、邻近胸壁的肺内病变或胸壁病变可进行超声引导下穿刺活检，还可用于检查有无胸腔积液及心包积液，并可进行超声定位抽取积液。

（六）骨扫描

骨扫描是判断肺癌骨转移的常规检查，是筛查骨转移的首选方式。当骨扫描检查发现可疑骨转移时，可行 MRI 检查等进一步确认。

对肺癌患者进行分期诊断时，有条件者可进行 PET-CT 和头部增强 MRI 检查，亦可根据当地情况进行胸部增强 CT、腹部增强 CT 或超声（检查范围需包括锁骨上淋巴结）、头部增强 CT 或 MRI、全身骨扫描检查。不同影像学检查方法的优缺点见表 1-1。

表1-1 不同影像学检查方法的优缺点

检查项目	优点	缺点
胸部 X 线	简便、放射损伤小	检出率低
胸部 CT	简便、灵敏度高	免疫治疗等非常规缓解模式的疗效评价能力有限
PET-CT	肺癌诊断、分期与再分期、手术评估、放疗靶区勾画、疗效和预后评估	价格高、判断脑转移的敏感度相对略差
MRI	判断胸壁或纵隔受侵情况，观察有无脑、椎体转移	不用于肺癌常规诊断
超声	检查胸腹腔脏器及浅表淋巴结，指导定位穿刺	不直接用于肺部检查
骨扫描	筛查骨转移的首选方式	特异度低

（七）痰细胞学检查

肺癌表面脱落的癌细胞可随痰液咳出。痰细胞学检查找到癌细胞则可以明确诊断，多数病例还可判别肺癌的病理类型。痰细胞学检查的准确率为 80% 以上。起源于较大支气管的中央型肺癌，特别是伴有血痰的病例，痰中找到癌细胞的机会更多。临床上对肺癌可能性较大者，应连续数日重复送痰液进行检查。

1. 常规痰脱落细胞学检查

痰脱落细胞学检查对肺癌的阳性检出率约为 50%，对起源于大气管的中央型肺癌，如鳞癌和小细胞肺癌的阳性检出率较高，因为肿瘤向管腔内生长、表层癌细胞易脱落，所以痰检阳性率高；周围型肺腺癌的阳性率较低，痰脱落细胞学检查筛查早期肺癌的敏感性仅为 20%～30%。有关于痰可靠性的结果不一，在 13%～82% 之间。

2. 液基细胞学检查

常规痰脱落细胞学检查阳性率不高的一个重要因素是制片误差。1996 年，美国食品药品管理局（FDA）批准了改善的制片技术——薄层液基细胞学技术。这是制片技术的重大革新，即通过技术处理去掉图片上的杂质，直接制成便于观察的清晰薄层涂片，使阅片者更容易观察，其诊断准确性比传统细胞学涂片法高。目前有 ThinPrep 检测系统和 AutoCyte Prep 检测系统，两者基本原理类似。

（八）纤维支气管镜、荧光纤维支气管镜及电磁导航支气管镜检查

纤维支气管镜（纤支镜）检查主要用于早期中央型肺癌的筛查和早期诊断。纤支镜检查可以获得细胞学、组织学检查标本。对于周围型肺癌，可通过支气管肺泡灌洗或跨支气管壁针吸活检获得细胞学或组织学标本。对于中央型肺癌，纤支镜检查的阳性率可达95%，周围型肺癌阳性率可达50%左右。

20世纪80年代，荧光纤维支气管镜（fluorescence fiberoptic bronchoscope, FFB）的诞生是高分辨率照相机、计算机和支气管镜等多项技术交叉结合的产物。目前世界上临床应用最普遍的是荧光纤维支气管镜。FFB系统的工作原理是用波长为400～440nm的蓝色光照射支气管树，支气管镜连接高分辨率照相机，将观察部位的荧光图像通过数据转换器输入计算机，最后将观察部位的图像反映至荧光屏幕上。

电磁导航支气管镜（electromagnetic navigation bronchoscope, ENB）是以电磁定位技术为基础，结合计算机虚拟支气管镜与高分辨率螺旋CT，经支气管镜诊断的新技术，可精准地到达常规支气管镜无法到达的肺外周病变部位或进行纵隔淋巴结定位，获取病变组织进行病理检查，并可应用于肺部小结节的术中定位。在肺结节的诊治中发挥着重要的作用。

（九）肺癌筛查的分子病理学技术

1. 端粒酶

端粒酶在恶性肿瘤中的检出率高达84%～95%，是目前公认的最广泛的肿瘤标志物。李勃等在研究中发现，肺癌患者诱导痰和自然痰中端粒酶阳性率分别为77.5%和52.5%，而在肺良性病变中端粒酶的检出率只有12%；对肺癌诊断敏感性、特异性、准确率分别为77.5%、88.0%和81.5%。因此，检测端粒酶活性对肺癌筛查和早期诊断有重要的临床价值。人端粒酶反转录酶（human telomerase reverse transcriptase, HTERT）是端粒酶活性调节的主要部分，它在正常组织的增生和肿瘤的发生中起着至关重要的作用。

2. p53基因

p53基因在众多肿瘤中突变率高，已成为常用的肿瘤分子标志物之一，已有大量研究报道p53基因突变在肺癌组织中十分常见。有研究通

过检测肺癌患者痰液标本中 *p53* 基因突变情况，得出以下结论：以 *p53* 基因发生突变诊断肺癌的敏感度为 45.2%，特异度为 96.8%；良性肺病患者痰液标本中未发现突变。因此，*p53* 基因突变的检测可以作为一种理想的早期检测肺癌的指标。

3. 血清肿瘤标志物

肿瘤标志物是细胞癌变时发生、发展、浸润及转移过程中分泌的一些活性物质，存在于癌组织及宿主体液内，在肺癌早期诊断方面有重要意义。单一的肿瘤标志物因灵敏度低难以作为筛查工具使用，但联合肿瘤标志物的筛查可以大大增加早期肺癌的检出率。目前推荐常用的原发性肺癌标志物有癌胚抗原（CEA）、神经元特异性烯醇化酶（NSE）、细胞角蛋白 19 片段抗原 21-1（CYFRA21-1）、胃泌素释放肽前体（ProGRP）、鳞状细胞癌抗原（SCCA）等。肿瘤标志物联合检测可提高其在临床应用中的灵敏度和特异度。肺癌的诊断通常需要结合影像学和病理学检查。虽然肺癌血清肿瘤标志物的灵敏度和特异度不高，但其升高有时可早于临床症状的出现。因此，检测肺癌相关的肿瘤标志物，有助于辅助诊断和早期鉴别诊断并预测肺癌病理类型。肿瘤标志物水平与肿瘤负荷和分期有一定关联，推荐在首次诊断及开始治疗前行肿瘤标志物检测了解其基线水平，监测治疗后动态变化可在肿瘤的疗效和预后判断中发挥一定作用。在对肿瘤患者进行长期监测的过程中，改变肿瘤标志物检测方法可导致结果差异，因此，不同检测方法的肿瘤标志物结果不宜直接比较。注意排除饮食、药物、合并疾病等其他因素对检测结果的影响。对于影像学检查无明确新发或进展病灶而仅仅肿瘤标志物持续升高的患者，建议寻找原因，警惕疾病复发或进展的可能，需密切随访。

4. *p16* 基因

p16 基因是迄今为止人类发现的第一个直接参与细胞周期调节的抑癌基因，也是目前已知抑癌基因中唯一通过直接抑制细胞周期而抑制细胞生长的基因，与许多肿瘤的发生、发展密切相关。其分子量小，易于操作，是采用基因工程技术诊断的理想基因。

二、筛查方案

多年来国内外一直致力于通过筛查来实现肺癌的早诊早治，并最终降低肺癌相关死亡率。2011 年美国国家肺癌筛查试验的随机对照研究结果显示，与胸部 X 线相比，采用低剂量螺旋 CT（LDCT）对肺癌高危人群进行筛查可使肺癌死亡率下降 20%。欧美多家权威医学组织的肺癌筛查指南均推荐在高危人群中采用 LDCT 进行肺癌筛查。近年来，我国越来越多的医疗机构已开展或拟开展 LDCT 肺癌筛查，但国内对肺癌 LDCT 筛查的认识和诊疗水平存在较大差异。与西方国家相比，我国的肺癌发病危险因素更为复杂，除吸烟外，在二手烟、环境油烟等综合因素的影响下，我国女性非吸烟人群发生肺癌的比例远高于西方人群，因此，在肺癌筛查的具体实践中必须考虑到东西方差异。基于我国的肺癌筛查实践和既往的国内外筛查指南，《中华医学会肺癌临床诊疗指南（2023 版）》制订了如下参考意见。

1. 筛查人群的选择

肺癌筛查人群的选择见图 1-6。

（1）年龄段　指南推荐在≥45 岁人群中开展肺癌筛查。2015 年全国肿瘤统计数据显示，肺癌的年龄别发病率及死亡率在 45 岁之后显著增加，因此，推荐肺癌筛查的起始年龄为 45 岁。

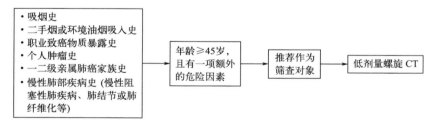

图1-6　肺癌筛查人群的选择

（2）肺癌的危险因素　肺癌筛查的获益随着肺癌发病风险的增加而增加，对高危人群进行筛查是目前国内外专家的共识。指南对于高危人群的选择充分考虑了除年龄外的肺癌危险因素，结合中国肺癌的发病特点，推荐在符合年龄段的基础上，对含有下列危险因素之一的人群进行肺癌筛查。

① 吸烟史：吸烟可显著增加肺癌的发病风险。吸烟人群的肺癌发

病及死亡风险高于不吸烟人群，既往吸烟人群的肺癌发病和死亡风险亦显著升高，同时，吸烟剂量和肺癌发病风险呈线性正相关趋势。起始吸烟年龄越小、每日吸烟量越大、持续时间越长引发肺癌的相对危险度越大。建议吸烟量≥20包/年的人群进行肺癌筛查。吸烟与鳞状细胞癌和小细胞肺癌（SCLC）的关系相对更为密切，鳞状细胞癌和SCLC常呈中央型生长，因此，重度吸烟人群若条件允许可进行荧光支气管镜筛查，同时开展戒烟宣传教育。

② 二手烟或环境油烟吸入史：亚洲人群中非吸烟女性的肺癌发生率显著高于欧美人群，推测可能与二手烟暴露和厨房等场所的环境油烟暴露有关。荟萃分析显示，二手烟暴露显著增加肺癌发生风险。炒炸等烹饪方式产生的厨房油烟可导致DNA损伤或癌变，是中国非吸烟女性罹患肺癌的重要危险因素之一。

③ 职业致癌物质暴露史：长期接触氡、砷、铍、铬、镉及其化合物等高致癌物质者更易罹患肺癌。石棉暴露可显著增加肺癌的发病风险。另外，二氧化硅和煤烟也是明确的肺癌致癌物。

④ 个人肿瘤史：既往罹患其他恶性肿瘤者可能携带异常基因突变，基因突变可增加肺癌的发病风险。对于肺癌基因筛查的研究仍在进行中。

⑤ 一二级亲属肺癌家族史：一级亲属被诊断为肺癌的个体患肺癌的风险明显升高。有肺癌家族史的人群可能存在可遗传的肺癌易感位点。

⑥ 慢性肺部疾病史：慢性阻塞性肺疾病、肺结核或肺纤维化等慢性肺部疾病患者肺癌发病率高于健康人群。支气管肺组织的慢性炎症及其在愈合过程中的鳞状上皮化生或增生可能发展成肺癌。

2. 筛查组织人员

实施肺癌筛查的关键是必须有多学科专家共同协作的团队，推荐进行肺癌筛查的医疗机构建立影像科、呼吸内科、胸外科、肿瘤科等在内的多学科协作团队。

3. 筛查CT质控和阅片测量要求

（1）CT质量控制　建议有条件的医疗机构使用16排及以上的多排螺旋CT进行LDCT肺癌筛查。受检者呈仰卧位，吸气末1次屏气完成扫描，扫描范围从肺尖至肋膈角。建议扫描矩阵设定不低于512×512，管电压100～120kVp，管电流≤40mAs。扫描后原始数据采用肺算法或标准算法行薄层重建，建议重建层厚为0.625～1.25mm，层间有20%～30%重叠。肺结节的检测建议将薄层图像进行三维重建，采用最大密度投影重建，有助于结节形态的观察。

（2）阅片要求　建议使用医学数字成像和通信（DICOM）格式在工作站或影像归档和通信系统（PACS）进行阅片，采用肺窗（窗宽1500～1600HU，窗位–650～–600HU）及纵隔窗（窗宽350～380HU，窗位25～40HU）分别进行阅片。建议采用多平面重组及最大密度投影阅片，多方位显示肺结节的形态学特征。与既往检查进行对比时建议采用图像对比而非报告，这对评估结节具体的大小、形态和密度变化十分重要。

（3）测量要求

① 测量方式：＜10mm的结节长径由整体结节长短轴直径的平均值表示，≥10mm的结节需要分别测量记录长短径。

② 测量值的单位：测量结果和均值需记录为最接近的整毫米数（四舍五入法）。

③ 随访对比：判断结节的阶段性生长应使用目前及前次的CT扫描进行对比，但评估结节的长期生长时，推荐与既往的CT扫描进行对比。

4. 筛查结果管理

（1）基线筛查结果管理建议　①筛查发现气道病变者建议临床干预，行支气管镜检查，如支气管镜检查结果为阴性，建议进入下年度LDCT筛查；如为阳性，建议多学科会诊后决定是否进行临床治疗或进入下年度HRCT筛查。②无肺内非钙化性结节检出（阴性结果），或检出的非实性结节平均长径＜8mm，或实性结节/部分实性结节的实性成分平均长径＜5mm，建议进入下年度LDCT筛查。③检出的非实性结节平均长径≥8mm，或实性结节/部分实性结节的实性成分平均长径≥5mm，如无法排除恶性结节，建议抗感染治疗或随访后复查HRCT。如结节完全吸收，建议进入下年度LDCT筛查；如结节部分吸收，3个月后复查HRCT；如继续吸收或完全吸收，建议进入下年度

LDCT 筛查；如无变化或增大，建议多学科会诊后决定是否进行临床治疗。对于高度怀疑恶性的结节，建议进行临床诊疗。

（2）年度筛查结果管理建议　①筛查发现新发气道病变者建议临床干预，行支气管镜检查，如支气管镜结果为阴性，建议进入下年度LDCT 筛查；如为阳性，建议多学科会诊后决定是否进行临床治疗或进入下年度 HRCT 筛查。②如筛查结果为阴性或上年度检出结节无变化，建议进入下年度 LDCT 筛查。③如上年度检出结节增大或实性成分增多，建议进行临床诊疗。④检出新发非钙化结节，如结节平均长径＜5mm，建议 6 个月后复查 HRCT，如结节未增大，建议进入下年度筛查；如增大，建议多学科会诊后决定是否进行临床治疗或进入下年度筛查。如结节平均长径≥5mm，建议抗感染治疗或随访，3 个月后复查HRCT，如结节完全吸收，建议进入下年度筛查；如结节部分吸收，6个月后复查 HRCT，如继续吸收或完全吸收，建议进入下年度筛查；如无变化或增大，建议多学科会诊后决定是否进行临床治疗。

（3）多发结节的管理　对于多发结节的随访频率应基于最大／最可疑的结节进行评估，且每个结节应独立进行评估，除非病理学明确为转移。对于高度怀疑转移性病灶应考虑进行病理学活检。条件允许的情况下可对多个病灶进行病理学评估。对于患者因多发结节导致治疗方案选择困难时，建议采用多学科讨论方式确定治疗方案。

（4）假阳性与过度诊断　尽管肺癌筛查可降低肺癌死亡率，但筛查仍存在一些潜在的危害，如假阳性结果，可导致不必要的有创检查，并进一步导致过度诊断和过度治疗。尤其 2021 版 WHO 肺肿瘤组织学分型已将原位腺癌和肺不典型腺瘤样增生归入腺样前体病变，因此对于筛查发现肺部结节的处理更应谨慎。建议筛查机构通过完整的说明及介绍使筛查人群充分了解肺癌筛查的益处、局限性和潜在的危害。

（5）参与度与依从性　肺癌筛查中，高危人群的参与度与依从性是保证筛查顺利实施的重要因素，近年来越来越被重视。建议通过患教及科普等形式提高社区居民对筛查的认识，以保证较高的筛查参与度与依从性。

（6）戒烟建议　在肺癌筛查中建议开展戒烟宣传教育，对每位吸烟的筛查对象都应建议戒烟，必要时可建议戒烟门诊就诊，以提供相应的医疗干预及药物治疗。同时，告知筛查不应被视为戒烟的替代措施。

第四节 肺癌的临床诊断和分期

一、肺癌的临床诊断

恶性肿瘤的治疗效果主要取决于其早期诊治，肺癌亦不例外。要做到肺癌的早期诊断需注意以下两方面的重要内容：一是普及肺癌的防治知识，对任何可疑的肺癌症状要及时进一步检查，尤其是高危人群；二是提高医务人员对肺癌早期征象的认识，避免漏诊、误诊。

（一）临床表现

肺癌的临床表现与肿瘤的发生部位、大小、是否压迫或侵犯邻近器官及组织细胞学类型、分化程度、生物学行为等情况有着密切关系。肺癌早期可无明显症状，大多在胸部影像学检查时发现，若病灶尚未侵犯、压迫主气道或侵犯胸膜、胸壁及心血管系统等，即使病灶已较大，也可无任何症状，尤其周围型病灶，这使得大部分患者确诊时已到晚期，至少已到局部晚期。

肺癌的无症状就诊包括4种情况，一是患者无任何临床症状，仅在查体时发现；二是患者无呼吸道症状，但以肺癌侵及周围组织或转移时出现的症状为首发表现；三是先以副肿瘤综合征来就诊，患者可能会在其他科室辗转就医，若接诊医生经验不足或者患者拒绝排除肺癌检查，往往会延误诊断时间；四是以肿瘤标志物升高来就诊，尤其是那些与肺癌密切相关的肿瘤标志物，更应注意鉴别排查。

1.肺癌本身症状

当肺癌发展到一定程度时，可出现以下症状。

（1）咳嗽 肿瘤在较大的支气管内生长或肺癌压迫较大支气管引起狭窄时，可以出现刺激性干咳或伴有少量黏液痰，尤其病灶位于主支气管或隆嵴附近更明显，患者干咳剧烈，镇咳药物不易控制。肿瘤引起支气管管腔狭窄，咳嗽可进行性加重，多为持续性，且呈高调金属音，是一种特征性的阻塞性咳嗽。黏液型腺癌也可出现剧烈咳嗽，但往往伴有大量黏液痰。

（2）咯血　肺癌引起的咯血通常为痰中带血点、血丝或断续的少量血块痰，除非有大血管受侵蚀破坏，一般很少出现大量咯血。从肿瘤发生部位上看，中央型者较周围型者容易出现，从组织类型上分析，鳞状细胞癌较其他类型的肺癌多发。由于肿瘤的血管主要分布于肿瘤表面，当肿瘤表面破溃或侵蚀血管或肿瘤组织坏死与肺泡管以上气道相通时，此时血痰中查到癌细胞概率较高，但也有部分患者因剧烈咳嗽造成呼吸道局部血管破裂出血，此时血痰脱落细胞学检查为阴性。

（3）发热　主要是由继发感染、肿瘤坏死吸收热和肿瘤细胞本身释放热原造成，极少数是由于肿瘤压迫并阻断血液供应导致正常肺组织坏死。肿瘤阻塞支气管，排痰不畅，远端肺组织继发感染，可出现发热，表现为感染性发热的特点，与气道相通时可伴有脓痰和痰液增多，不通时可出现肺脓肿。值得注意的是，影像学检查经常提示"阻塞性肺炎"而患者并无发热、咳嗽及咳痰等感染症状，此时并非真正的炎症，是由于分泌物潴留所致。一方面，肿瘤较大或生长速度较快而与肿瘤血管生长不同步引起组织坏死时，表现为肿瘤坏死物质吸收热，为低至中度发热，多在午后或夜间出现，可自行消退，伴或不伴有咳嗽、咳痰等症状，这可能是由于肿瘤细胞坏死释放热原或肿瘤细胞本身代谢产物刺激体温中枢引起；另一方面，肺癌发热也可能是炎症细胞在肿瘤病灶中及周围聚集形成无菌性炎症并释放炎性介质所致，此时抗生素治疗无效，需用非甾体抗炎镇痛药物或激素抑制炎症细胞及炎症介质才能退热。

（4）胸闷、哮鸣及气促　多是由于肿瘤造成的较大支气管不同程度的堵塞或受压产生相应的肺叶或一侧全肺不张，肿瘤侵犯胸膜引起胸腔积液或严重肺感染造成。

2.肺癌侵及周围组织或转移时出现的症状

（1）肿瘤压迫或侵犯喉返神经　出现声带麻痹、声音嘶哑，因左侧喉返神经走行途径较长，故以左侧多见。

（2）肿瘤压迫上腔静脉　可因原发灶本身或肿大的纵隔淋巴结压迫上腔静脉，导致回流于上腔静脉的头颈部及上肢的静脉回流受阻，引起相应的临床表现，如患者出现头痛和头晕或眩晕、胸闷、头面部及上肢皮肤发紧等症状，查体可发现醉酒面容或发绀面容，面、颈部、上肢和上胸部皮肤呈紫红色改变，静脉充盈或怒张，毛细血管显现，头面部、上肢皮下组织非凹陷性水肿等上腔静脉阻塞综合征体征。多见于中央型肺癌或肺癌纵隔淋巴结转移，为肿瘤急症之一，需及早治疗。

（3）肿瘤侵犯胸膜或导致淋巴回流受阻　可引起胸膜腔积液，往往为血性；大量积液可以因肺叶或一侧肺全不张或气管移位引起胸闷、哮鸣及气促，患者喜欢患侧卧位或半坐卧位。

（4）胸痛　肿瘤侵犯壁层胸膜、肋骨及肋间神经，可以引起持续剧烈的胸痛。若肿瘤位于脏胸膜附近时，则产生不规则的钝痛或隐痛，于呼吸、咳嗽时加重。肋骨、脊柱受侵犯时，可有局限性压痛点。肿瘤压迫肋间神经，疼痛可累及其分布区。肿瘤压迫臂丛可引起臂丛神经痛，表现为以腋下为主、向上肢内侧放射的火灼样疼痛，夜间尤甚。

（5）上叶尖部肺癌　亦称 Pancoast 肿瘤，可侵入纵隔和压迫位于胸廓入口的器官组织，如第 1 肋骨、锁骨下动静脉、臂丛神经、颈交感神经等，产生剧烈胸肩痛，上肢静脉怒张、水肿、臂痛和上肢运动障碍，也可出现霍纳综合征（Horner 征），表现为同侧上眼睑下垂、瞳孔缩小、眼球内陷、面部无汗等。

（6）肿瘤发生纵隔转移　可压迫食管引起吞咽困难。

（7）肿瘤发生脑转移　近期出现头痛、恶心、眩晕或视物不清等神经系统症状和神经定位体征应当考虑发生脑转移的可能。

（8）肿瘤发生骨转移　持续、固定部位的骨痛伴有血浆碱性磷酸酶或血钙升高应当考虑发生骨转移的可能，多发生于有造血功能的扁骨，严重时可出现骨髓增生不良。

（9）肿瘤发生肝转移　患者出现食欲减退，恶心，消瘦，右上腹痛伴有肝大、碱性磷酸酶、谷草转氨酶、乳酸脱氢酶或胆红素升高应当考虑发生肝转移的可能。

（10）肿瘤发生其他转移　伴有尿潴留或失禁、便秘、走路不稳易跌倒，甚至出现截瘫时要考虑发生脊髓受压或转移的可能；发生皮下转移时可在皮下触及结节；血行转移到其他器官可出现相应症状和体征。

3. 副肿瘤综合征

少数肺癌尤其是腺癌、低分化或未分化癌患者，由于肿瘤细胞产生内分泌物质，临床上可出现不同的全身症状，如原因不明的肥大性肺性骨关节病（包括杵状指、骨关节肥大等）；肿瘤分泌促肾上腺皮质激素样物可引起 Cushing 综合征，肿瘤分泌促性激素可引起男性乳腺发育，肿瘤分泌抗利尿激素可引起抗利尿激素分泌失调综合征，少数患者表现为神经肌肉综合征，包括重症肌无力、多发性神经肌肉痛、皮肌炎及硬皮病等自身免疫性疾病表现，且与肿瘤的发生部位和有无转移无关。该临床表现可以发生于查出肿瘤前数年，也可与肿瘤同时存在，有效消除病灶的各种治疗措施可使副肿瘤综合征部分缓解甚至消失。

（二）体格检查

多数肺癌患者在早、中期无特异性阳性体征，当压迫、侵犯邻近器官及出现转移等情况后可能会有如下相应体征：①体检可有声带麻痹、上腔静脉阻塞综合征、Horner 征、Pancoast 综合征等体征；②体检可有肺不张、阻塞性肺炎、胸腔积液等体征；③体检发现肝大伴有表面凹凸不平、皮下结节、锁骨上窝淋巴结肿大、肋骨或脊椎棘突压痛等，提示发生远处转移的可能；④少数患者出现原因不明、久治不愈的肺外征象，如杵状指（趾）、非游走性肺性关节疼痛、男性乳腺发育、皮肤黝黑或皮肌炎、共济失调及静脉炎等。

（三）肺癌的鉴别诊断

1. 肺结核性病变

肺结核性病变是肺部疾病中较常见也是最容易与肺癌相混淆或共存的病变。肺结核球多见于年轻患者，多见于结核好发部位，如肺上叶尖后段和下叶背段。一般无症状，病灶边界清楚，密度高，可有包膜。可含钙化点，有时是纤维结节状病灶，多年不变，对于临床上难以鉴别的病变，应做穿刺活检，甚至开胸探查。肺门淋巴结结核易与中央型肺癌相混淆，急性粟粒性肺结核应与腺癌（旧称细支气管肺泡癌）相鉴别，但结核患者年龄较轻，有发热、盗汗等全身中毒症状，痰细胞学检查、痰查结核菌可助鉴别，结核菌素试验阳性、抗结核抗体阳性不能作为排除肺癌的指标。应该注意的是肺结核与肺癌共存的可能，其原因是肺结核与肺癌均可导致机体免疫功能下降或出现于机体免疫功能下降的前提下，两种病可能先后或同时发生。原有肺结核病灶经抗结核治疗后已稳定，而形态或性质发生改变者要想到瘢痕癌的可能，原因可能与抗结核药直接相关，如异烟肼的代谢产物可使小鼠肺癌发病率明显上升，但在人类使用时间尚不够长故不好评价，另外利福平也是一种免疫抑制药，可导致机体免疫功能下降。对肺结核还是肺癌的诊断有困难者禁忌行放射治疗或化学药物治疗，但可进行诊断性抗结核治疗并密切随访。

2. 肺炎

约有 1/4 的肺癌早期以肺炎的形式出现。对起病缓慢，症状轻微，抗炎治疗效果不佳或反复发生在同一部位的肺炎应当高度警惕肺癌可能。肺部慢性炎症机化，形成团块状的炎性假瘤，往往边缘不整，核心密度较高，易伴有胸膜增厚，病灶长期无明显变化。

3. 良性肿瘤

常见的有肺错构瘤、支气管肺囊肿、巨大淋巴结增生、硬化性血管瘤、肺纤维瘤、肺脂肪瘤等。这些良性病变在影像检查上各有其特点，若与恶性肿瘤不易区别时，应当考虑活检或手术切除。

总之，目前肺癌的确诊必须有组织病理，可来源于手术、纤支镜或经皮活检等。细胞学检查不能作为唯一的确诊依据。

二、肺癌的分期

根据光镜下细胞的大小，肺癌首先分为非小细胞肺癌（NSCLC）和小细胞肺癌（SCLC）两种大的病理类型，由于此种分类方法便于操作，且临床实践中也证实此种分类方法和治疗原则有密切相关性，故一直沿用至今，并被广泛接受。肺癌确定诊断后，根据 WHO 制订的结合肿瘤（tumor，T）的大小、淋巴结（node，N）转移的情况及有无远处转移（metastasis，M）三个方面将肺癌进行 TNM 分期后，经多学科讨论制订肺癌的综合治疗原则。

由于 NSCLC 和 SCLC 的细胞生物学行为不同，其淋巴结和血行转移的特点不同，在治疗方面有很大的不同。一般来讲，凡 NSCLC 病灶较小，局限在肺内，尚未发生远处转移，患者的全身状况较好，心肺功能可以耐受根治性手术，均以局部处理为主要治疗手段，应采用手术为主的治疗，并根据具体情况决定手术前后综合治疗方法的采用和安排，包括术前新辅助化疗和放疗及术后辅助化疗和放疗等，患者被评价为已不能行根治性手术往往意味着患者获得根治性治愈的概率较小。随着科技发展，新技术也广泛用于肺癌的治疗，不能耐受或不愿接受手术的患者也可接受肺癌微创治疗，如肺癌微创手术、射频消融术、微波消融术或氩氦刀冷冻治疗等，也能达到一定程度的根治目的。

正确的 TNM 分期对临床治疗方案的选择具有重要的指导意义，是尤为关键的一步。对于 SCLC，研究发现 SCLC 具有早期即出现淋巴结转移和远处血行播散的特点，约 2/3 的病例在初诊时已有血行转移，在剩余的 1/3 中，大多数已有淋巴结的广泛转移，即使原发灶很小，能够完全手术切除，但仍易出现复发和转移，难以达到根治的目的，因此手术治疗不是 SCLC 的主要治疗步骤，取而代之的是化学治疗。临床研究证实，按局限期（LD）和广泛期（ED）对 SCLC 进行分期更适用于临床选择治疗方案。LD 意味着有治愈的可能性，应给予根治性化疗和原发灶及淋巴结引流区的放疗；ED 意味着治愈的可能性大大降低，大多数情况下采取的是姑息性化疗，仅在出现脑转移或肿瘤急症情况，如上腔静脉阻塞综合征、脊髓压迫综合征或骨转移剧烈骨痛、承重关键部位有骨折风险时，辅以姑息性放疗。

NSCLC 只有做到根治性切除，才能给患者带来最大可能的长期生存，甚至治愈机会，然而仅有 25% 的患者在初诊时有根治性手术机会。大多数情况下，确诊时患者的病情是一般状况差、伴有严重疾病、肺癌已达局部晚期难以切除干净或已出现远处转移，导致患者丧失手术机会。对肺癌患者，在任一非急症手术治疗前，应完成全面检查，如无创性检查（内容包括病史、体检、肝功能、肾功能、生化及肿瘤标志物的化验及影像学检查）后，借助纤支镜、经皮肺穿刺或胸腔镜获得组织病理学诊断，由以肺癌外科手术为主要专业并通过专科认证的胸外科医师初步判断手术切除的可行性，必要时给予微创性分期手段（如纵隔镜、胸腔镜检查）进一步做到准确临床分期，将患者的所有资料提交肺癌多学科综合诊治小组评估，再合理安排各种治疗手段的实施。

自从 1973 年国际抗癌联盟（Union for International Cancer Control，UICC）和美国癌症联合委员会（American Joint Commission for Cancer，AJCC）开始对肺癌进行分期以来，随着医疗实践的不断验证，虽已

进行了 7 次修改，但仍不能满足临床需要，临床迫切需要新的国际肺癌分期系统来指导临床实践，为此国际肺癌研究协会（International Association of the Study of Lung Cancer，IASLC）于 1998 年启动了又一轮肺癌分期系统修订研究，提出的第 8 版肺癌分期系统已开始应用于 2017 年 1 月 1 日以后新诊断的病例。新版分期系统的修订是基于 1999—2010 年间 16 国 35 个数据库中 94708 例肺癌的分期和生存数据，代表性更好，统计分析过程更有说服力。

1.UICC 第 8 版的修订要点

UICC 第 8 版与第 7 版相比，有以下变化。

（1）原发肿瘤大小（T）　T 分期调整概括见表 1-2。

① 仍以 3cm 分割 T_1 和 T_2 期，但按照每厘米的差距将 T_1 细分为 T_{1a}、T_{1b}、T_{1c}，即 T_{1a}（≤1cm）、T_{1b}（>1cm 但≤2cm）、T_{1c}（>2cm 但≤3cm）。

② T_2 改为 3～5cm，T_2 分为 T_{2a}（>3cm 但≤4cm）和 T_{2b}（>4cm 但≤5cm）；侵犯主支气管仍为 T_2，但不常见的表浅扩散型肿瘤，不论体积大小，侵犯限于支气管壁时，虽可能侵犯主支气管，仍为 T_{1a}。

③ 重新分类 >5cm 但≤7cm 的肿瘤：分为 T_3。

④ 重新分类 >7cm 的肿瘤：分为 T_4。

⑤ 支气管受累距隆嵴 <2cm，但不侵犯隆嵴，由 T_3 改为 T_2；伴有肺不张 / 肺炎，无论部分还是全部（全肺原为 T_3），均为 T_2。

⑥ 侵犯膈肌分为 T_4。

⑦ 删除纵隔胸膜浸润这一 T 分期术语。

表 1-2　T 分期调整——肿瘤大小

第 7 版	修改	第 8 版
T_{1a} ≤ 2cm	每 1cm 为分割点	T_{1a} ≤ 1cm
		T_{1b} > 1cm 但≤ 2cm
T_{1b} > 2cm 但≤ 3cm	上调	T_{1c} > 2cm 但≤ 3cm
T_{2a} > 3cm 但≤ 5cm	4cm 为新分割点	T_{2a} > 3cm 但≤ 4cm
		T_{2b} > 4cm 但≤ 5cm
T_{2b} > 5cm 但≤ 7cm	上调	T_3 > 5cm 但≤ 7cm
T_3 > 7cm	上调	T_4 > 7cm

（2）淋巴结转移（N）　继续使用原 N 分期方法，但增加了转移淋巴结的多少和位置：nN（单站与多站）；存在和不存在跳跃式淋巴结转移：pN_{1a}、pN_{2a1}、pN_{2a2} 和 pN_{2b}，可能对预后的评价更为精确。

（3）远处转移（M）　把 M 分期的 M_{1a}、M_{1b} 细分为 M_{1a}（胸腔内）、M_{1b}（胸腔外单发转移）、M_{1c}（单个或多个器官多处转移），新版的 M_{1b} 与"寡转移"的概念相呼应。

① M_{1a} 局限于胸腔内，包括胸膜播散（恶性胸腔积液、心包积液或胸膜结节）及对侧肺叶出现癌结节归为 M_{1a}。

② 远处器官单发转移灶为 M_{1b}。

③ 多个或单个器官多处转移为 M_{1c}。

（4）TNM 分期的变化　TNM 分期的调整概括见表 1-3。

① ⅠA 细分为 ⅠA_1、ⅠA_2、ⅠA_3。

② $T_{1a, b}N_1$ 由 ⅡA 期改为 ⅡB 期。

③ $T_3N_1M_0$ 由 ⅡB 期改 ⅢA 期。

④ $T_3N_2M_0$ 由 ⅢA 期改为 ⅢB 期。

⑤ $T_{3\sim4}N_3M_0$ 更新为 ⅢC 期。

⑥ M_{1a} 和 M_{1b} 更新为 ⅣA 期，M_{1c} 更新为 ⅣB 期。

表 1-3　第 8 版 TNM 分期的调整

第 7 版	修改	第 8 版
Ⅰ A	细分	ⅠA_1
		ⅠA_2
		ⅠA_3
Ⅱ A：$T_{1a, b}N_1$	上调	Ⅱ B：$T_{1a, b}N_1$
Ⅱ B：$T_3N_1M_0$	上调	Ⅲ A：$T_3N_1M_0$
Ⅲ A：$T_3N_2M_0$	上调	Ⅲ B：$T_3N_2M_0$
	新	Ⅲ C：$T_3\sim_4N_3M_0$
Ⅳ	细分	Ⅳ A：TNM_{1a} 和 TNM_{1b}
		Ⅳ B：TNM_{1c}

2.UICC 第 8 版的内容

UICC 第 8 版于 2017 年 7 月 1 日开始使用，具体内容如下。

（1）非小细胞肺癌　肺癌 TNM 分期中 T、N、M 的定义。

①T 分期

a. T_x：未发现原发肿瘤，或者通过痰细胞学或支气管灌洗发现癌细胞，但影像学检查及支气管镜无法发现。

b. T_0：无原发肿瘤的证据。

c. T_{is}：原位癌。

d. T_1：肿瘤最大径≤3cm，周围包绕肺组织及脏胸膜，支气管镜见肿瘤侵及叶支气管，未侵及主支气管。

T_{1a}：肿瘤最大径≤1cm。

T_{1b}：肿瘤最大径>1cm 但≤2cm。

T_{1c}：肿瘤最大径>2cm 但≤3cm。

e. T_2：肿瘤最大径>3cm 但≤5cm；侵犯主支气管（不常见的表浅扩散型肿瘤，不论体积大小，侵犯限于支气管壁时，虽可能侵犯主支气管，仍为 T_1），但未侵及隆嵴；侵及脏胸膜；有阻塞性肺炎或部分或全肺肺不张。符合以上任何一个条件即归为 T_2。

T_{2a}：肿瘤最大径>3cm 但≤4cm。

T_{2b}：肿瘤最大径>4cm 但≤5cm。

f. T_3：肿瘤最大径>5cm 但≤7cm。直接侵犯以下任何一个器官，包括胸壁（包含肺上沟瘤）、膈神经、心包；同一肺叶出现孤立性癌结节。符合以上任何一个条件即归为 T_3。

g. T_4：肿瘤最大径>7cm；无论大小，侵及以下任何一个器官，包括纵隔、心脏、大血管、隆嵴、喉返神经、主气管、食管、椎体、膈肌；同侧不同肺叶内孤立癌结节。

②N 分期

a. N_x：区域淋巴结无法评估。

b. N_0：无区域淋巴结转移。

c. N_1：同侧支气管周围和（或）同侧肺门淋巴结及肺内淋巴结有转移，包括直接侵犯而累及的。

d. N_2：同侧纵隔内和（或）隆嵴下淋巴结转移。

e. N_3：对侧纵隔、对侧肺门、同侧或对侧前斜角肌及锁骨上淋巴结转移。

③ M 分期

a. M_x：远处转移不能被判定。

b. M_0：没有远处转移。

c. M_1：远处转移。

M_{1a}：局限于胸腔内，包括胸膜播散（恶性胸腔积液、心包积液或胸膜结节）及对侧肺叶出现癌结节（许多肺癌胸腔积液是由肿瘤引起的，少数患者胸腔积液细胞学检查多次阴性，既不是血性也不是渗液，如果各种因素和临床判断认为渗液与肿瘤无关，那么不应该把胸腔积液纳入分期因素）。

M_{1b}：远处器官单发转移灶为 M_{1b}。

M_{1c}：多个或单个器官多处转移为 M_{1c}。

第 8 版肺癌 TNM 分期见表 1-4。

表 1-4　第 8 版肺癌 TNM 分期

M_0	亚组	N_0	N_1	N_2	N_3
	Tia（mis）	IA_1			
T_1	$T_{1a} \leqslant 1cm$	IA_1	II B	III A	III B
	$1cm < T_{1b} \leqslant 2cm$	IA_2	II B	III A	III B
	$2cm < T_{1c} \leqslant 3cm$	IA_3	II B	III A	III B
T_2	$3cm < T_{2a} \leqslant 4cm$	I B	II B	III A	III B
	$4cm < T_{2b} \leqslant 5cm$	II A	II B	III A	III B
T_3	$5cm < T_3 \leqslant 7cm$	II B	III A	III B	III C
T_4	$T_4 > 7cm$	III A	III A	III B	III C
M_1	M_{1a}	IV A	IV A	IV A	IV A
	M_{1b}	IV A	IV A	IV A	IV A
	M_{1c}	IV B	IV B	IV B	IV B

（2）小细胞肺癌　对于接受非手术的小细胞肺癌患者采用 LD 和 ED 分期方法，对于接受外科手术的小细胞肺癌患者采用第 8 版分期标准。

第二章
肺癌的放射
治疗及护理

放射治疗简称放疗，是一种利用各种放射线，如 X 线、钴 60γ 射线、电子加速器之高能 X 线或高能电子束等射线直接照射癌瘤，使癌细胞的生长受抑制、损伤、退化、萎缩直到死亡。目前放疗已成为肿瘤常规治疗的三大治疗手段之一。约 60% 的接受癌症治疗的患者在某种程度上接受放疗。

第一节　早期非小细胞肺癌的放射治疗

一、常规剂量分割放射治疗

在非小细胞肺癌（NSCLC）中，有 20%～30% 为早期肺癌（Ⅰ、Ⅱ期），术后 5 年生存率Ⅰ期约为 55%，Ⅱ期约为 33%。但是此类患者中有一部分采用非手术治疗，其原因：一是由于严重的内科并发症，多为心肺方面的，可能造成围术期的高风险；二是因为高龄，心肺功能储备不足；三是由于部分患者拒绝手术。对于上述不能手术的患者，放射治疗提供了更多治疗的机会。尽管随着放射治疗技术的改进，早期 NSCLC 的疗效有了一定的提高，但是，放射治疗的总剂量、靶区范围、分割剂量等问题尚未根本解决。

1. 放疗总剂量

对 NSCLC 的放射治疗剂量方面的研究，认为高剂量放疗能达到较好的疗效。有学者研究认为对于Ⅰ期 NSCLC，剂量≥65Gy 有更好的总生存率。Bradley 等利用三维适形技术，研究了 56 例Ⅰ期 NSCLC，常规分割方式，单因素和多因素分析均显示剂量≥70Gy 有较高的生存率。尽管剂量上尚存争议，但大多数肿瘤学家推荐常规分割照射时，照射剂量应不低于 60Gy。以治愈为目的的治疗，在常规剂量分割条件下，照射剂量应＞65Gy，或在改变分割时给予相对应的生物有效剂量。利用三维适形放射治疗，在组织充分保护的情况下，剂量递增的实验还在进行。

2. 靶区范围

临床纵隔淋巴结未受侵的早期 NSCLC 的放疗中，靶区范围的关键是是否给予纵隔淋巴结预防性照射，这是临床上尚未解决的问题。

首先，做纵隔淋巴结预防性照射一直是肺癌常规治疗范围的一部分，在没有资料证明淋巴结区照射无效的情况下，临床应用中总是遵循经验的方法。文献报道肺癌淋巴结转移率较高，这也是纵隔淋巴结预防性照射的重要原因。

其次，不做纵隔淋巴结预防性照射，虽然在肺癌的常规放射治疗中，纵隔、同侧肺门淋巴结区域一直作为放射治疗的范围，但这种治疗的临床效果和价值没有文献报道：①因为放射治疗后 X 线胸片及 CT 上的改变，难以区分纤维化和复发；②放射治疗后原发病灶控制率低，医师不注重评价淋巴结的情况。另外，有学者认为纵隔淋巴结对放射治疗反应要比原发灶好。临床上不注意报道淋巴结的治疗结果，非手术肺癌放射治疗后失败原因分析时，多数报道只关注了局部复发或区域复发。因此，在以往的临床资料中，很难评价肺癌选择性淋巴结照射意义。由于纵隔淋巴结预防性照射临床价值的不确定性，在肺癌放射治疗时不做纵隔淋巴结预防性照射，在正常组织耐受剂量范围内更容易实现提高靶区照射剂量，可以减少肺的损伤，另外还可以观察纵隔淋巴结预防性照射的作用。

在临床放疗实践中，靶区的选择范围不是对所有病例都一成不变的，要结合患者的具体情况，体现治疗的个体化。因为，在判断是否采取纵隔淋巴结预防性照射时，应根据具体病例淋巴结转移可能性的高低，还要考虑患者的情况，包括一般状况、肺功能、年龄等。综合上述因素，评估何种治疗方案患者可能获得最大的益处，从而决定治疗的选择。近年来 PET 在肺癌临床分期中的应用，提高了肺癌区域淋巴结转移和远处转移的诊断敏感性，对早期肺癌临床放疗中精确地确定靶区范围具有重要的参考价值。

3. 分割剂量的选择

临床实践证明，分割放射治疗是行之有效的放射治疗基本原则。对放射治疗的时间、剂量分割等因素的合理调整，可提高晚反应组织的耐受量，增加肿瘤的放射生物效应，是放射治疗研究的一个重要方面。根据放射生物学近年的观点，在改变放射治疗分割方案的时候应该考虑以下因素。①分次剂量：晚反应组织损伤与分割剂量的大小密切相关，因此降低每次照射剂量就会提高晚反应组织对放射线的耐受性。相反，增大每次照射剂量而总的治疗剂量不变就可能产生严重的后期并发症。②照射间隔时间：应使得靶区内晚反应组织在照射间隔的时间内完成亚致死性损伤的修复，以避免严重的并发症。一般认为两次照射的间隔时间至少 6h，才可使得 94% 的细胞损伤得到修复。③总的治疗时间：虽然延长总的治疗时间可以减轻正常组织急性反应，但却可能导致肿瘤控制率的降低。对于肿瘤倍增快、放疗后加速再群体化明显的肿瘤，为了克服肿瘤干细胞的增殖，放射治疗必须在尽可能短的时间内完成。

二、立体定向放射治疗

立体定向放射治疗（stereotactic radio-therapy，SRT）利用立体定向装置、CT、磁共振和 X 射线减影等先进影像设备及三维重建技术确定病变和邻近重要器官的准确位置和范围，利用三维治疗计划系统确定 X 线的线束方向，精确计算出靶区与邻近重要器官间的剂量分布计划，使射线对病变实施"手术"式照射。SRT 与常规的外照射相比具有靶区小、单次剂量高、靶区定位和治疗立体定向参数要求特别精确、靶区与周边正常组织之间剂量变化梯度大、射线从三维空间分布汇聚于靶区等特点。

放射治疗技术得益于计算机技术的发展而不断提高，三维适形放射治疗（3-dimensional conformal radiation therapy，3D CRT）和 SRT 的临床应用结果，显示了放射治疗技术在早期 NSCLC 治疗中的价值。放射治疗成为早期 NSCLC 继手术之后的另一根治性治疗手段。它既是对早期 NSCLC 单一外科治疗的挑战，又减轻了外科医师面对手术高风险病例时产生的压力。

第二节　局部晚期非小细胞肺癌的放射治疗

放射治疗在以往被认为是局部晚期 NSCLC 的标准治疗方法。放射治疗能够提高生存率并对大部分病例起到姑息治疗效果。放射治疗后患者的中位生存期为 9 个月，2 年生存率 10%～15%，5 年生存率为 5%。临床研究显示化疗合并放射治疗能够提高生存率。放射治疗与化疗的综合治疗是目前局部晚期 NSCLC 的治疗策略，而同步放化疗已成为局部晚期 NSCLC 的临床治疗模式。

最早的同步放化疗研究是欧洲癌症治疗研究组织（European Organization for Research and Treatment of Cancer，EORTC）应用单药顺铂合并放疗。其目的是试图应用顺铂的放射增敏作用提高局部控制率。实验分 3 组：放疗 + 顺铂 30mg/m²，每周 1 次；放疗 + 顺铂 6mg/m²，每日 1 次；单纯放疗。结果显示，综合治疗组（前两组）局部控制率和生存率均优于单纯放疗组。日本的一组研究比较序贯放化疗和同步放化疗对Ⅲ期 NSCLC 的作用，对化疗有效的病例，在放疗结束后再追加 1 周化疗。结果显示，5 年生存率同步放化疗组优于序贯组，分别为 15.8% 与 8.9%。中位生存期为 16.5 个月和 13.3 个月。1、3 年无局部复发生存率分别为 49.9%、33.9%。以上两个研究是同步放化疗与序贯放化疗的比较，虽然证实同步放化疗能够提高局部控制率和生存率，然而，从肿瘤内科的角度来看，在同步放疗 / 化疗中仅仅接受两个周期的化疗作为全身治疗，治疗强度显然不足，因此，在同步放化疗前给予诱导化疗或在其后给予巩固化疗是否会得到更好的结果，成为 CALGB 研究和 SWOG 研究试图回答的问题。

同步放化疗是当前局部晚期 NSCLC 治疗的模式。目前临床调查分析显示 3/4 以上的局部晚期 NSCLC 采用同步放化疗。新的临床研究体现在以下方面：①含有新的化疗药物组成的化疗方案；②采用三维适形放射治疗技术；③探讨同时放疗 / 化疗前或后给予全身化疗（诱导化疗或巩固化疗）对控制远处转移的作用；④生物靶向治疗与放疗 / 化疗的联合应用。

第三节　非小细胞肺癌的术后放射治疗

临床诊断的 NSCLC 中，仅 20% 的病例能够行根治性手术切除，并且即使是手术切除的病例，其5年生存率仅为30%～40%。治疗失败的原因主要是局部复发和（或）远处转移。为提高局部控制率和生存率，术后放射治疗被广泛应用于 N_1（Ⅱ期）和 N_2（ⅢA期）病例。术后放射治疗对局部控制率和生存率的影响，以及放射治疗的不良反应，随着临床研究的不断深入有了新的认识。

医学研究委员会（Medical Research Council，MRC）应用荟萃分析对9组NSCLC术后放射治疗随机临床研究结果进行综合分析。全部2128例，手术＋放射治疗1056例，单纯手术1072例，中位随访时间3.9年。术后放射治疗生存率不但没能提高反而有所降低（HR 1.21，CI 1.08～1.34）。2年生存率手术＋放射治疗组和单纯手术组分别为48%和55%，$P=0.001$。2年无复发生存率分别为46%和50%，$P=0.018$。分层分析显示，术后放射治疗对生存率的负相作用与分期有相关性，Ⅰ期最为明显，其次为Ⅱ期，而Ⅲ期病例术后放射治疗对生存率没有明显影响。认为对根治术后的Ⅰ、Ⅱ期病例，不提倡常规术后放疗，对Ⅲ期病例需要进行进一步的临床研究。

中国医学科学院肿瘤医院对肺癌术后 N_1、N_2 的病例进行术后放射治疗随机分组研究，可供分析的有296例，手术＋放射治疗组134例，单纯手术162例。3年和5年生存率分别为51.9%和42.9%、50.2%和40.5%（$P=0.56$），3年和5年无病生存率分别为50.7%和42.9%、44.4%和38.2%（$P=0.28$）。对 $T_{3\sim4}N_1M_0$ 病例，术后放射治疗显示具有提高生存率和无病生存率的趋势，但未达到统计学意义水平（$P=0.092$，$P=0.057$）。术后放疗能明显降低胸腔内复发率（12.7% vs 33.2%，$P<0.01$）。因此也认为，Ⅰ、Ⅱ期病例术后放射治疗对总生存率有负相影响，不宜行术后放疗。ⅢA病例虽然单纯手术后复发率和死亡率高，但术后放疗的价值仍不明确。目前认为肺癌术后放射治疗宜限于以下方面：①术后有肿瘤残存的病例；② N_2 或 $T_{3\sim4}N_1$，病例根治术后需要进行计划性临床研究（包括放射治疗和化疗）；③采用三维适形放射治疗技术，明确治疗体积，优化剂量分布以降低肺和心脏的受照射体积和照射剂量；④总剂量不超过60Gy，分次剂量≤2Gy；⑤放射治疗和化疗联合应用时，要注意放射治疗和化疗毒性作用的相互加强。

第四节　非小细胞肺癌的适形放射治疗

放射治疗是肺癌的主要治疗手段之一，但常规放射治疗的疗效尚不能令人满意。

肺癌的放疗技术复杂，是进行治疗计划评价研究的最佳范例。真正的最佳治疗计划设计是非常困难的，表现在以下几个方面：①精确靶区确认困难；②保护胸腔内敏感器官（心脏、肺及食管等）；③胸廓外轮廓不规则；④治疗区组织（肺、骨）密度不均一；⑤需要不规则野计算；⑥器官运动幅度大（呼吸运动、心脏和血管的搏动）。Emami 等报道了美国 4 个研究机构对肺癌三维放疗计划系统（3D TP）临床应用研究结果，认为 3D TP 在肺癌的治疗中，在肿瘤区剂量分布和正常组织保护方面提供了优化的治疗计划。与常规治疗计划相比，常规治疗难以给予一个安全肿瘤区高剂量照射，不能控制正常组织的照射在一适当的剂量范围内。3D TP 的应用使放射肿瘤学家实现高剂量无并发症的肺癌治疗成为可能。

精确的靶区确认是实现精确放射治疗的前提。肿瘤诊断的影像学技术发展为精确放射治疗的实现提供了可能。生物影像技术——PET 的应用克服了 CT/MRI 的不足，从解剖诊断向功能诊断发展，使放射治疗靶区的确定更为精确。影像导引下放射治疗（image-guided radiotherapy，IGRT）将是放射治疗发展的方向。

3D CRT 是一种高精度的放疗，其实施过程需要有流程和规范，本节将对 3D CRT 在肺癌放疗中的实施流程及每一步骤的基本要求进行阐述。

一、临床准备阶段

实施精确放疗前必须有完善的分期检查和临床分期诊断，应综合分析所有临床资料和相关辅助检查信息以保证准确合理地实施 3D CRT。对于 NSCLC，影像学资料非常重要，主要有胸部 X 线、CT、MRI 和 PET-CT 等。其中 CT 应用最为广泛，在骨与软组织可能受侵时可行

MRI 检查，PET-CT 是代谢性的影像学检查，在确定病变范围尤其是纵隔淋巴结的分期上有一定的优势。其他检查也很重要，如支气管镜、纵隔镜和腔内超声等。支气管镜可明确气管受侵情况，从而为病变分期和确定放疗靶区提供可靠的依据；纵隔镜和腔内超声的使用在国内还不普及，这两种检查有助于确定纵隔淋巴结的转移情况。

二、CT 扫描

1. 患者的体位与体位的固定

肺癌放疗通常选用的体位应为仰卧位，双手抱肘上举过顶。使用不同的固定装置。目前较为常用的体位固定技术主要为 3 种：消解塑料成形技术、真空袋成形技术和液体混合发泡成形技术。国外尚有丁字架及肺板等固定装置。总体上应遵循两个原则：一是患者的舒适性好，二是体位重复性强。

2. 放射治疗专用 CT 模拟定位机

CT 模拟定位机是高质量的三维适形放疗实施的重要设备，其特点是除了普通 CT 的功能外还带有放射治疗专用的激光定位系统及图像软件系统。

（1）扫描要求　层厚应该＜5mm 以更好识别纵隔小淋巴结。2～3mm 层厚所得的 CT 图像可以生成高质量的数字重建放射影像（DRR），而高质量的 DRR 是虚拟定位所必需的。

（2）中心点的确定　既往使用 CT 模拟机扫描时一般是要给出一个参考中心并予以标记，设计三维计划时会再次设计一个合适的中心，计划完成以后于 CT 模拟机或普通定位机上找出计划中心，整个过程需要两次上定位机。这种做法已被证实增加了系统误差，故多数学者均提倡 3D CRT 的治疗中心应该在 CT 模拟机扫描时确定，而不应该在设计三维计划时确定，对计划的校正应该在计划系统生成的 DRR 图像与加速器上的射野摄片之间进行。

（3）静脉增强及其影响　如果没有近期的增强 CT 可用，做定位 CT 扫描时应该做静脉增强。McGibney 等发现使用静脉增强 CT 勾画肿瘤区（GTV）与无增强 CT 相比可以减少 22%～34% 的 GTV 体积，而增强 CT 对三维计划系统的运算没有明显的影响。

三、三维适形放疗计划的评估

三维适形放疗计划完成后应进行评估，包括对靶区剂量的评估及风险器官剂量的评估两个方面。剂量 - 体积直方图（DVH）是基本的评估工具，从中可以看到 PTV 等靶区及风险器官的剂量分布，但其不能提供等剂量曲线在三维空间中的分布。对于靶区应尽可能提高剂量并兼顾其剂量均匀度及冷热点分布，要求至少 95% 的 PTV 达到处方剂量，剂量均匀度 95%～107%。临床工作中因肿瘤的体积或位置等原因有时很难兼顾，临床医师应根据经验决定取舍。已有研究显示，放宽靶区内最大剂量的限制可使肿瘤获得更高的剂量。

四、三维适形放疗的实施与疗效毒性的评估

现有的资料强烈支持 EPID 的使用，其在 3D CRT 的治疗中能明显减少摆位误差。在线校正系统操作复杂，占用时间多，相比之下建立在 EPID、DRR 和图像比较软件基础上的离线校正系统有优势，可以有效地减少 CTV 到 PTV 的边界。在图像比较的过程中，前后位重复性最高的参考标记是胸壁和气管，侧位方向上则为椎体和胸骨。

疗效评估采用 RECIST 标准；毒性评估则采用 CTC 3.0 标准（common toxicity criteria v3.0），这个版本由欧洲和美国的协会共同制定，涵盖了各种肿瘤的急性和晚期治疗反应。

第五节　小细胞肺癌的放射治疗

1. 放射治疗在 SCLC 治疗中的价值

SCLC 恶性度高，生长快，远处转移率高，但对化疗十分敏感，化疗可以获得 40%～68% 的完全缓解率。在全身化疗作为 SCLC 的主要临床治疗手段后，一些学者对放射治疗在局限期 SCLC（LD-SCLC）治疗中的价值提出疑问，即 LD-SCLC 是否需要行放疗，化疗后完全缓解（CR）的病例是否也需要行放射治疗及放射治疗对局部控制率、生存率的影响如何等。

2. 照射剂量

照射剂量是临床上对于 SCLC 实施放射治疗时所必须面对的问题，然而，对于 SCLC 的最佳照射剂量，并不像对恶性淋巴瘤的放疗那样有较明确的临床研究结果，对所谓的"最佳剂量"直到目前仍无明确答案。虽然对最佳剂量临床上尚无有力的证据和明确的答案，但是在临床治疗和研究中，多数学者有一定的共识，即低于 40Gy 将导致局部控制率降低，而高于 54～56Gy 似乎无明显的益处。

3. 照射体积

在制订放射治疗计划时，照射体积与照射剂量同样重要。但到目前为止，对于 SCLC 的照射体积仍无定论。Perez 等把照射体积作为质量控制的一部分进行回顾性分析，照射野被分为"恰当"和"不恰当"，前者局部复发率为 33%，而后者局部复发率为 69%。White 进行了相同的回顾性分析，结果显示照射野恰当组和照射野不恰当组的局部复发率分别为 43% 和 69%。因此，以上各位学者的观点倾向于大野照射。如对原发灶位于左上叶的病变伴同侧肺门、纵隔淋巴结转移的病例，照射体积应包括肿瘤边缘外 2cm，左、右肺门区，纵隔（胸廓入口至隆嵴下）和双侧锁骨上。这种大野照射的优点在于采用中等剂量的照射能够获得较好的局部治疗效果，但大野照射同时也阻碍了提高照射剂量的可能。

4. 在综合治疗中放射治疗的时间

随着 PE 方案作为 SCLC 的标准化疗方案的应用，多数临床研究者认为 PE 方案化疗同时合并放射治疗是可以耐受的，并被广泛接受。交替治疗方法可以降低治疗毒性和耐受性，但间断放射治疗被认为是不合理的放射治疗模式。根据现有临床研究证据，有关放射治疗的时间、顺序可总结为以下几点：①放射治疗提高 LD-SCLC 患者的生存率与治疗的时机有关，即与化疗结合的时间有关；②在同时放化疗的模式中，虽然放射治疗的最佳时间尚不确定，但加拿大、日本等国的研究证据支持在治疗疗程的早期给予放疗，而 CALGB 的研究结果显示晚放疗优于早放疗；③没有证据支持在化疗全部结束以后才开始放射治疗；④对一些特殊的临床情况，如肿瘤巨大、合并肺功能损害、阻塞性肺不张，2 个周期化疗后进行放疗是合理的，这样易于明确病变范围，缩小照射体积，使患者能够耐受和完成放疗。

5. 放射治疗的剂量分割

由于应用常规放射治疗提高照射剂量的方法在 SCLC 的治疗中是不成功的，临床上转向对提高局部治疗强度的研究——改变剂量分割，以缩短治疗时间。加速超分割照射技术正适合应用于 SCLC——因其细胞增殖快，照射后细胞存活曲线的肩区不明显，因此理论上能够提高治疗疗效。

6. 预防性脑照射

脑部是 SCLC 常见的转移部位，发生率高达 50%。多药联合化疗和放射治疗的应用，使 SCLC 患者的长期生存率提高，但是脑转移的发生率也随之增加，文献报道，治疗后生存 5 年以上的 SCLC 病例中枢神经系统转移率高达 80%。选择性预防性脑照射（prophylactic cranial irradiation，PCI）能够降低 SCLC 的脑转移率，对不同照射剂量分析显示，脑转移率随剂量增加而降低。PCI 给予的时间对脑转移的影响显示，PCI 给予越早越能降低脑转移率。

第六节　肺癌的姑息性放射治疗

一、适应证

为减轻近期症状，对于局部晚期肿瘤患者或远处转移灶极可能导致严重临床症状的病例，应行姑息性放疗。

二、照射技术

1. 胸部

胸部照射野仅包入产生症状的病灶。建议预期存活＜6 个月者照射总剂量（DT）20Gy，5 次，1 周。预期存活 6～12 个月者 DT 30Gy，10 次，2 周；或 DT 45Gy，15 次，3 周。一般情况好，瘤体直径＜10cm 者采用根治性放疗技术照射。缓解阻塞性肺炎症状可行腔内近距离照射，剂量参考点位于黏膜下 1.5cm，只照射 1 次，DT 10～15Gy。

2. 脑

多发脑转移者，全脑照射 DT 30Gy，10 次，2 周；或 DT 45Gy，15 次，3 周。单发转移局部加量 DT 12Gy，4 次，1 周；也可以不行全脑照射，单纯手术或者光子刀治疗。

3. 骨

骨转移照射野应包入整块受累骨，也可单纯照射局部。一般照射 DT 30Gy，10 次，2 周；或 DT 8Gy，1 次。半身照射一般照射 DT 6～8Gy，1 次。

第七节　肺癌放射治疗的护理

一、放射治疗的适应证和禁忌证

（一）适应证

① 有手术禁忌证患者或拒绝手术早期 NSCLC 的根治性治疗，采用 SRT 技术。

② 部分可手术局部晚期患者的术前或术后治疗。

③ 局部晚期 NSCLC 的根治性治疗，通常与化疗结合。

④ 寡进展和寡转移患者的局部巩固治疗。

⑤ 晚期 NSCLC 患者的姑息治疗。

（二）禁忌证

① 恶性肿瘤晚期呈恶病质。

② 心、肺、肾、肝重要脏器功能有严重损害者。

③ 合并各种传染病，如活动性肝炎、活动性肺结核。

④ 严重的全身感染、败血症、脓毒血症未控制。

⑤ 治疗前血红蛋白＜60g/L、白细胞＜3.0×10^9/L、血小板＜50×10^9/L，没有得到纠正者。

⑥ 对放射线中度敏感的肿瘤已有广泛远处转移或经足量放疗后近期内复发者。

⑦ 已有严重放射损伤部位的复发。

二、放射治疗的不良反应及处理

放射治疗的目的是对规定的肿瘤体积给予精确的放射剂量，使癌细胞全部死亡，而肿瘤周围的正常组织不发生或只发生很小的损伤。但在目前放射治疗中，放疗的不良反应将或多或少、或轻或重伴随肿瘤放射治疗的过程中或治疗以后。

（一）全身反应及护理

1. 全身反应表现

头晕乏力、失眠、纳差（食欲缺乏）、恶心、呕吐、腹胀、口淡乏味等。

2. 护理

（1）解除患者心理压力，消除焦虑情绪和恐惧心理，增强患者战胜疾病的信心，顺利完成治疗。

（2）规律生活，保证充足的睡眠，避免疲乏和情绪波动。

（3）宜进高蛋白、高维生素、高热量饮食。忌食油煎、过咸食物，食物多样化，尊重患者饮食习惯，不要过多忌口。

（4）放疗前、后半小时避免进食，以免引起厌食反应。

（二）局部反应及处理

1. 皮肤反应及处理

（1）皮肤反应的分度　放疗皮肤反应分Ⅳ度：①Ⅰ度表现为局部红斑、轻度色素沉着及暂时性脱发。②Ⅱ度相当于干性皮炎，除红斑、色素沉着外，表现为皮肤充血、水肿，局部红、肿、热、痛、瘙痒、脱屑、色素沉着加深。③Ⅲ度相当于湿性皮炎，除红、肿、热、痛外，有水疱形成，小水疱融合为大水疱，然后形成糜烂和结痂。④Ⅳ度相当于溃疡坏死性皮炎，溃疡深达肌肉，骨骼剧痛。

（2）皮肤反应的处理原则　Ⅰ、Ⅱ度皮肤反应不明显时无需处理，未用药时需密切观察，或用冷霜、冰片、滑石粉或清鱼肝油、炉甘石洗剂以润泽、收敛或止痒。氢化可的松软膏有助于减轻炎症。Ⅲ度皮肤反应需对症治疗，局部用抗生素油膏，可用三黄液、乳酸依沙吖啶溶液、呋喃西林湿敷，还可用温和的清洁剂并使用胶体或银离子敷料，观察皮肤皱褶反应，严重者考虑停止放疗。Ⅳ度皮肤反应需切除坏死组织加植皮。

2. 涎腺反应及处理

涎腺反应：涎腺分泌功能下降，出现口干。

护理：金银花泡饮，常饮水，减轻症状。

3. 放射性喉炎及处理

放射性喉炎指一定量射线照射后出现的以咽部黏膜干燥、萎缩，腺体破坏或咽黏膜溃疡、咽反射减弱或消失为主要表现的放射损伤，表现为咽干、疼痛、异物感、发痒、吞咽不适等症状。

处理：予雾化吸入，用消炎漱口液漱口或康复新液缓慢吞咽；口含碘喉片、薄荷喉片；进食富含营养的软食及半流质食物。

4. 放射性肺损伤及处理

（1）急性放射性肺炎　刺激性干咳，常发生在放疗后3～4周，可有发热、胸痛、气促等，伴感染可出现高热。

（2）慢性放射性肺损伤　主要由肺纤维化造成，表现为咳嗽及肺功能减退，往往在治疗后2～3个月出现，常因感冒而诱发急性发作。

（3）处理　根据痰培养选用敏感抗生素，用量比一般肺炎大，同时合并使用地塞米松、支气管扩张剂，吸氧（肺部疾患用氧原则为低流量间断吸氧）。

5. 放射性食管炎及处理

表现为原有吞咽困难加重，疼痛，烧灼感。

处理：收敛、消炎以促进食管黏膜的修复。

6. 放射性脊髓炎及处理

早期表现：低头弯腰时下肢有触电样麻痹感，高位损伤可波及上肢而致颈背疼痛。晚期表现：一侧或双侧缓慢进行性温觉减退或感觉异常（麻痛），小腿无力。

处理：及早发现早期症状，报告医生及时处理。予血管扩张剂、神经营养药（大剂量）、B族维生素和维生素C、地塞米松（10mg静脉滴注）、促进能量代谢药物。

7. 脑组织的放射反应及处理

表现为脑水肿所致颅内压升高，可致突发性或进行性加重的头痛、呕吐、嗜睡、视盘水肿、视力下降等。

处理：经脱水治疗和对症支持治疗后症状可缓解。对脑水肿所致颅内高压，予地塞米松 10mg+20% 甘露醇 125mL 静脉快速滴注，每 6～8h 1 次。

8. 心脏的放射反应及处理

表现为发热、胸闷、心悸、心前区疼痛。

处理：强心、利尿、吸氧等对症支持疗法。症状较重者可行心包穿刺抽液并同时注入地塞米松 20～30mg，每周 1 次。

三、放射治疗患者的护理

（一）放疗前护理

1. 心理准备

（1）健康指导　向患者及家属介绍有关放疗知识、大致的治疗程序、放疗中可能出现的不良反应以及需要配合的事项，使患者心中有数，消除焦虑情绪和恐惧心理，积极配合治疗。

（2）备有放疗知识的宣教手册，方便患者阅读参考。

2. 身体准备

（1）摘除金属物质　在放疗中金属物质可形成次级电子，使其相邻的组织受量增加，易引起溃疡且不易愈合。所以接受头颈部照射的患者在放疗前应摘除金属牙套，气管切开的患者将金属套管换成塑料套管或硅胶管，避免造成损伤。

（2）口腔预处理　头颈部肿瘤放疗不可避免地要包括牙齿、齿龈、颌骨，故放疗前必须要做好口腔的处理，保守治疗照射范围内的患齿，充填龋齿，拔除短期内难以治愈的患牙和残根。如有严重的齿龈炎，要积极对症处理，避免诱发放疗并发症。

（3）评估全身状况　一般情况较差者尽快调整，如纠正贫血、脱水、电解质紊乱等，血象低给予治疗。如有感染，须先控制感染后再行治疗。如有伤口，应妥善处理，一般应待伤口愈合后开始放疗。

（二）放疗期间护理

1. 照射野皮肤的保护

在放疗过程中，照射野皮肤会出现放疗反应，其程度与放射源种类、照射剂量、照射野的面积及部位等因素有关。如护理不当，可人为加重皮肤反应。所以护士应做好健康宣教，使患者充分认识皮肤保护的重要性，并指导患者掌握照射野皮肤保护的方法。

（1）充分暴露照射野皮肤，避免机械性刺激，建议穿柔软宽松、吸湿性强的纯棉内衣，颈部有照射野要求衣领柔软或低领开衫，以减少刺激便于穿脱。

（2）照射野区域皮肤，可用温水软毛巾温和清洗，禁用碱性肥皂搓洗；不可涂酒精、碘酒药膏以及对皮肤有刺激性的药物；局部禁贴胶布，禁用冰袋和暖具。

（3）剃毛发宜用电动剃须刀，以防损伤皮肤造成感染。

（4）保持照射野皮肤的清洁干燥，特别是多汗区皮肤，如腋窝、腹股沟、外阴等处。

（5）外出时防止暴晒及风吹雨淋。

2. 保持口腔清洁

头颈部放疗患者，保持口腔清洁非常重要。由于射线的影响，唾液分泌减少，口腔自洁能力下降，容易发生龋齿及口腔感染，从而诱发更严重的放疗并发症或后遗症。因此做好口腔清洁是放射治疗中的重要环节，需要患者配合。

（1）保持良好的口腔卫生，餐后睡前漱口，清除食物残渣，预防感染和龋齿发生。

（2）每日用软毛牙刷刷牙，建议用含氟牙膏。

（3）饮食以软食易消化为好，禁烟酒，禁止强冷强热及辛辣食品对口腔黏膜的刺激。

3. 监测血象

放疗可使造血系统受到影响致使外周血象下降，尤其是大范围照射如颅骨、脊柱、骨盆、肋骨、脾等，均可抑制血细胞生成，造成骨髓抑制，使白细胞和血小板锐减，以致出现严重感染。应在患者放疗期间每周查一次血象，及时检测血细胞的变化，并观察有无发热等症状，及早对症治疗，以保证放疗顺利进行。

4. 头颈部放疗护理

（1）眼、鼻、耳可使用滴剂预防感染，保持照射部位清洁舒适。

（2）根据需要做鼻咽冲洗、上颌窦冲洗，保持局部清洁，提高放射敏感性。

（3）气管切开的患者保持呼吸道通畅，观察有无喉头水肿并备齐急救物。

（4）指导督促患者张口功能锻炼，预防放射性张口困难。张口功能锻炼是预防放疗后颞颌关节纤维化的重要方法。通过被动张口、支撑、搓齿、咬合等动作，活动颞颌关节和咀嚼肌群，防止颞颌关节强直和咀嚼肌萎缩。张口功能锻炼方法：①大幅度张口锻炼。口腔迅速张开，然后闭合，幅度以可以忍受为限，2～3min/次，3～4次/日。②支撑锻炼。根据患者门齿距选择不同大小的软木塞或木质开口器（直径2.5～4.5cm），置于上、下门齿之间或双侧磨牙区交替支撑锻炼。张口程度以能忍受为限，保持或恢复理想开口度＞3cm，10～20min/次，2～3次/日。③搓齿及咬合锻炼。活动颞颌关节，锻炼咀嚼肌，每日数次。放疗期间即可开始张口功能锻炼，长期坚持，应作为永久性功能锻炼。

（5）脑瘤患者放疗期间，观察有无颅内压增高症状，预防癫痫发作。

5. 胸部放疗护理

肺癌患者放疗期间，注意预防感冒以避免诱发放射性肺炎。

6. 腹部放疗护理

腹腔盆腔照射前应排空小便，减少膀胱反应。

7. 全身反应护理

（1）放疗期间，部分患者出现疲劳、虚弱、食欲下降、恶心、呕吐、睡眠障碍等全身症状，在对症处理的同时，注意饮食营养，家属配合烹制美味食品增加食欲；提供安静休养环境，睡眠障碍可药物助眠；给予精神鼓励，使患者增强信心，主动配合治疗。

（2）机体免疫力下降可引起病毒感染。如带状疱疹，沿神经分布，多见于胸背部肋间神经与下肢，其次是三叉神经。表现为疱疹呈串珠状大小不一，透明，伴痛，严重时可累及全身，剧痛伴发热。处理以抗病毒、营养神经、增强免疫为主，保持皮肤清洁，加强营养改善全身状况。

8. 心理护理

放疗反应的出现，往往会加重患者心理负担。要加强护患之间沟通，根据患者具体情况，针对性地做好阶段性健康指导，使患者对放疗的每一阶段出现的不良反应都有所了解，并掌握应对方法。通过定期组织讲课、召开工休座谈会，增加护士与患者之间、患者与患者之间交流的机会，介绍成功病例，通过各种形式宣传肿瘤防治知识，使患者增强战胜疾病的信心，顺利完成治疗。

9. 饮食调整

接受放疗后患者会出现食欲不振，头颈部放疗患者会出现口干、味觉改变、口咽疼痛等不同程度的口腔黏膜反应，从而影响进食；加上放疗后消耗增加，使患者体重下降、全身反应加重，严重者可导致中断治疗。有资料显示，放疗患者体重减轻 7kg 者预后差。科学合理的营养饮食可促进组织修复，提高治疗效果。放疗患者饮食要注意以下几方面：

（1）饮食品种丰富，搭配合理，保证高蛋白、高热量、高维生素、低脂饮食。不要盲目忌口。

（2）饮食以清淡、无刺激、易消化食物为主，多吃煮、炖、蒸的食物。禁烟酒，忌过冷、过硬、过热食物，忌油腻、辛辣食品。

（3）根据放疗反应进行饮食调整。少食多餐，保证足够营养和水分摄入。

① 放疗刚开始的 7～10 天内，饮食应清淡，尽量避免酸、甜等增加唾液分泌的食物和饮料，减少唾液分泌，减轻腮腺急性反应症状。

② 口干、味觉改变症状出现时，建议食用含水量高、易消化的软食或半流食，饮水或汤类以协助咀嚼与吞咽。多吃生津止渴、养阴清热的食品，如藕汁、萝卜汁、绿豆汤、冬瓜汤、芦根汤、西瓜、蜂蜜、猕猴桃、雪梨、葡萄等。配合中药，如胖大海、菊花、麦冬、西洋参片等泡水饮用。

③ 有助于升血象的食物：动物肝脏、动物骨髓、鸡肉、鸭肉、鱼肉、奶制品、豆芽、麦芽、大枣、菠菜、生姜等。

④ 口腔黏膜反应严重引起进食疼痛，可将新鲜水果或蔬菜榨汁后饮用，可将肉松或肉类等切碎放入粥或面片中食用。重度口腔黏膜反应不能进食时，可采用鼻饲饮食或静脉营养，以保证足够的营养，促进机

体恢复。

⑤ 腹泻患者给予少渣、低纤维饮食，避免产气食品，如豆类、牛奶、糖、碳酸类饮料。

⑥ 鼓励患者多饮水，每日 3000mL 以上，以增加尿量，促进体内毒素排出。

（三）放疗后护理

① 放疗结束后，告诉患者后期放射反应可能出现的情况，以免反应出现时患者误认为复发或病情加重，感到惊慌。做好放疗后宣教工作。

② 定期复查：住院患者出院后 1 个月复查，以后根据情况每 3 个月或 6 个月复查。病情变化，及时就诊。

③ 放疗结束后仍应注意照射野皮肤的保护，避免感染、损伤及物理性刺激，防止强风吹及雨淋、阳光暴晒。

④ 养成良好口腔卫生习惯，预防龋齿。放疗后 2～3 年内不能拔牙，如需要拔牙，需向牙医提供头颈部放疗史，采取相应措施，以免诱发颌骨骨髓炎或骨坏死。

⑤ 预防感冒，及时治疗头面部感染，以免诱发放射性肺炎、头颈部蜂窝织炎。反复发作的蜂窝织炎可加重日后张口困难和皮肤软组织纤维化。

⑥ 使患者充分认识功能锻炼的重要性，头颈部放疗患者应掌握张口功能锻炼的方法，以便出院后能自觉坚持锻炼，预防张口困难，提高生存质量。

⑦ 气管切开需要带管出院的患者，指导患者和家属掌握气管套管自行处理的正确方法。

⑧ 禁烟酒，科学合理营养，注意劳逸结合，生活有规律。

第三章
肺癌的化学治疗及护理

第一节　化学治疗的基本知识

目前肿瘤化学治疗（简称化疗）的疗效可分为以下 4 个层次：①单纯化疗能达到治愈的肿瘤，如睾丸癌、淋巴瘤、某些儿童肿瘤和急性白血病等；②术前新辅助治疗、术后辅助治疗（包括放疗、化疗、靶向治疗和内分泌治疗等）能提高治愈率的肿瘤，如乳腺癌、结直肠癌及卵巢癌等；③化疗疗效显著，能明显延长生存期、少数能达到治愈（治愈率 30% 以下）的肿瘤，如胃癌及肺癌等；④化疗只有姑息性疗效的肿瘤，如肾癌等。

现在化疗不再仅仅是肿瘤综合治疗中的一种姑息疗法或辅助疗法，而已经成为一种根治性的方法，是临床上不可缺少的重要治疗手段之一。不可否认，化疗仍有其局限性，抗肿瘤药物的不良反应限制了药物应用的剂量，或会使治疗被迫中断；肿瘤细胞对化疗药物的抗药性也可造成肿瘤治疗的失败。

一、肿瘤细胞增殖动力学

近年来对于肿瘤细胞增殖动力学和各类药物作用靶点和机制的研究，为选择安全有效的治疗方案提供了可靠的理论基础。

1. 肿瘤细胞群

从病理学的角度，肿瘤的主要组成细胞为肿瘤细胞，而肿瘤细胞群包括增殖细胞群和非增殖细胞群。增殖细胞群中部分处于细胞增殖周期中，这部分细胞所占的比例称为生长比率，是肿瘤生长速度的决定因素之一，其余细胞处于静止期（G_0）。生长缓慢的实体瘤，多数细胞长时间停留在 G_0 期，这些细胞有增殖能力但暂不进行分裂，对各类药物都不敏感。当某些因素使增殖细胞大量死亡或受某些因素刺激时，G_0 期细胞即进入增殖周期而成为肿瘤复发的根源，这也是目前肿瘤化疗的难题之一。非增殖细胞群包括无增殖力或已分化到终末期的细胞，数量很少，目前相关研究较少；另外一部分非增殖肿瘤细胞是因某些原因，如缺血缺氧等造成的已经死亡或将要死亡的细胞。

2. 细胞增殖周期

增长迅速的肿瘤如急性白血病等，生长比率较大，对化疗药物最敏感；增长缓慢的肿瘤如多数实体瘤等，生长比率较小，化疗疗效较差；增长较快的正常组织，如骨髓、发囊和胃肠道上皮细胞等，也易受到某些化疗药物的损伤，产生药物不良反应，从而限制了这些药物的使用。肿瘤细胞与正常细胞一样，分为 4 个时相，具体如下。

（1）DNA 合成前期（G_1） 细胞进行 RNA 及蛋白质合成并准备 DNA 合成，此期时间变异最大，决定着细胞增殖的速率。

（2）DNA 合成期（S） 正常细胞和肿瘤细胞的 S 期长短不同，一般持续 10～30h，处于此期的细胞对干扰核酸合成的药物较敏感。

（3）DNA 合成后期（G_2） 细胞继续进行 RNA 及蛋白质合成并准备进入有丝分裂期，一般持续 1～12h。

（4）有丝分裂期（M） 持续 1h，处于此期的细胞对作用于微管蛋白的药物较敏感。经此期后每个细胞分裂成 2 个子细胞，新生成的细胞，一部分直接进入增殖周期，另一部分暂时静止或休止，不继续分裂，即成为 G_0 期细胞，少部分分化为终末期细胞。近年来研究发现，有的细胞分裂后死亡，称为细胞裂亡，细胞裂亡现象在肿瘤生长发育中的作用是目前研究的热点之一。

二、化疗药物

1. 抗肿瘤药物的分类

抗肿瘤药物数量和种类繁多，而且化学结构相差很大，作用机制各不相同，我们根据以下两方面进行介绍。

（1）根据对细胞增殖周期的影响分类

① 细胞周期非特异性药物（cell cycle non-specific agent，CCNSA）：是指对 G_0 期及细胞周期中 4 个时相的细胞均有作用的药物，如铂类、烷化剂类、抗生素类等。其量效曲线呈指数性，杀伤能力随剂量而提高，在浓度（concentration，C）和时间（time，T）的关系中 C 是主要的，从发挥化疗药物的最大效用这一角度而言，CCNSA 到达峰浓度所需的时间越短，CCNSA 能达到的峰浓度就越高，疗效越好，即推注的

疗效好于滴注，更好于其他非血管途径用药。某些情况下，若有支持手段帮助患者克服化疗药物的剂量限制性毒性，可通过增加 CCNSA 的剂量来达到更高的峰浓度，追求更好的疗效，如造血干细胞移植治疗白血病时，作为移植前的预处理措施，环磷酰胺（cyclophosphamide，CTX）可使用远超于标准化疗的大剂量。

② 细胞周期特异性药物（cell cycle specific agent，CCSA）：此类药物选择性作用于细胞增殖周期中的某一个时相，对迅速增殖细胞的杀伤率比缓慢增殖细胞高。如氟尿嘧啶（fluorouracil，5-FU）、吉西他滨（gemcitabine，GEM）、羟基脲作用于 S 期，长春碱类和紫杉醇类作用于 M 期。这类药物的量效曲线也随剂量增大而提高，但达到一定剂量时即向水平方向转折，成为一个坪，即使再增加剂量，也不再有更多的细胞被杀死。一般这类药物的作用弱而慢，需要一定时间才能发挥作用，在浓度（C）和时间（T）的关系中 T 是主要的，从发挥化疗药物的最大效用这一角度而言，CCSA 应以缓慢滴注、肌内注射或口服为宜，从而尽可能维持长时间的有效浓度。

（2）根据其来源和作用机制分类

① 烷化剂类：此类药物通过氮芥基团作用于 DNA、RNA、酶和蛋白质，导致细胞死亡。如氮芥、卡莫司汀、CTX、异环磷酰胺（ifosfamide，IFO）、白消安、洛莫司汀等。

② 抗代谢类：此类药物主要是抑制细胞代谢过程中的生物酶或以伪底物的形式对核酸代谢物与酶的结合反应有相互竞争作用，可影响与阻断核酸的合成，包括 5-FU、甲氨蝶呤（methotrexate，MTX）、阿糖胞苷、GEM、替加氟等。

③ 抗生素类：来源于抗生素，选择性作用于 DNA 模板，抑制 DNA 依赖的 RNA 聚合酶从而阻止 RNA 合成，包括蒽环类的多柔比星（adriamycin，ADM）和表柔比星（epirubicin，EPI，E-ADM）、放线菌素 D、丝裂霉素（mitomycin，MMC）、博来霉素、平阳霉素、普卡霉素等。

④ 植物碱类：是从植物中提取的一大类药物，目前发现的主要是作用于有丝分裂的药物，如长春碱类的长春新碱（vincristine，VCR）、长春碱（vinblastine，VLB）、长春地辛（vindesine，VDS）、长春瑞滨（vinorelbine，NVB）及鬼臼毒素类的依托泊苷（etoposide，VP-16）、

替尼泊苷可阻止微管蛋白聚合和诱导微管解聚，紫杉醇类的紫杉醇（paclitaxel，taxol）和多西他赛（docetaxel，taxotere，TXT）可阻止微管蛋白解聚，微管蛋白的异常聚合和解聚都可干扰细胞内纺锤体的形成，使细胞分裂停止于有丝分裂期；另一部分药物与DNA有关，如喜树碱类的羟喜树碱、伊立替康（irinotecan，CPT-11）、托泊替康（topotecan，TPT）及鬼臼毒素类作用于拓扑异构酶导致DNA链断裂或通过改变DNA的构型而影响基因转录过程，使肿瘤细胞不能继续增殖而死亡。

⑤ 其他：如激素类对激素依赖性肿瘤，通过拮抗激素的作用、阻断激素合成或以伪底物的形式竞争与激素受体的结合，能改变机体内环境，进而影响肿瘤生长；铂类作用于DNA结构，有类似烷化剂双功能基团的作用，可以与DNA的碱基结合，使DNA分子链内和链间交互键联，不能复制，包括顺铂（cisplatin，DDP或cDDP）、卡铂（carboplatin，CBP）和奥沙利铂（oxaliplatin，L-OHP）等。

2. 化疗方案的给药顺序应遵循的原则

众所周知，联合用药在提高肿瘤治疗效果的同时可能会因为药物之间的相互作用或抗癌药物作用的周期特异性对化疗的疗效和毒性产生影响，正确的给药顺序是促进肿瘤合理用药的重要组成部分。化疗方案的给药顺序应遵循以下三个原则：

（1）相互作用原则　化疗药物之间发生相互作用包括药代动力学（主要影响吸收、分布、代谢和排泄）和药效学（主要为疗效的协同和增敏或发生拮抗作用）两方面，应注意给药的先后顺序以尽量减少或避免增加毒副作用。

（2）细胞动力学原则　生长较慢的实体瘤处于增殖期的细胞较少，G_0期细胞较多，一般情况下，先用细胞周期非特异性药物杀灭一部分肿瘤细胞，使其进入增殖期再用细胞周期特异性药物。生长较快的血液肿瘤，一般应先用细胞周期特异性药物大量杀灭处于增殖期的细胞，减少肿瘤负荷，然后用细胞周期非特异性药物杀灭残存的肿瘤细胞。

（3）刺激性原则　刺激性原则主要适用于联合输注非顺序依赖性化疗药物。由于化疗开始时，静脉的结构稳定性最好，药液渗出机会小，因此，应先用刺激性大的药物，再用刺激性小的药物。但全国高等学校护理学类规划教材中描述，联合化疗时应先输注对血管刺激性小的药物，再输注刺激性大的发疱性化疗药物。也有学者提出，当联合用药时应遵循非发疱性化疗药物优先使用原则。由此可见，当联合使用不同强度刺激性化疗药物时的输注顺序尚未形成统一的规范和结论。

肺癌常见联合化疗药物给药顺序见表 3-1。

表 3-1　肺癌常见联合化疗药物给药顺序

方案	先给药	后给药	临床依据
TP 方案	白蛋白结合型紫杉醇 多西他赛 紫杉醇	卡铂 顺铂 奥沙利铂 洛铂	增加铂类药物与癌细胞 DNA 结合，减少骨髓抑制等毒性 I 期临床试验表明，紫杉醇在顺铂之后给予，与紫杉醇在顺铂之前给予相比，骨髓抑制更为严重 药代动力学表明，先用顺铂再给予紫杉醇时，紫杉醇的清除率大约降低 33%，从而加重紫杉醇骨髓抑制等不良反应发生率，降低药物疗效 临床试验中的用药顺序，也符合铂类后用的原则
PC 方案 PP 方案	培美曲塞	卡铂 顺铂	药品说明书指出，培美曲塞与顺铂联合用药时，先给予培美曲塞，给药结束后 30min 再给予顺铂滴注
GP 方案	吉西他滨	顺铂	吉西他滨可抑制顺铂引起的 DNA 损伤修复，增加双链的断裂和顺铂 -DNA 复合物的形成。此外，先给予吉西他滨再给顺铂时，不良反应发生率也较低
EP 方案	依托泊苷	卡铂 顺铂	在不同临床试验中，也有先用铂类药，后用依托泊苷，依托泊苷作用于拓扑异构酶 II，抑制有丝分裂，使细胞分裂停止于 S 期或 G_2 期，然后再用细胞周期非特异性的顺铂杀灭残存的肿瘤细胞
	白蛋白结合型紫杉醇 多西他赛 紫杉醇	吉西他滨	增加疗效，减少肝毒性，48h 后给吉西他滨可使吉西他滨疗效增加，细胞停滞在 G_1—S 期，易受药物杀伤
	培美曲塞	吉西他滨	增加抗癌功效，协同增强脱氧胞苷激酶表达
IP 方案	顺铂	伊立替康	II 期临床试验表明，顺铂在伊立替康之前给药有较高的有效率，研究者认为，先给顺铂，可增加伊立替康活性代谢产物 SN-38 的清除率，降低严重恶心呕吐、腹泻、骨髓抑制的发生率
IE 方案	伊立替康	依托泊苷	拓扑异构酶 I 抑制剂伊立替康能够增加拓扑异构酶 II 抑制剂依托泊苷的敏感性，增加细胞内拓扑异构酶 II mRNA 的含量，使其过表达，增强依托泊苷的抗肿瘤作用
	环磷酰胺	紫杉醇	减少毒性
	异环磷酰胺	多西他赛	减少骨髓抑制毒性

说明：

除了联合化疗药物的给药顺序，患者化疗期间的用药还需遵循以下总体原则：

① 止吐药物—抗过敏药物—护胃药物—普通液体—止吐药物。

② 化疗药物不宜在第一瓶或最后一瓶输注，不宜晚间输注。

③ 化疗前三天完善常规检查：血常规、生化常规、心电图。

3. 化疗药物的使用注意事项

为达到既能充分发挥联合化疗方案中各个药物的最大疗效，又不增加或降低毒性的目的，使用化疗药物时要注意以下几点。

（1）根据化疗药物对细胞增殖周期的影响，单从发挥化疗药物的最大效用这一角度而言，CCNSA 到达峰浓度所需的时间越短，CCNSA 能达到的峰浓度就越高，疗效越好，即推注的效果好于滴注，更好于其他非血管途径用药，因此临床上使用 CTX、蒽环类药物时通常采用静脉推注或快速静脉滴注给药；CCSA 的疗效与有效药物浓度持续的时间有关，应缓慢滴注、肌内注射或口服为宜，如 5-FU 长时间滴注较静推或短时滴注给药疗效好，紫杉醇类最初推荐每 3 周用药 1 次，但在临床实践和临床试验中，发现每周给药 1 次的疗效和耐受性可能优于 3 周 1 次的方案；VP-16、5-FU 和拓扑异构酶抑制药等药物的口服制剂可根据药物的半衰期安排用药频率，已显示较静脉短时用药临床疗效提高。

（2）联合化疗用药的顺序和间隔是当前研究的课题之一。增长缓慢的实体瘤 G_0 期细胞较多，一般先采用 CCNSA 类杀灭增殖期及部分 G_0 期细胞，使瘤体缩小而驱动 G_0 期细胞进入增殖周期，继而用 CCSA 类杀伤之。相反，生长比率高的肿瘤如急性白血病等，则先用 CCSA 类，以后再用 CCNSA 类杀伤剩余细胞；按化疗药对细胞增殖周期时相的影响，先用 MTX 以减少 5,10-甲烯四氢叶酸合成，6h 内再进行 5-FU 滴注阻断脱氧胸苷酸合成，此种用药方法疗效最好而且毒性降低；CBP 和 GEM 联合化疗时以 CBP 给药 4h 后再给予 GEM 的疗效较好。

（3）有些用药顺序是在临床实践中根据患者的耐受和疗效逐渐调整到目前的常规方法，如紫杉醇类与蒽环类联合时，宜蒽环类在前、紫杉醇类在后，可使心脏毒性降低，紫杉醇类与 cDDP 联合时，宜紫杉醇类在前、cDDP 在后，可使肾毒性降低；培美曲塞和 cDDP 的联合，宜在培美曲塞给药 0.5h 后再给予 cDDP 为好；cDDP 和 GEM 联合用药，如将 GEM 在第 1、第 8 天给药，将 cDDP 放在第 8 天给药，不良反应会有所减轻；表皮生长因子单克隆抗体西妥昔单抗（爱必妥，C225）使用之后 1h 再给予化疗为宜。

三、化疗的分类

从临床实践的不同角度，化疗可进行以下分类。

1. 根据化疗与手术的关系分类

（1）术后辅助化疗 术后辅助化疗是肿瘤根治性化疗策略的一部分，其目的是消灭残存的微小转移灶，降低复发的概率，消灭手术过程中可能造成的局部种植，提高外科治疗的治愈率。在化疗中应同时注意机体各器官功能的恢复，安排好攻补之间的关系。

（2）术前化疗 亦称新辅助化疗或诱导化疗，目的是降低肿瘤负荷，降低肿瘤分期，及早消灭微小转移灶，消灭可能的远处转移。通过新辅助化疗可提高手术切除的可能性和完全切除率，若能达到病理分期降低，还可增加患者的治愈概率或延长生存期，另外新辅助化疗还可为术后治疗提供最可靠的个体化的体内药敏试验结果。有些情况下新辅助化疗可与新辅助放疗同步。

（3）肿瘤综合治疗中不包括手术治疗的化疗 有些肿瘤单独使用根治性化疗即可治愈，不需手术；有些肿瘤诊断时已达晚期或复发转移，失去手术机会，以姑息性化疗为主要治疗手段；某些肿瘤，即便是早期，也一般不采用手术治疗，如 SCLC，以肿瘤内科治疗为主要手段，包括根治性治疗和姑息性治疗两种可能。

2. 根据化疗的目的分类

（1）姑息性化疗 顾名思义，姑息性化疗是指通过化疗暂时缓解患者的症状和控制病情的发展，以姑息性化疗为目的的治疗方案不应给患者带来很大风险和痛苦，必须衡量治疗的利弊得失。复发及发生远处转移肿瘤的化疗大多属于此类。

（2）根治性化疗　根治性化疗应尽可能地消灭肿瘤细胞，并采用必要的巩固和强化治疗，以期达到治愈，为此根治性化疗要保证足够的强度。如白血病、恶性淋巴瘤、绒毛膜细胞癌等单用肿瘤内科治疗包括根治性化疗即可治愈，术后辅助化疗在乳腺癌、骨肉瘤、睾丸肿瘤等的根治性治疗中不可缺少。

随着肿瘤治疗手段的进步及新的治疗手段的出现，更多的肿瘤化疗正从姑息性治疗向根治性治疗过渡，在制订化疗计划和方案前一定要明确肿瘤治疗的目的是姑息还是根治，以尽可能避免患者遭受不必要的痛苦，或者错失治愈机会。

3. 根据化疗的途径分类

（1）静脉化疗　是最常用的化疗途径，对肺部肿瘤来说，采用静脉给药，药物首先经右心进入肺，肺组织受药量最大。

（2）动脉介入化疗　理论上通过动脉给药可选择性把药物直接导入瘤组织内，其抗肿瘤效应可高于同剂量的静脉给药，到达全身其他部位的药物很少，可减少全身毒副作用，但动脉穿刺置管的风险性也相对增大，而且要求肿瘤的供血动脉相对单一才能达到把药物直接导入瘤组织内的目的。动脉介入化疗已证实可提高肝癌、肾癌的疗效，可通过肝、肾动脉注射到肝和肾肿瘤，而到达身体其余部位的药物很少。5-FU衍生物氟尿嘧啶脱氧核苷酸属于原型药物，从药理学角度适于肝动脉滴注。

（3）口服化疗　生物利用度受药物吸收的难易程度及肝首关效应影响较大，疗效的个体差异较大。CCSA类的疗效与药物的峰浓度无关，而与药物的有效浓度持续的时间有关，VP-16、5-FU和拓扑异构酶抑制药的口服剂型，可根据药物半衰期安排服药时间，维持长时间的有效浓度，已显示可提高临床疗效。

（4）腔内化疗　如胸膜播散、心包播散和腹腔转移患者除全身治疗外，可同时腔内给药，膀胱癌患者也可直接膀胱注射。腔内化疗要使用原型药物局部有效的药物，有些药物需代谢后发挥抗肿瘤作用，不适合局部灌注。

（5）病灶局部外涂化疗　影响药物在局部分布的有效浓度的因素

第三章　肺癌的化学治疗及护理　**61**

很多，将药物直接在肿瘤部位使用是解决方式之一，如皮肤癌给予1%～5% 5-FU 或 0.1%～0.2% 平阳霉素软膏外涂是行之有效的治疗方法。

四、化疗患者的身体条件要求

患者的身体条件要达到一定的要求才可从化疗中受益并耐受化疗，要求如下。

① 化疗只能使功能状态好的患者受益，美国东部肿瘤协作组（Eastern Cooperative Oncology Group，ECOG）功能状态（performance status，PS）评分 0～1 分的患者是标准化疗的适宜人群，老年或 PS 评分 2 分的患者可根据具体情况行单药化疗或含铂的两药方案化疗，PS评分≥3 分的患者不能从化疗中受益，不建议进行。这里要区别对待的是以下这种情况，若是恶性肿瘤本身造成的暂时的 PS 评分下降，有效的化疗使病灶控制后 PS 评分可明显改善，此时的 PS 评分高就不是化疗的禁忌证，如对于 SCLC 的化疗，PS 评分可放宽到 3 分。

② 化疗前血常规、肝肾功能各指标一般应在正常范围以内，但若因肿瘤病变直接引起的功能异常则可以化疗，在治疗初期应合理减少化疗药用量。

③ 无明确的细菌、病毒感染和其他病原学感染。

④ 伴随心脏疾病的患者应避免使用有心脏毒性的药物，使用蒽环类药物的患者中有 1% 会出现延迟性、进行性心肌病变，表现为顽固性充血性心力衰竭，与累积剂量密切相关。应用此类药物前应进行心电图和超声心动图的检查，必要时应在心电监护下使用。可体内蓄积的药物重复使用前要注意计算累积剂量是否已达到限制性累积剂量：ADM 400mg/m²，EPI 500mg/m²。同时接受同步纵隔放疗时对心脏的损伤更大。需要特别注意的是少部分患者第 1 次使用蒽环类药物就可能对心脏造成损伤，应高度重视；蒽环类和紫杉醇类药物都会影响心肌传导系统，应用前应进行心电图检查，有严重心律失常基础疾病的患者应避免使用。

⑤ 过敏体质患者应避免使用有较高过敏风险的药物，如紫杉醇类药物。

⑥ 重要脏器的功能状态应可耐受化疗。

五、化疗的疗效评价

（一）近期疗效

1. 病灶的分类

（1）可测量病灶　指临床或影像学至少可测一个径的病灶，其疗效评价标准在下文介绍，包括以下几点。

① 临床检查可测量的病灶：如皮肤结节、表浅淋巴结。

② 影像学检查可测量的病灶：若为肺内病灶，X 线胸片至少 $\geqslant$ 2cm × 1cm，CT 检查至少 $\geqslant$ 1cm × 1cm；若为肝内病灶，CT 或 B 超至少 $\geqslant$ 1cm × 1cm。

（2）可评价不可测量病灶　细小病灶无法测量直径者，如肺内粟粒状或点片状病灶，评价疗效时可估计肿瘤总量，评价标准参照可测量病灶。溶骨性或成骨性病灶也属于可评价不可测量病灶，评价疗效时可估计肿瘤总量，评价标准参照可测量病灶。因骨病灶改变缓慢，故至少在治疗开始后 8 周方可评价。

2. 目标病灶和非目标病灶

一般情况下，所有可测量病灶都为目标病灶（靶病灶），但有脑转移存在的情况下，因存在血 - 脑屏障，大多数化疗药可能对此无效，则脑病灶属于非目标病灶。非目标病灶的存在/消失应进行评价和记录，如脑转移的出现，不论其他部位病灶如何变化，也应认为系肿瘤进展，但医生可以根据靶病灶的变化决定是否继续原方案治疗。

3. 近期疗效标准

可采用实体瘤临床疗效评价标准（response evaluation criteria in solid tumor，RECIST）中的双径测量或单径测量标准，疗效维持时间需不少于 4 周。

（1）完全缓解（complete response，CR）　可见的病变完全消失，超过 4 周。

（2）部分缓解（partial response，PR）　双径测量：①单个病变，肿瘤面积（指肿块两个最大垂直径的乘积）缩小 $\geqslant$ 50%；②多个病变，多个肿块两个最大垂直径的乘积之和缩小 $\geqslant$ 50%。

RECIST：单个病变的最大径或多个病变的最大径之和减少 $\geqslant$ 30%。

（3）疾病稳定（stable disease，SD） 病灶无变化，或缩小未达 PR 或增大未到 PD。

（4）疾病进展（progressive disease，PD） 出现新病灶，或单个病变的最大径或多个病变的最大径之和增加≥20%。

客观缓解率（objective response rate，ORR）=CR+PR

疾病控制率（disease control rate，DCR）=CR+PR+SD

RECIST 标准的改良：2008 年美国肝脏病研究会发表肝癌临床试验研究终点指南。建议在临床试验中以"存活肿瘤"对靶病灶进行疗效评价，即改良 RECIST 标准，其中的"存活肿瘤"即动态 CT 或 MRI 动脉期显示造影剂摄取的病变范围或区域。这是因为传统 RECIST 标准的设立初衷是对细胞毒性药物的疗效（肿瘤缩小）进行评价，因而主要基于测量靶病灶最大直径的总和，并没有考虑肿瘤内在的变化。目前在肿瘤临床治疗中应用越来越多的分子靶向药物或介入治疗，主要作用是引起肿瘤坏死，并非使肿瘤缩小，用传统标准评价往往低估，如肿瘤内出现空腔或坏死，但肿瘤总体积不变，或假阳性进展，治疗后肿瘤坏死或液化后肿瘤体积反而增大。肺癌的治疗也有同样问题存在，故有必要适时采用改良 RECIST 标准。表 3-2 为传统 RECIST 标准和改良 RECIST 标准对整体治疗反应的认识。

表 3-2　传统 RECIST 标准和改良 RECIST 标准对整体治疗反应的认识

项目	传统 RECIST 标准	改良 RECIST 标准
CR	所有目标病灶消失	所有目标病灶动脉期增强显影均消失
PR	基线病灶长径总和缩小≥50%	目标病灶（动脉期增强显影）的直径总和缩小≥30%
SD	缩小未达 PR 或增大未到 PD	缩小未达 PR 或增大未到 PD
PD	病灶长径总和增加≥20% 或出现新病灶	目标病灶（动脉期增强显影）的直径总和增加≥20% 或出现新病灶

（二）远期疗效

1. 缓解期（duration of response，DR）

自出现达 PR 疗效之日起至肿瘤复发不足 PD 标准时的日期为止的时间。一般以月计算，亦有按周或日计算的。

2. 中位缓解期

将各个缓解病例的缓解时间列出，由小至大排列，取其中间的数值即为中位缓解期。

3. 总生存期（overall survival，OS）

患者从化疗开始之日起至死亡或末次随诊时间之日止的时间称为OS。从化疗开始之日起至死亡或末次随诊时间之日止时生存患者占总数的比率为 OS 率。

4. 中位生存时间（median survival time，MST）

计算方法与中位缓解期的计算相同。

5. 无病生存期（disease free survival，DFS）

CR 患者从评价为 CR 开始之日起至肿瘤开始复发或死亡之日止的时间。

6. 疾病进展时间（time to progression，TTP）

指从随机分组开始到肿瘤进展的时间。只算到进展为止，死亡的患者不包括。

7. 无进展生存期（progression free survival，PFS）

指从随机分组开始到肿瘤进展或死亡的时间。与 TTP 相比，PFS 与 OS 有更好的相关性。肿瘤进展或死亡哪个时间在先即以哪个时间为准，死亡的患者也包括，死亡前若进展就算到进展那天，死亡前没进展就算到死亡那天。

六、肺癌化疗的禁忌证

一般认为患者有以下情况应谨慎使用或不用化疗：

① PS 评分≥3 分的患者不能从化疗中受益，不建议进行；但要注意区分是否是局部病灶造成的暂时的 PS 评分下降，此时进行有效的化疗可控制病灶使 PS 评分明显改善，若是长期的肿瘤负荷过大导致患者已出现恶病质表现，此时化疗反不能使患者受益。

② 精神异常患者在化疗过程中不能配合化疗药物正确使用，或不能遵守化疗中的注意事项难以保证安全，应避免使用化疗。

③ 肝肾功能异常且主要原因是非肿瘤性原因导致，如实验室指标超过正常值的 2 倍，或有严重并发症者不宜立即化疗。

④ 白细胞＜3.0×10^9/L，中性粒细胞＜1.5×10^9/L、血小板＜6×10^9/L，红细胞＜2×10^9/L、血红蛋白＜80g/L 的肺癌患者原则上不宜化疗。

七、肺癌化疗前的注意事项

① 治疗前所有患者必须有明确的组织病理学或针吸细胞学诊断，脱落细胞学检查仅作为参考诊断条件，不可作为确诊依据，不可做"诊断性治疗"或安慰剂治疗。

② 患者符合化疗的适应证，排除禁忌证。

③ 许多化疗药物是按患者的体表面积计算给药剂量的，每次化疗前应核实身高、体重，并注意药物累积剂量勿超标。

④ 患者或家属要签署化疗知情同意书，家属代签时应有患者的授权委托书。

⑤ 化疗药物对血管内皮损伤极大，为避免长期输液对外周血管的破坏，也避免药物渗漏对局部组织的破坏，化疗患者尽量留置中心静脉导管，经外周静脉穿刺置入的中心静脉导管（peripherally inserted central catheter，PICC）或经锁骨下静脉置入的中心静脉导管置入后患者的舒适度较好，容易护理，外周静脉和锁骨下静脉为优先选择置管部位，必要时经颈内静脉置入中心静脉导管也可接受，不到万不得已不选择经股静脉置管；尽量避免经小血管和下肢血管化疗。

⑥ 向家属和患者交代所用化疗药物的特殊注意事项，使患者和家属有充分的心理和物质上的准备，如围化疗期的饮食要求，假发的准备，紫杉醇类药物的预处理措施，奥沙利铂使用时避免接触冷风冷物及冷食水以免神经毒性加重等。

⑦ 注意患者伴随疾病的处理，对化疗药物可能出现的不良反应有高度的警惕性并有处理措施。

第二节　非小细胞肺癌的化疗

据统计，在非小细胞肺癌（NSCLC）中，有 20%～30% 为早期肺癌（Ⅰ期、Ⅱ期），术后 5 年生存率Ⅰ期约为 55%，Ⅱ期约为 33%。因此尽管外科手术仍然是治愈肺癌的主要手段，但非常遗憾的是，术后复发率和死亡率非常高，ⅠB～ⅢA 期患者的术后复发及死亡可达 32%～64%。初诊时大部分（70%～75%）的非小细胞肺癌是不可手术的晚期患者，生存状况差，总生存期只有 7～11 个月。

从肺癌最初被人类认识之日起，人们就进行着药物治疗的尝试，但在 20 世纪 80 年代以前，由于当时缺乏有效的化疗药物和减轻化疗不良反应的辅助用药及措施，肺癌的化疗疗效一直不令人满意，20 世纪 80 年代后期辅助用药大大减轻了 cDDP 的肾毒性和胃肠道反应，cDDP 得以顺利使用，为肺癌的治疗揭开了新的篇章，20 世纪 90 年代紫杉醇类、GEM 和 NVB 等药物的问世，更使 NSCLC 的治疗达到了新的水平。

NSCLC 的化疗方案目前经历了 3 个阶段：20 世纪 80 年代的第一代化疗方案以 EP（cDDP+VP-16）方案为代表，有效率 20%～25%，具有价格便宜、耐受性好等优点，至今仍在采用；第二代化疗方案以三药含铂方案 MVP（MMC+VDS+cDDP）和 MIC（MMC+IFO+cDDP）为代表，有效率 30% 左右，中位生存期 6～8 个月，从 20 世纪 90 年代开始使用后，因未被证实有更高的疗效，不良反应却更为明显，逐渐被第三代方案代替；第三代新药含铂方案（紫杉醇类、GEM 和 NVB+ 铂类）从 21 世纪前后开始使用，有效率超过了 40%，中位生存期延长至 8～10 个月，其中以 NP 方案（NVB+cDDP）较早，故被称为"二代半"方案。

一、NSCLC 的辅助化疗

1. 辅助化疗的适应证

根据现有的临床研究提供的循证医学证据，辅助化疗的周期数以 3～4 个为宜。目前在临床实践中采用的 NSCLC 的辅助化疗适应证为：①完全切除的ⅠA 期患者不适宜行术后辅助化疗；②完全切除的 ⅠB 期患者，包括有高危因素的肺癌，由于缺乏高级别证据的支持，一般不建议辅助化疗（2A 类证据）；③完全切除的ⅡB 期患者推荐术后辅助化疗；④Ⅲ期中 T_3N_1、部分 $T_4N_{0\sim1}$ 非肺上沟瘤（如肿瘤直接侵犯胸壁、主支气管或纵隔）伴或不伴有单站纵隔淋巴结转移的病变患者，首选手术治疗，术后行辅助化疗；⑤行新辅助治疗的患者于根治术后需要继续完成辅助化疗；⑥ⅠA期、Ⅱ期、ⅡB期（T_3N_0）患者有手术指征而因其他医学原因不能行根治手术的，在根治性放疗或立体定向消融放射治疗（stereotactic ablative radiotherapy，SABR）基础上给予含铂双药方案化疗（2A类证据，如无淋巴结转移为2B类证据）。

2. 辅助化疗的方案

NSCLC辅助化疗的方案来自美国国立综合癌症网络（NCCN）指南2012年第3版。本章内容中"q28d"为"每28天为1个周期"，"q21d"为"每21天为1个周期"。

（1）标准方案　cDDP 50mg/m²，第1、第8天+NVB 25mg/m²，第1、8、15、22天，q28d×4周期；cDDP 100mg/m²，第1天+NVB 30mg/m²，第1、8、15、22天，q28d×4周期；cDDP 75～80mg/m²，第1天+NVB 25～30mg/m²，第1、8天，q21d×4周期；cDDP 100mg/m²，第1天+VP 16100mg/m²，第1～3天，q28d×4周期；cDDP 80mg/m²，第1、22、43、64天+VLB 4mg/m²，第1、8、15、22天，在43天后每2周1次，q21d×4周期。

（2）其他可选择的方案　cDDP 75mg/m²，第1天+GEM 1250mg/m²，第1、8天，q21d×4周期；cDDP 75mg/m²+TXT 75mg/m²，q21d×4周期；培美曲塞 500mg/m²+cDDP 75mg/m²，q21d×4周期（用于腺癌、大细胞癌和组织学类型不明确型不伴特殊组织类型者）。

（3）不能耐受cDDP者　紫杉醇 200mg/m²+CBP AUC6，q21d×4周期。

3. 辅助化疗的应用

关于术后辅助化疗，从20世纪90年代开始已进行了大量的研究工作。1999年日本西部肺癌手术研究会报道了一项随机研究，完全切除术后的Ⅰ和Ⅱ期NSCLC患者术后辅以PVM（cDDP+VCR+MMC）方案化疗2周期，然后口服优福啶（UFT）1年，与单纯手术组比较，5年生存率在实验组为76.38%，对照组71.7%，无显著性差异。但进一步分层后，$pT_1N_0M_0$的患者术后5年生存率在实验组为90.7%，对照组

75.3%，一向认为是非辅助化疗对象的 $pT_1N_0M_0$ 患者反而显示出辅助化疗价值。

2008 年，ASCO 会议报道了 IALT 研究随访 7.5 年的情况，与 ANITA 结果不同的是 5 年以上的长期生存率未显示优势，术后辅助化疗 5 年后化疗相关的死亡增加，生存优势仅表现在术后 5 年之内。

2008 年，LACE 研究对 5 个著名的临床研究（ALPI、ANITA、BLT、IALT 和 JBR.10）进行了荟萃分析，共纳入了 4584 例病例，术后辅助化疗组与对照组相比，总生存率提高了 5.3%，NVB+cDDP 方案提高总生存率 9%，亚组（分期）分析的结果表明 Ⅱ / Ⅲ 期患者通过辅助化疗可以得到生存获益。LACE 研究的结果进一步为辅助化疗的地位奠定了坚实的基础。

2009 年，JBR.10 结果更新，是目前随访时间最长的 NSCLC 辅助化疗临床研究。尤其具有重要意义的是，中位随访时间已超过 9 年，NVB+cDDP 辅助化疗的生存优势和 5 年 OS 率一样维持增加了 11%，接受辅助化疗的患者未因其他原因或原发肿瘤本身造成死亡率的明显增加。

4. 辅助化疗存在的问题

辅助化疗不可回避的问题是血液学毒性，几项著名的研究结果中，血液学毒性最低的为 17.5%，最高的达 85%，但大多在不良反应程度上可以接受，少部分导致化疗终止。术后辅助化疗尚存在以下几方面的问题：总生存率增加幅度无法令人满意，获益人群比例太低，有 80%～90% 的患者接受了无效"冤枉"的化疗，到目前为止还没有明确的分子标志物指导化疗的选择（目前化疗药耐药分子标志物的最高证据级别仅为 Ⅱ 级）；在化疗过程中，前 6 个月的非肺癌相关的死亡率明显增加（1.4%）。

二、NSCLC 的新辅助化疗

1. 新辅助化疗的指征

目前在临床实践中采用的 NSCLC 新辅助化疗的指征为对于 Ⅲ 期中 N_2 期的肺癌患者，对其直接手术切除是有争议的。影像学检查发现单组纵隔淋巴结肿大或两组纵隔淋巴结肿大但没有融合，估计能完全切除的病例，推荐行术前纵隔镜检查，若为阳性行新辅助化疗，条件具备后行手术治疗。对于Ⅲ期中 $T_4N_{0\sim1}$ 的患者要区别对待。

（1）相同肺叶内的卫星结节　在新的分期中，此类肺癌为 T_3 期，首选治疗为手术切除，也可选择术前新辅助化疗，术后辅助化疗。

（2）其他可切除之 $T_4N_{0\sim1}$ 期非小细胞肺癌　可酌情首选新辅助化疗，也可选择手术切除。如为完全切除，考虑术后辅助化疗。

（3）肺上沟瘤的治疗　部分可手术患者，建议先行同步放化疗，然后再手术＋辅助化疗。

（4）胸壁，近端气道或纵隔侵犯（ T_3 浸润周围结构为 $N_{0\sim1}$ ， T_4 侵犯周围器官组织为 $N_{0\sim1}$ ）　可给予新辅助放化疗或新辅助化疗后再酌情考虑手术切除。

2. 新辅助化疗的优点

（1）通过减少局部肿瘤负荷，达到肿瘤 T 和 N 的分期降低，增加手术的可切除性和手术切除率。

（2）早期治疗全身已存在的微转移灶，避免在原发灶切除后由于体内肿瘤总量减少而引起肿瘤加速生长。

（3）通过完整的血管输入药物，抑制、杀死存在于血管、淋巴管的微转移灶，推迟复发和转移时间。

（4）体内评价化疗的有效性，指导术后正确治疗。

（5）可缩小放射治疗野。

（6）使手术时肿瘤细胞活力降低，不易播散入血，防止手术中的肿瘤播散。

3. 新辅助化疗的缺点

化疗后胸膜和血管外膜明显增厚、水肿、正常组织间隙消失，血管外膜无法打开，淋巴结和支气管外膜及周围组织粘连紧密，术中因大量小血管渗血，手术难度可能增加。为了尽可能减少新辅助化疗对手术的可能影响，从目前看，新辅助化疗不要超过 2～3 个周期，化疗药物结束后休息 2 周为最佳手术时间。

4. 新辅助化疗的疗效

到目前为止，新辅助化疗的报道多是一些Ⅱ期研究的结果。多中心、前瞻性的随机Ⅲ期临床研究 EORTC 08941 本来被寄予厚望，该研究起始于 1994 年，病例入组截止于 2002 年，目的是比较对含铂类方案诱导化疗有客观反应的ⅢA（N₂）患者其后接受手术或放疗的生存情况。遗憾的是 EORTC 08941 研究最终因未达到统计学要求而未得到结论，仅有其中的几个研究中心报道了其Ⅱ期研究结果。

2003 年报道的 EORTC 08958 研究是 EORTC 08941 研究中的一个Ⅱ期临床研究，52 例能耐受肺切除的ⅢA（N₂）NSCLC 患者，中位年龄 60 岁，接受紫杉醇 200mg/m² 3h 静脉输注随后 CBP AUC6，第 1 天，q21d，共 3 个周期的新辅助化疗，未出现 3～4 度贫血、血小板减少，6%（3 例）出现 3 度白细胞减少，其中 62%（32/52 例）3～4 度中性粒细胞减少，2%（1 例）伴随发热，未出现早期或毒性死亡及过敏反应，除了 39% 的患者出现 3 度脱发，8% 的患者出现虚弱，6% 的患者出现肌痛外，严重的非血液学毒性不常见。1 例患者达到 CR，32 例患者达到 PR，RR 达到 64%。随机分入手术组的 15 例患者，3 例患者拒绝手术，2 例患者在术后证实纵隔淋巴结转移为阴性。总中位生存期（n=52）为 20.5 个月（16.1～31.2 个月），1 年生存率为 68.5%（55.2%～81.7%）。研究认为ⅢA（N₂）NSCLC 患者紫杉醇联合 CBP 是有效可行的诱导化疗方案。

EORTC 08955 研究是 EORTC 08941 中的另一个Ⅱ期临床研究。47 例中位年龄为 58 岁、PS 评分 0～1 分能耐受肺切除术的ⅢA（N₂）患者，接受 GC（GEM 1000mg/m²，第 1、8、15 天 +cDDP 100mg/m²，第 2 天，q28d×3 周期）新辅助化疗，然后随机进入手术组或放疗组。结果：3～4 度血小板减少是主要的血液学毒性，出现于 60% 的患者中，但未出现出血，48% 的化疗疗程中 GEM 是足量的，严重的非血液学毒性不常见，2 例原来有自身免疫性肺纤维化伴随疾病的患者在放疗后肺功能恶化。33 例（70.2%）出现客观反应（3 例达到 CR，30 例达到 PR），53% 的患者达到纵隔淋巴结阴性，71% 实现完全切除。中位生存期为 18.9 个月，1 年生存率为 69%。该研究认为对ⅢA（N₂）患者，GC 是有效的、耐受性良好的诱导化疗方案，值得进行与手术或放疗联合的进一步研究。

2005 年报道了 EORTC 08941 研究中手术组的相关数据。167 例随机进入手术组的患者，1例转到了放疗组，17例资料不详，其他患者行根治术，术后有74例（49.7%）患者手术切缘为阴性，61例（40.9%）患者的病理分期降至 N_0 或 N_1，手术相关30天和90天死亡率分别为4.0%和8.7%。死亡原因中呼吸系统疾病占27.9%，胸腔疾病占18.4%。术后并发症主要为肺炎、呼吸功能不全、心律失常、胸膜漏气、心脏失代偿、脓胸和支气管胸膜瘘，共有12例（8.1%）患者因切缘阳性、血胸、脓胸和支气管胸膜瘘行二次手术，此报道证明了诱导化疗后根治性手术的可行性。

EORTC于2009年报道了起始于2001年9月到2006年5月的另一个多中心Ⅱ期研究结果（NCT 30810），比较对TP方案3周期诱导化疗和后程加速同步放疗（22次，共44Gy）有客观反应的ⅢA（N_2）患者行手术治疗的生存情况。46例患者中位年龄60岁（范围28～70岁），13例（28%）为 N_3，36例（78%）为 T_4，所有患者接受了化疗，35例（76%）接受了放疗。化疗的主要毒性是中性粒细胞减少，25例（54%）为3～4度，其中发热性中性粒细胞减少9例（20%）；放疗后的主要毒性是食管炎，10例（29%）1度，9例2度，1例3度。35例（76%）接受了手术，其中17例为肺切除，27例达到 R_0 切除。14例出现围术期并发症，其中2例死亡（30天死亡率5.7%），7例患者需要二次手术。28例纵隔淋巴结阳性的患者经新辅助化疗后，11例出现病理分期降期，达到病理学CR 6例。12个月时的PFS为54%。中位随访58个月后，MST为29个月，1、3、5年的OS率分别为67%、47%和40%。他们认为在新辅助化疗和放疗后进行手术在有选择的患者中是可行的，毒性值得注意但可控，ⅢA期患者在新辅助化疗后获得组织学缓解的患者生存率获益情况更明显。

虽然在NSCLC的新辅助化疗中多中心、前瞻性的随机Ⅱ和Ⅲ期研究总是显得不太完善导致研究结论不太可靠，但新辅助化疗和放疗后给予手术治疗在有选择的患者中似乎是可行的，更多的回顾性临床观察结果证实着这一点。Stefani于2010年回顾性分析了175例预期可切除的 N_2 期NSCLC患者接受新辅助化疗后再手术治疗的结果。患者大多（81%）接受2周期或3周期化疗，均为含铂方案，RR为62%。96例患者随后接受了肺叶切除或双肺叶切除，79例全肺切除，切除率94%，围术期死亡率 4.5%；39% 的患者纵隔淋巴结分期降期；MST 为 34.7 个月，5 年 OS 率为 30%。患者的生存情况明显受到化疗疗效的影响，化疗有效和无效者的 MST 分别为 51 个月和 19 个月，5 年 OS 率分别为 42% 和 10%，患者的生存也受到 N 降期与否的影响，MST 分别为 51 个月和 25 个月，5 年 OS 率分别为 45% 和 22%。化疗有效的患者即使未能达到降期也得到满意的生存获益，MST 为 30 个月，5 年 OS 率为 30%；化疗无效患者行肺叶切除术后未获得满意的生存获益，MST 为 20 个月，5 年 OS 率为 13%，行全肺切除者生存情况更差，MST 为 15 个月，5 年 OS 率为 6%。由此可以看出，经过选择的 N_2 期 NSCLC 患者接受新辅助化疗是有效的治疗选择，化疗有效（临床或病理完全或部分缓解）的患者生存获益明显，即使是 N_2 期新辅助化疗后疗效评价稳定的患者也得到满意的生存获益，化疗无效者预后差。

Pataer 等 2012 年报道了病理学改变可预测新辅助化疗带来的 OS 和 DFS 获益。192 例新辅助化疗患者手术标本中的活性肿瘤细胞残存量和病理分期均与 OS 和 DFS 相关，而直接手术患者未见此相关性，≤10% 的活性肿瘤残存较其他情况可显著延长 OS 和 DFS（5 年 OS 率为 85% vs 40%，5 年 DFS 率为 78% vs 35%），提示新辅助化疗后活性肿瘤细胞残存量具有预后意义。

5. 新辅助化疗后手术治疗的风险

单纯就新辅助化疗与手术风险的关系而言，一般认为新辅助化疗可不同程度增加手术风险，尤其是肺切除术。

新辅助化疗目前尚缺乏大型Ⅲ期研究的支持，仅有的几个Ⅲ期研究也受到批评，大多是因为术前准确分期很困难，导致入组患者实际分期差别很大，另外入组患者的数量也较少。目前还没有新辅助化疗后再手术与直接手术后再化疗头对头比较的随机、多中心Ⅲ期研究，因而新辅助化疗的优势仍存在争议。但一般认为在有经验的中心，有选择的局部晚期患者在新辅助治疗后行肺叶切除甚或是一侧肺切除是可行的，并发症值得重视但可以接受。在 2012 年肺癌 NCCN 指南中指出，纵隔切开术证实纵隔淋巴结为阴性或仅有 1 个 <3cm 淋巴结转移的患者直接进行手术治疗是适宜的方法，对 N_2 患者，目前一半 NCCN 中心给予新辅助放化疗，另一半给予新辅助化疗，但患者若有多个病理学证实的 >3cm

的淋巴结转移最好不要手术，给予根治性放疗、化疗更适合。

三、晚期 NSCLC 的化疗

对于晚期 NSCLC，在一线治疗上有几个选择。

（1）单独含铂方案的化疗　目前一般来说，第三代新药含铂化疗方案的 ORR 为 25%～35%，TTP 4～6 个月，MST 一般为 8～10 个月，1 年生存率 30%～40%，2 年生存率 10%～15%，但要注意 PS 评分 3～4 分的患者并不能从化疗中获益。疗效达到 SD 的患者用 4 个周期，有客观疗效反应的患者可用至 6 个周期，随后可选择观察或维持治疗。

（2）靶向治疗　表皮生长因子受体（epidermal growth factor receptor，EGFR）突变阳性的患者可选择 EGFR 酪氨酸激酶抑制药（EGFR tyrosine kinase inhibitor，EGFR-TKI）；存在棘皮动物微管相关蛋白样 4- 间变性淋巴瘤激酶（echinoderm microtubule associated proteinlike 4-anaplastic lymphoma kinase，EML4-ALK）融合突变的患者一线治疗可选择 ALK 选择性抑制药克唑替尼（crizotinib）。

（3）化疗和单克隆抗体的联合　如贝伐珠单抗和化疗的联合，西妥昔单抗和 NP（NVB+cDDP）方案的联合等，此种联合中，化疗一般用至 4～6 周期，而单克隆抗体可继续维持至疾病进展。

（4）同步放化疗　局部晚期肿瘤中，同步放化疗的疗效优于单独化疗或序贯化疗、放疗。在晚期 NSCLC 的化疗中，第三代新药含铂化疗方案的疗效基本相似，一般使用两药方案，增加药物虽然可以增加反应性，但不能带来 OS 获益。对于非鳞癌，培美曲塞 +cDDP 优于 GEM+cDDP，但鳞癌则疗效相反。特殊情况下，如老年人或 PS 评分 2 分的患者可使用单药化疗，也可使用不含铂的第三代新药联合方案。

（一）一线治疗

1. 非鳞状细胞癌驱动基因阳性且不伴有耐药基因突变患者的治疗

（1）*EGFR* 敏感驱动基因阳性的患者　推荐使用 EGFR-TKI，可选择吉非替尼、厄洛替尼、埃克替尼、阿法替尼、奥希替尼（1 类推荐证据）或达克替尼（无脑转移者，2A 类推荐证据），脑转移患者优先推荐奥希替尼（2A 类推荐证据）；也可使用厄洛替尼联合贝伐珠单抗（2A

类推荐证据），化疗联合吉非替尼（PS 评分 2 分以下）；对于 G719X、L861Q、S768I 等少见基因突变的患者，首先推荐阿法替尼。一线已经开始化疗的过程中发现 *EGFR* 驱动基因阳性的患者，推荐完成常规化疗（包括维持治疗）后换用 EGFR-TKI，或者中断化疗后开始靶向治疗（2A 类推荐证据）。

（2）*ALK* 融合基因阳性的患者　可选择阿来替尼、塞瑞替尼、克唑替尼（1 类推荐证据）。一线已经开始化疗的过程中发现 *ALK* 融合基因阳性的患者，推荐可完成常规化疗，包括维持治疗后换用靶向治疗或者中断化疗后开始靶向治疗（2A 类推荐证据）。

（3）*ROS1* 融合基因阳性的患者　*ROS1* 融合基因阳性的患者一线治疗推荐选择克唑替尼（1 类推荐证据），也可接受含铂双药化疗或者含铂双药化疗 + 贝伐珠单抗（2A 类证据）。

（4）其他非经典突变者　可接受含铂双药化疗或参加临床试验。

2. 非鳞状细胞癌驱动基因阴性患者的治疗

对于 PD-L1 表达阳性（≥1%）的患者，可单药使用帕博利珠单抗，但 PD-L1 高表达（≥50%）的患者获益更明显。

（1）PS 评分 0～1 分的患者　①推荐培美曲塞 + 卡铂或顺铂联合帕博利珠单抗化疗（1 类推荐证据）；或培美曲塞 + 卡铂 + 卡瑞利珠单抗（2A 类推荐证据）；或培美曲塞 + 卡铂 + 信迪利单抗（2A 类推荐证据）；或含铂两药联合的方案化疗，化疗 4～6 个周期，铂类可选择卡铂或顺铂、洛铂，与铂类联合使用的药物包括培美曲塞、紫杉醇、紫杉醇脂质体、吉西他滨或多西他赛（1 类推荐证据）；培美曲塞联合顺铂可以明显延长患者生存时间，且在疗效和降低不良反应方面优于吉西他滨联合顺铂（2A 类推荐证据）；对不适合铂类药物治疗的患者，可考虑非铂类两药联合方案化疗，包括吉西他滨联合长春瑞滨或吉西他滨联合多西他赛（1 类推荐证据）。②对于无禁忌证患者可选择贝伐珠单抗或重组人血管内皮抑素，与化疗联用并进行维持治疗（1 类或 2A 类推荐证据），紫杉醇及卡铂为推荐方案（1 类推荐证据），禁忌证包括中央型肺癌、近期有活动性出血、血小板降低、难以控制的高血压、肾病综合征、动脉血栓栓塞事件、充血性心力衰竭、抗凝治疗等。

（2）PS 评分 2 分的患者　推荐单药治疗。与最佳支持治疗相比，单药化疗可以延长患者生存时间并提高生命质量。可选的单药包括吉西他滨、长春瑞滨、紫杉醇、多西他赛、培美曲塞（2A 类推荐证据）。

（3）PS 评分 3～4 分的患者　不建议使用细胞毒类药物化疗。此类患者一般不能从化疗中获益，建议采用最佳支持治疗或参加临床试验。

（4）一线化疗 4～6 个周期达到疾病控制（完全缓解、部分缓解和稳定）且 PS 评分好、化疗耐受性好的患者　可选择维持治疗。同药维持治疗的药物为帕博利珠单抗＋培美曲塞、卡瑞利珠单抗＋培美曲塞、信迪利单抗＋培美曲塞、培美曲塞、吉西他滨或贝伐珠单抗（1 类推荐证据）；换药维持治疗的药物为培美曲塞（1 类推荐证据）。

3. 鳞状细胞癌驱动基因阴性患者的治疗

对于 PD-L1 表达阳性（≥1%）的患者，可单药使用帕博利珠单抗，但 PD-L1 高表达（≥50%）的患者获益更明显。

（1）PS 评分 0～1 分的患者　推荐紫杉醇联合卡铂联合帕博利珠单抗化疗（1 类推荐证据），也可使用紫杉醇联合卡铂联合替雷利珠单抗。可使用含铂两药联合的方案化疗，化疗 4～6 个周期，铂类可选择卡铂、顺铂、洛铂或奈达铂，与铂类联合使用的药物包括紫杉醇、紫杉醇脂质体、吉西他滨、多西他赛（1 类推荐证据）或白蛋白结合型紫杉醇；对不适合铂类药物治疗的患者，可考虑非铂类两药联合方案化疗，包括吉西他滨联合长春瑞滨或吉西他滨联合多西他赛。

（2）PS 评分 2 分的患者　推荐单药化疗。与最佳支持治疗相比，单药化疗可以延长生存时间并提高生活质量，可选的单药包括吉西他滨、长春瑞滨、紫杉醇、多西他赛（2A 类推荐证据）。

（3）PS 评分 3～4 分的患者　建议采用最佳支持治疗或参加临床试验。

（4）一线化疗 4～6 个周期达到疾病控制（完全缓解、部分缓解和稳定）且 PS 评分好、化疗耐受性好的患者　可选择维持治疗。同药维持治疗的药物为替雷利珠单抗、吉西他滨（1 类推荐证据），也可选择多西他赛（2A 类推荐证据）。

4. 鳞状细胞癌驱动基因阳性患者的治疗

（1）尽管晚期 NSCLC 中的腺癌 *EGFR* 突变率明显高于非腺癌，但

在非腺癌中检测的 *EGFR* 突变结果支持对所有 NSCLC 患者进行 *EGFR* 检测。推荐对不吸烟、小标本或混合型的鳞状细胞癌患者进行 *EGFR*、*ALK*、*ROS1* 基因检测（2A 类推荐证据）。

（2）鳞癌 *EGFR* 驱动基因、*ALK* 融合基因和 *ROS1* 融合基因阳性患者的治疗分别参照非鳞状细胞癌驱动基因阳性患者的治疗。

（二）二线及后线治疗

首先积极鼓励后线患者参加新药临床试验。

1. 非鳞状细胞癌驱动基因阳性患者的治疗

（1）*EGFR* 驱动基因阳性的Ⅳ期非鳞状细胞癌患者　如果一线未使用 EGFR-TKI，二线治疗时建议首先使用 EGFR-TKI（1 类推荐证据）。一线使用 EGFR-TKI 后疾病进展患者，根据进展类型分为缓慢进展型、局部进展型、快速进展型。①若为缓慢进展型，推荐继续原 EGFR-TKI 治疗（2A 类推荐证据）。治疗后再次进展，推荐二次活组织检查检测 T790M 突变状态。②若为局部进展型，推荐继续原 EGFR-TKI 治疗＋局部治疗（2A 类推荐证据）。治疗后再次进展，推荐二次活组织检查检测 T790M 突变状态。③若为快速进展型，推荐二次活组织检查检测 T790M 突变状态，T790M 阳性者，推荐奥希替尼（1 类推荐证据）或阿美替尼、伏美替尼治疗（2A 类推荐证据），T790M 阴性者，推荐含铂双药化疗（1 类推荐证据）。若未进行 T790M 状态检测，推荐含铂双药化疗。三线 PS 评分 0～2 分可接受单药化疗或在无禁忌证的情况下，推荐使用安罗替尼（2A 类推荐证据）。

（2）*ALK* 融合基因阳性的Ⅳ期非鳞状细胞癌患者　如果一线未使用 ALK-TKI，二线治疗时建议首先使用 ALK-TKI，也可使用含铂双药化疗（1 类推荐证据）。一线克唑替尼治疗出现疾病进展者，若为缓慢进展型，可继续口服克唑替尼（2A 类推荐证据）；若为局部进展型者，推荐继续口服克唑替尼＋局部治疗（2A 类推荐证据）；若为快速进展型，推荐阿来替尼或塞瑞替尼或恩沙替尼治疗（1 类推荐证据），也可接受含铂双药化疗（2A 类推荐证据）。在无禁忌证的情况下，三线可使用安罗替尼（2A 类推荐证据）。

（3）*ROS1* 基因重排阳性的Ⅳ期非鳞状细胞癌患者　如果一线未

使用克唑替尼，二线治疗时建议首先使用克唑替尼（2A 类推荐证据）。若一线接受克唑替尼治疗后进展者，建议接受含铂双药化疗（2A 类推荐证据）。在无禁忌证的情况下，三线推荐使用安罗替尼（2A 类推荐证据）。

（4）*RET* 融合基因阳性的 Ⅳ 期非鳞状细胞癌患者　铂类化疗进展后可使用普拉替尼。

2. 非鳞状细胞癌驱动基因阴性患者的治疗

PS 评分 0～2 分驱动基因阴性非鳞状细胞癌患者一线进展后，如未接受过免疫治疗，推荐二线治疗使用纳武利尤单抗（1 类推荐证据）。PS 评分 0～2 分驱动基因阴性非鳞状细胞癌患者一线进展后也可使用多西他赛（1 类推荐证据）或培美曲塞（2A 类推荐证据）单药化疗。对于 PS 评分＞2 分的患者，二线建议最佳支持治疗。若前期未使用培美曲塞或多西他赛单药治疗者，三线可接受培美曲塞或多西他赛单药治疗（2A 类推荐证据），或在无禁忌证的情况下推荐使用安罗替尼（2A 类推荐证据），后线建议最佳支持治疗。

3. 鳞状细胞癌驱动基因阳性患者的治疗

对于 *EGFR* 驱动基因阳性的 Ⅳ 期鳞状细胞癌患者，如果一线未使用 EGFR-TKI，二线治疗时建议首先使用 EGFR-TKI（2B 类推荐证据）。若一线使用 EGFR-TKI 后疾病进展，参照非鳞状细胞癌驱动基因阳性患者的治疗。三线建议单药化疗，或在无禁忌证的情况下推荐使用安罗替尼（2A 类推荐证据）。

4. 鳞状细胞癌驱动基因阴性患者的治疗

PS 评分 0～2 分驱动基因阴性鳞状细胞癌患者一线进展后，如果未接受过免疫治疗，推荐二线治疗使用纳武利尤单抗（1 类推荐证据）。PS 评分 0～2 分驱动基因阴性鳞状细胞癌患者一线进展后也可使用多西他赛单药化疗（1 类推荐证据）。对于 PS 评分＞2 分的患者，二线及后线建议最佳支持治疗。三线在无禁忌证的情况下推荐使用安罗替尼（2A 类推荐证据）。

对于接受可能引起中、高度中性粒细胞减少伴发热风险的化疗方案的患者，可考虑预防性使用重组人粒细胞集落刺激因子或聚乙二醇化重组人粒细胞集落刺激因子。

第三节　小细胞肺癌的化疗

与 NSCLC 相比，SCLC 细胞的倍增时间明显短，生长比率明显高，更早发生全身广泛转移，虽对化疗和放疗均有高度的反应性，但易获得性耐药。SCLC 的治疗原则是以化疗为主，辅以手术和（或）放疗。SCLC 的全身化疗能延长生存时间，改善症状，对初治的大多数患者可以缩小病灶，但单纯化疗很少能达到治愈，由于耐药问题通常缓解期不到 1 年，因此综合治疗是达到根治的关键。

SCLC 分期是由美国退伍军人管理局肺部研究组（Veteran Administration Lung Group，VALG）制订的，把 SCLC 简单地分为局限期（LD）和广泛期（ED）。局限期为病变局限于一侧胸腔伴有区域淋巴结转移，后者包括肺门、同侧和对侧纵隔、同侧和对侧锁骨上淋巴结，但不能有明显上腔静脉阻塞、声带麻痹和胸腔积液，即所有病灶能安全地被一个放射野囊括。广泛期指超出此范围的病变。

局限期 SCLC 的治疗原则是首选化疗或放化疗同步治疗，酌情加用预防性脑照射（PCI），酌情在化疗和放疗后手术切除受侵的肺叶以除去耐药的残存癌细胞，也可切除混合性肿瘤中其他类型的癌细胞。经有创检查明确为 $T_1N_0M_0$ 的 SCLC 患者也可进行手术治疗，术后辅以化疗。

广泛期 SCLC 的治疗原则是采用以化疗为基础的治疗，根据病情酌情加局部放疗，如骨、颅内、脊柱等处病变首选放疗以尽快解除压迫或症状。

复发 SCLC 的治疗原则是给予姑息性放疗或化疗以解除症状，如有可能尽可能参加临床试验，以便争取机会试用新药。

1. 局限期 SCLC 患者的治疗

（1）可手术局限期 SCLC 患者（$T_{1\sim2}N_0$）的治疗　经系统的分期检查后提示无纵隔淋巴结转移的 $T_{1\sim2}N_0$ 患者，推荐根治性手术，术式为肺叶切除术 + 肺门、纵隔淋巴结清扫术（2A 类推荐证据）；术后病理提示 N_0 的患者推荐辅助化疗，方案包括依托泊苷 + 顺铂、依托泊苷 + 卡铂（2A 类推荐证据）；术后病理提示 N_1 和 N_2 的患者，推荐行辅助化疗合并胸部放疗（2A 类推荐证据），同步或序贯均可。辅助化疗方案推荐依托泊苷 + 顺铂（1 类推荐证据）。可以根据患者的实际情况决定是否行 PCI（1 类推荐证据）。

（2）不可手术局限期 SCLC 患者（超过 $T_{1\sim2}N_0$ 或不能手术的 $T_{1\sim2}N_0$）的治疗　①PS 评分 0～2 分的患者：化疗同步胸部放疗为标准治疗（1 类推荐证据）。化疗方案为依托泊苷 + 顺铂（1 类推荐证据）和依托泊苷 + 卡铂（1 类推荐证据）。胸部放疗应在化疗的第 1～2 个周期尽早介入。如果患者不能耐受，也可行序贯放化疗。放疗最佳剂量和方案尚未确定，推荐胸部放疗总剂量为 45 Gy，1.5 Gy/ 次，2 次 / 天，3 周；或总剂量为 60～70 Gy，1.8～2.0 Gy/ 次，1 次 / 天，6～8 周。对于特殊的临床情况，如肿瘤巨大、合并肺功能损害、阻塞性肺不张等，可考虑 2 个周期化疗后进行放疗。放化疗后疗效达完全缓解或部分缓解的患者，可考虑行 PCI（2A 类推荐证据）。②PS 评分 3～4 分（由 SCLC 所致）患者：应充分综合考虑各种因素，谨慎选择治疗方案，如化疗（单药方案或减量联合方案），如果治疗后 PS 评分能达到 2 分以下，可考虑给予同步或序贯放疗，如果 PS 评分仍无法恢复至 2 分以下，则根据具体情况决定是否采用胸部放疗。放化疗后疗效达完全缓解或部分缓解的患者，可考虑行 PCI（2A 类推荐证据）。③PS 评分 3～4 分（非 SCLC 所致）患者：推荐最佳支持治疗。

2. 广泛期 SCLC 患者的一线治疗

（1）无症状或无脑转移的广泛期 SCLC 患者的治疗　①PS 评分 0～2 分患者：推荐依托泊苷和卡铂联合阿替利珠单抗（1 类推荐证据）或化疗。②PS 评分 3～4 分（由 SCLC 所致）患者：推荐化疗，方案包括 EP 方案（依托泊苷 + 顺铂）（1 类推荐证据）、EC 方案（依托泊苷 + 卡铂）（1 类推荐证据）、IP 方案（伊立替康 + 顺铂）（1 类推荐证据）、IC 方案（伊立替康 + 卡铂）（1 类推荐证据）、依托泊苷 + 洛铂（2A 类推荐证据）。化疗后疗效达完全缓解或部分缓解的患者，如果远处转移灶得到控制，且一般状态较好，可以加用胸部放疗（2A 类推荐证据）；酌情谨慎选择 PCI（2A 类推荐证据）。③PS 评分 3～4 分（非 SCLC 所致）患者：推荐最佳支持治疗。

（2）局部症状的广泛期 SCLC 患者的治疗　①上腔静脉阻塞综合

征：临床症状严重者推荐先放疗后化疗（2A 类推荐证据）；临床症状较轻者推荐先化疗后放疗（2A 类推荐证据），同时给予吸氧、利尿、镇静、止痛等对症治疗。局部放疗的放射野应包括原发灶、整个纵隔区及两锁骨上区，要将上腔静脉包括在照射野内；放疗初期可能出现局部水肿加重，必要时可使用激素和利尿剂辅助治疗；首次化疗应具有冲击性。放化疗结束后，根据患者具体情况决定是否行 PCI（2A 类推荐证据）。②脊髓压迫症：如无特殊情况，患者应首先接受局部放疗，控制压迫症状，并给予 EP 方案、EC 方案、IP 方案或 IC 方案化疗（2A 类推荐证据）。由于脊髓压迫症的患者生存时间较短，生命质量较差，所以对于胸部放疗和 PCI 的选择需综合考量多方因素，慎重选择（如完全缓解或部分缓解的患者可以放疗），但通常不建议手术减压治疗。③骨转移：推荐 EP 方案、EC 方案、IP 方案或 IC 方案化疗 + 局部姑息外照射放疗 ± 双膦酸盐治疗（2A 类推荐证据）；骨折高危患者可采取骨科固定。④阻塞性肺不张：推荐 EP 方案、EC 方案、IP 方案或 IC 方案化疗 + 胸部放疗（2A 类推荐证据）。2 个周期化疗后进行放疗是合理的，其易于明确病变范围，缩小照射体积，使患者能够耐受和完成放疗。

（3）脑转移患者的治疗　①无症状脑转移患者：全身化疗结束后接受全脑放疗（2A 类推荐证据），治疗后疗效达完全缓解或部分缓解的患者，可给予胸部放疗（2A 类推荐证据）。②有症状脑转移患者：推荐全脑放疗与化疗序贯进行（2A 类推荐证据），治疗后疗效达完全缓解或部分缓解的患者，可给予胸部放疗（2A 类推荐证据）。

3. SCLC 患者的 PCI

制订 PCI 的治疗决策时应与患者和家属充分沟通，根据患者的具体情况，权衡利弊后确定。对于完全切除的局限期 SCLC，根据实际情况决定是否接受 PCI 治疗（1 类推荐证据）；对于获得完全缓解、部分缓解的局限期 SCLC，推荐 PCI（2A 类推荐证据）；对于广泛期 SCLC，酌情考虑 PCI（2A 类推荐证据）。不推荐年龄＞65 岁、有严重的合并症、PS 评分＞2 分、神经认知功能受损的患者行 PCI。PCI 应在放化疗结束后 3 周左右时开始，PCI 之前应行脑增强 MRI 检查，如证实无脑转移，可开始 PCI。PCI 的剂量为 25 Gy，2 周内分 10 次完成。

4. 二线治疗

（1）一线治疗后 6 个月内复发的 PS 评分 0～2 分患者　推荐选择

静脉或口服托泊替康化疗（2A 类推荐证据），也可推荐患者参加临床试验或选用以下药物，包括伊立替康（2A 类推荐证据）、紫杉醇（2A 类推荐证据）、多西他赛（2A 类推荐证据）、长春瑞滨（2A 类推荐证据）、吉西他滨（2A 类推荐证据）、替莫唑胺（2A 类推荐证据）、环磷酰胺联合多柔比星及长春新碱（2A 类推荐证据）。PS 评分 2 分的患者可酌情减量或应用生长因子支持治疗。

（2）一线治疗后 6 个月以上复发患者　选用原一线治疗方案。

5. 三线治疗

推荐安罗替尼口服（1 类推荐证据）。

第四节　老年肺癌患者的化疗

因绝大多数临床研究是探讨某种治疗的疗效，患者的入组标准中即已把老年人排除在外，目前老年人化疗的受益和毒性尚不明了。在肿瘤治疗中，老年人群的设定标准一般认为是≥65 岁，少数情况下为≥70 岁。一般认为，老年人是否能给予化疗，功能状态比年龄本身更重要，若老年患者 PS 评分 0～1 分，则化疗能使患者受益，但骨髓抑制、疲劳和器官功能受损的概率要比年轻患者高，因而需要更为仔细地观察和处理。

一、老年非小细胞肺癌患者的化疗

目前认为，PS 评分 0～1 分的老年 NSCLC 可以从第三代新药的单药化疗中获益，其中一部分可以考虑接受联合化疗。

为了探讨功能状态好的老年患者能否像年轻患者一样耐受双药含铂方案化疗，Kurata 等进行了一项 I / II 期混合临床研究，评价 CBP+GEM 的毒性和最大耐受剂量（maximum tolerated dose，MTD）及疗效。在从未接受过化疗的 75 例老年 NSCLC 患者中，最常见的毒性为血液学毒性，尤其是血小板减少，3 例接受剂量水平 3（GEM 1000mg/m² +CBP AUC 5）的患者全部出现剂量限制性毒性，而在 7 例接受剂量水平 2（GEM 1000mg/m² +CBP AUC 4）的患者中仅有 1 例出现剂量限制性毒性。在Ⅱ期研究中，ORR 为 22.2%，中位 MST 为 14.2个月，提示在低于年轻患者的剂量水平上，CBP+GEM 是可以耐受的，并且可带来生存获益。

二、老年小细胞肺癌患者的化疗

对于老年 SCLC 患者，不能仅根据年龄确定治疗方案，根据机体功能状态指导治疗更有意义。如果老年患者有日常生活自理能力、体力状况良好、器官功能相对较好，应当接受标准联合化疗（如有指征也可放疗），但因老年患者可能出现骨髓抑制、疲劳和器官功能受损的概率更高，所以在治疗过程中应严密观察，以避免过高的风险。

第五节 肺癌化学治疗的护理

一、肺癌化疗药物常见不良反应

化疗是治疗恶性肿瘤最重要的手段之一。然而，由于化疗药物缺乏细胞毒特异性，在杀伤肿瘤细胞的同时也会对人体正常细胞产生损伤，导致下列化疗相关不良反应。

（一）局部反应

抗肿瘤药物的局部反应主要是抗肿瘤药物局部渗漏引起组织反应或坏死以及栓塞性静脉炎。

1.局部药物渗漏后引起的组织反应

药物渗漏引起局部组织坏死，溃疡，有时溃疡经久不愈或纤维化，造成功能障碍。属于发疱性化疗药物的有紫杉醇、多西他赛等；属于强刺激性的药物有卡铂、顺铂、吉西他滨、异环磷酰胺、依托泊苷、伊立替康等。顺铂在分类上属于强刺激性的药物，但需注意浓度及外渗的量，若高浓度（>0.5mg/mL）的顺铂发生大量外渗时（>20mL），须按发疱性化疗药物外渗进行处理。

药物外渗后应立即处理：①停止输液，抬高肢体；②保留针头，尽量回抽外渗的药物；③局部给予相应的解毒剂，并按不同需要局部冷敷或热敷；④外渗部位避免压迫；⑤及时报告和记录。

2. 栓塞性静脉炎

早期表现为红肿、疼痛，后期表现为静脉栓塞、变硬呈条索状，色素沉着。依托泊苷易引起静脉炎。

静脉炎的处理以预防为主，药物应有一定的稀释度、合理的滴速。强刺激性药物宜深静脉置管给药。

（二）全身反应

1. 过敏反应

抗肿瘤药物引起的过敏反应可分为局部反应和全身反应两种。

（1）局部反应　表现为沿静脉出现的风团、荨麻疹或红斑，常见于多柔比星、表柔比星给药后，使用氢化可的松、地塞米松后可缓解，反应消退后仍可继续用药。

（2）全身反应　可表现为颜面发红、荨麻疹、低血压、发绀等，严重的可出现休克。易引起过敏反应的抗肿瘤药物有紫杉醇类等。临床表现为典型的Ⅰ型变态反应，高危因素有高过敏体质、其他药物过敏史。应用紫杉醇前应用地塞米松、西咪替丁、苯海拉明预防变态反应。如果发生严重过敏反应，必须立即停止药物输注，并予以恰当的抗过敏治疗。

2. 造血系统反应

大部分细胞毒性药物都有不同程度的骨髓抑制。成熟血细胞进入外周血后存活时间不同，影响最大的是白细胞，其次是血小板，严重时会引起血红蛋白降低。不同药物对骨髓抑制的发生时间、持续时间、骨髓抑制严重程度各不相同。肝病、脾功能亢进症、曾接受过抗肿瘤治疗者更易出现明显骨髓抑制。严重的粒细胞减少时，感染机会明显增加，甚至危及生命。粒细胞抑制较明显的药物有：紫杉醇类、依托泊苷、异环磷酰胺等。粒细胞 - 巨噬细胞集落刺激因子（GM-CSF）和粒细胞集落刺激因子（G-CSF）能促进骨髓造血干细胞的分化和粒细胞的增殖，减少化疗后粒细胞减少的程度及持续时间。对血小板影响较明显的是卡铂、吉西他滨，严重的血小板下降会引起出血。白介素 -11、血小板生成素（TPO）有较好的升血小板作用。对血小板减少的患者密切注意出血倾向，防止出血的发生，同时避免使用有抗凝作用的药物，当血小板 ≤20×10⁹/L 或有出血时可输单采血小板。

3. 消化道反应

几乎所有抗肿瘤药物都可引起不同程度的消化道反应。反应常较骨髓抑制出现得早。

（1）食欲缺乏　为化疗最初反应，发生于化疗后 1～2 天。一般无需特殊处理。孕酮类药物可缓解症状。

（2）恶心呕吐　是抗肿瘤药物最常见的毒性反应。化疗所致呕吐按发生的时间可分为急性呕吐、延迟性呕吐。引起重度呕吐的药物有顺铂、卡铂、环磷酰胺等，目前用于止吐的药物有 5-HT3 受体拮抗剂、NK-1 受体拮抗剂、糖皮质激素、甲氧氯普胺等。

（3）黏膜炎　消化道上皮细胞更新受到抑制可使口腔到肛门整个消化道黏膜变薄，容易产生继发感染，如口角炎、舌炎、肠炎等。严重的会引起消化道溃疡、出血、出血性或假膜性腹泻等。口腔毒性一般发生于化疗后 5～7 天，以抗代谢药与抗癌抗生素类用药后多见。反应常与剂量有关，有累积性，体质衰弱和免疫抑制的患者，容易继发真菌感染。应向患者介绍有关口腔卫生及护理的常识，发生口腔炎后，应给予口腔护理，用复方硼砂液、3% 碳酸钠或 3% 过氧化氢漱口，局部涂抹溃疡合剂。应注意进软食或流质，避免刺激性食物，加强支持治疗，纠正水电解质失衡。

（4）腹泻　化疗药物引起腹泻常见于氟尿嘧啶、甲氨蝶呤、阿糖胞苷、伊立替康。化疗引起的腹泻次数一日 5 次以上，或有血性腹泻，应立即停用有关化疗药物。CPT-11（伊立替康）引起的腹泻有两种：①给药后 24h 内发生的胆碱能综合征所致的腹痛、腹泻、出汗、流泪、低血压等症状，给予阿托品可缓解；②给药后 24h 出现的延迟性腹泻为类似霍乱样的水泻，与 CPT-11 的代谢产物 SN-38 有关。用 CPT-11 后一旦出现稀便、水样便、肠蠕动异常，必须立即口服药物止泻，注意水电解质平衡，必要时给予喹诺酮类抗生素，并注意随访外周血白细胞计数，白细胞严重减少，感染性腹泻可导致严重后果。

（5）便秘　长春碱类药物可引起便秘。5-HT3 受体拮抗剂、吗啡类镇痛药、高钙血症或脱水也与便秘有关。多食富含纤维的新鲜水果和蔬菜、充分摄入液体，均可有助于减轻便秘。必要时应同时用缓泻剂。

4. 心脏毒性

大剂量环磷酰胺可引起心肌炎。紫杉醇可引起心律失常和传导阻滞。蒽环类药物可引起心脏毒性，包括急性、亚急性和慢性。急性或亚急性心脏毒性在蒽环类药物治疗中或治疗后几天至数周发生，可出现 QRS 波低电压、QT 间期延长、非特异性 ST-T 段改变以及一过性心律失常（以窦性心动过速最常见），也可发生各种室上性、交界性、室性心律失常，各型房室和束支传导阻滞。慢性心脏毒性通常是指发生在化疗结束后 1 年以内出现的心脏损伤，此类型在临床上最为常见。其发生率与总剂量、峰值水平及是否同时合用其他具有心脏毒性的抗肿瘤药物有关。以充血性心力衰竭和（或）心肌病为特征，临床症状发作多隐匿，多为不可逆改变。

5. 肺毒性

多种抗肿瘤药物可引起肺毒性，处理化疗相关肺毒性的最好方法是预防。一旦发现肺毒性，应立即停药。给予皮质类固醇可缓解症状。

6. 肝毒性

大多数抗肿瘤药物引起的肝功能损伤是一过性的，停药及护肝治疗后可迅速恢复。

7. 泌尿系统反应

（1）肾损害　多数抗肿瘤药物引起的肾功能障碍主要表现为损伤肾小管，可引起肾小管上皮细胞水肿、变性、上皮脱落及管腔扩张。顺铂的肾毒性最为突出，用药后可出现血清 BUN 及 Cr 升高，肌酐清除率下降，大剂量顺铂对肾小管损伤更明显，严重者可导致急性肾衰竭。监测肾功能、充分水化以及采用联合化疗减少单药剂量为预防措施。应用大剂量顺铂应予以水化和利尿，有助于减轻肾毒性。细胞膜保护剂氨磷汀可减少或防止顺铂的肾毒性。异环磷酰胺也可引肾损害。

（2）出血性膀胱炎　应用异环磷酰胺和大剂量环磷酰胺后，它们的代谢产物丙烯醛经泌尿系统排泄入膀胱后可引起出血性膀胱炎。

8. 神经毒性

抗肿瘤药物引起的神经毒性可分为周围神经毒性和中枢神经毒性。作用于微管的抗肿瘤药物主要引起周围神经毒性，如长春碱类、紫杉醇类、铂类。这种毒性是剂量依赖性的，并且通常在停药后可恢复。长春新碱的毒性表现为肢体远端麻木、感觉异常、腱反射迟钝或消失、肌无力，有时还会引起麻痹性肠梗阻。顺铂的神经毒性包括周围神经炎和高频区听力缺损。异环磷酰胺引起的中枢神经毒性可表现为意识模糊、人格改变、焦虑失眠，甚至轻度偏瘫、癫痫发作等。

二、肺癌化疗患者的护理

（一）一般护理

① 熟悉常用化疗药物的作用、给药途径和不良反应。了解化疗方案及患者情况，给药的顺序和时间，准确执行医嘱。

② 主动关心患者，讲解化疗相关知识，取得合作。

③ 首次化疗患者做好深静脉置管宣教，未置管者按化疗选用血管原则进行。

④ 化疗期间营造适宜的进食环境，鼓励进食。消化道反应严重时进食干的食物，如面包片、馒头。

⑤ 化疗药物如不慎溢出皮下，按化疗药物外渗的护理常规处理。

⑥ 严密观察患者用药后的反应，如恶心、呕吐、腹痛、腹泻、血尿、便血、发热等情况。化疗期间注意观察患者生命体征。注意观察尿量，鼓励患者多饮水，24h 尿量应大于 3000mL。

⑦ 做好骨髓抑制的护理。

⑧ 做好口腔黏膜反应的预防和护理。

⑨ 配制及注射化疗药物时，工作人员做好自身防护。

（二）抗肿瘤药物常见不良反应的预防和处理

1. 骨髓抑制

（1）当白细胞下降过早或过低时，需应用粒细胞集落刺激因子，用量为 $2\sim7\mu g/$（kg·d），皮下注射，与化疗药物的应用间隔以 $24\sim48h$ 为宜，持续 $3\sim14$ 天，或至中性粒细胞达 $5\times10^9/L$（WBC 总数 $10\times10^9/L$）时停药。

（2）红细胞生成素用于化疗相关的贫血有效，用法为 150 IU/（kg·d），皮下注射，每周 $2\sim3$ 次。

（3）白介素 -11 50μg/（kg·d），治疗化疗所致血小板减少虽有一定疗效，但起效慢。当血小板减少严重或有出血倾向时，需及时输注血小板。

2. 消化道反应

（1）恶心呕吐

① 高致吐化疗方案：常推荐在化疗前采用三药联合方案，包括单剂量的 5-HT3 受体拮抗剂、地塞米松和 NK-1 受体拮抗剂。

② 中致吐化疗方案：推荐第 1 天采用 5-HT3 受体拮抗剂联合地塞米松，第 2 天和第 3 天继续使用地塞米松。

③ 低致吐化疗方案：建议使用单一止吐药物如地塞米松、5-HT3 受体拮抗剂或多巴胺受体拮抗剂（如甲氧氯普胺）等预防呕吐。

④ 注意适当补液或静脉营养：输液应注意晶体和胶体比例（3∶1）以维持正常生理渗透压。补液不宜过多。

⑤ 止吐药物不良反应处理

a. 便秘：高纤维饮食，腹部按摩，适度活动，缓泻剂治疗，必要时灌肠。

b. 头痛：头部热敷，按摩太阳穴，必要时予解热镇痛药。

c. 腹胀腹痛：轻度无需处理，严重者可禁食、胃肠减压、肛管排气、予全肠外营养。

d. 锥体外系症状：表现为急性肌张力障碍、静坐不宁腿综合征、帕金森综合征、迟发性运动障碍。需立即停药，对于急性肌张力障碍患者，可给苯海拉明或抗胆碱能药物等对症处理。

e. 心血管系统症状：动态监测心电图，予补液促进药物排泄、补钾、补镁、抗心律失常、临时起搏器置入等。

f. 过度镇静：常见于奥氮平，发生率≥10%。需减少药物剂量，使用前充分评估风险。

g. 代谢综合征：主要见于糖皮质激素致肾上腺皮质功能亢进综合征。需予以低盐、低糖、高蛋白饮食。

止吐药物的分类和作用机制见表 3-3，止吐药物的选择见表 3-4，常见止吐药物给药时间见表 3-5。

表 3-3　止吐药物的分类和作用机制

分类	机制	代表药物
5-HT3 受体拮抗剂	阻断 5-HT 与 5-HT3 受体结合而抑制呕吐	昂丹司琼、格拉司琼、多拉司琼、阿扎司琼、帕洛诺司琼

分类	机制	代表药物
NK-1 受体拮抗剂	特异性阻断 P 物质与 NK-1 受体结合	阿瑞匹坦、罗拉匹坦、奈妥匹坦、福沙匹坦
糖皮质激素	机制尚不明确，涉及多方面	地塞米松、泼尼松、甲泼尼龙
非典型抗精神病药物	与 5-HT3 受体、5-HT6 受体、多巴胺受体、组胺 H1 受体等多种受体具有高亲和力，从而发挥止吐作用	奥氮平、米氮平
吩噻嗪类药物	主要阻断脑内多巴胺受体发挥组胺作用，大剂量时直接抑制催吐化疗感受区，兼有镇静作用	氯丙嗪、苯海拉明
其他	抑制中枢催吐化学感受区的多巴胺受体	甲氧氯普胺
	阻断脑内多巴胺受体	氟哌啶醇
	中枢神经的抑制作用较强	东莨菪碱
	由多种不同止吐机制药物制成的复合制剂	复方奈妥匹坦 / 帕洛诺司琼胶囊

表 3-4　止吐药物的选择

致吐风险	预防方案
高	A：首选 5-HT3 受体拮抗剂 + 地塞米松 +NK-1 受体拮抗剂 B：沙利度胺 + 帕洛诺司琼 + 地塞米松 C：A 基础上加用奥氮平
中	A：推荐采用 5-HT3 受体拮抗剂联合地塞米松的标准二联方案 B：在 A 基础上加用奥氮平联合方案 C：标准二联 +NK-1 受体拮抗剂联合方案
低	建议使用单一止吐药物：5-HT3 受体拮抗剂、地塞米松、多巴胺受体拮抗剂或氯丙嗪
轻微	无需常规预防：如果患者发生呕吐，后续治疗前参照低致吐性药物所致恶心呕吐的预防治疗方案
多日化疗所致恶心呕吐	A：标准治疗推荐 5-HT3 受体拮抗剂联合地塞米松，通常主张在化疗全程使用 5-HT3 受体拮抗剂，地塞米松应连续应用至化疗结束后 2 ～ 3 天 B：对于高致吐性或延迟性恶心呕吐的高风险的多日联合化疗方案，可以考虑加入 NK-1 受体拮抗剂，NK-1 受体拮抗剂的使用最多可延续至化疗第 7 天 C：复方奈妥匹坦 / 帕洛诺司琼胶囊兼具 NK-1 受体拮抗剂和 5-HT3 受体拮抗剂的作用机制，且使用方便，在多日高致吐方案中可考虑使用

表 3-5　常见止吐药物给药时间

盐酸昂丹司琼	化疗前 15min、化疗后 4h、化疗后 8h 各静脉注射 8mg，停止化疗以后每 8～12h 口服 8mg，连用 5 天
帕洛诺司琼	化疗前约 30min，本品浓度为 0.05mg/mL，注射时间应超过 15min

（2）便秘

① 除了常规饮食上的注意，适当应用通便药，如容积性通便剂、刺激性泻药等对化疗所致的便秘有一定的疗效。

② 对于化疗后严重便秘的患者，推荐应用开塞露、灌肠等方式治疗便秘。

（3）腹泻

① 常见的引起腹泻的抗肿瘤药物是伊立替康及靶向药物。

② 对于伊立替康引起的延迟性腹泻推荐 3 种药物：洛哌丁胺、奥曲肽和阿片酊剂。大剂量洛哌丁胺治疗：首次剂量 4mg，以后每 2h 一次，一次 2mg，维持 12h，最多 48h，夜间每 4h 服 4mg，重症患者联合生长抑素治疗。奥曲肽 100～150μg，q8h 或持续静脉滴注（25～50μg/h），剂量可以递增至 500μg，q8h，直至腹泻完全控制。伊立替康导致的延迟性腹泻处理原则见表 3-6。

表 3-6　伊立替康导致的延迟性腹泻处理原则

伴有重度中性粒细胞减少症的腹泻	预防性口服广谱抗生素
腹泻伴发热	抗生素＋住院接受补液治疗
洛哌丁胺治疗后腹泻持续时间超过 48h	抗生素＋住院接受胃肠道外支持疗法治疗
需要静脉内补液治疗的重度腹泻	抗生素＋住院接受补液治疗

③ EGFR 抑制剂、伊马替尼等引起的腹泻是剂量依赖性的，可以通过减少药物剂量的方法降低腹泻的严重程度和发生率。

3. 肝损伤

既往有肝病史者应避免选用肝毒性药物；肝功能异常或血清胆红素＞85.5μmol/L 不可进行化疗；停化疗后 ALT 升高者，应用护肝药物，积极进行保肝排毒治疗。

4. 过敏反应

紫杉醇最常见，很小剂量即可引起超敏反应；顺铂静脉滴注过快会导致胸闷、呼吸困难、血压下降等过敏反应；依托泊苷快速推注可引起喉头水肿、虚脱等过敏反应。

（1）用紫杉醇前先给予脱敏药物，可口服或静脉给予地塞米松，化疗前 30min 静脉注射苯海拉明 25～50mg，西咪替丁 300mg，心电监护并做好出现急性过敏反应的抢救准备。

（2）避免依托泊苷静脉推注引起的反应，可加入生理盐水 500mL 静脉滴注 1h 以上。

（3）局部荨麻疹并非停药指征，但需要严密观察或治疗好转后继续用药；如有全身过敏表现，应立即停药，联合应用 H1、H2 受体拮抗剂，并根据病情变化适当应用糖皮质激素、升压药（肾上腺素）或支气管扩张药。

常见化疗药物过敏反应的临床表现见表 3-7。

表 3-7　常见化疗药物过敏反应的临床表现

药物	发生率	反应类型	临床表现
顺铂	5% 以下	Ⅰ型	发热、瘙痒、哮喘、呼吸困难、出汗、眼睑肿胀、支气管痉挛、荨麻疹、血压下降
紫杉醇类	轻症约 40%，重症约 2%	Ⅰ型	呼吸困难、喉头痉挛、血管性水肿、荨麻疹、面部潮红等，与血浆游离组胺或赋形剂有关
依托泊苷	1%～3%	Ⅰ型	呼吸困难、胸闷、血压下降、意识障碍、皮疹

5. 泌尿系统反应

导致肾毒性的常用抗肿瘤药物有顺铂、甲氨蝶呤、环磷酰胺、异环磷酰胺等。尤以大剂量的顺铂和甲氨蝶呤为甚，一般用药 24h 后 3～7 天最明显。异环磷酰胺可能引起出血性膀胱炎。

（1）水化　化疗前一天开始至化疗后 2～3 天，每日输液量 2000～3500mL，保证 24h 尿量＞2500mL，不足者增加补液量并用利尿剂。

（2）碱化　用大剂量甲氨蝶呤者，既要水化又要碱化尿液（输注或口服 $NaHCO_3$）。

（3）解救　为防止甲氨蝶呤的肾毒性，可给予四氢叶酸解救。为预防异环磷酰胺导致的出血性膀胱炎，可于应用异环磷酰胺的同时及用药后第 4h、第 8h 共 3 次给予美司钠。

6. 心脏毒性

导致心脏毒性的常用化疗药物为蒽环类如多柔比星、表柔比星等，与累积剂量有关。此外，紫杉醇、氟尿嘧啶、甲氨蝶呤亦可引起心肌损害。

（1）常用的拮抗化疗药心脏毒性的药物，如辅酶 Q10、维生素 E、谷胱甘肽、1,6 二磷酸果糖及磷酸肌酸钠可保护心肌。

（2）对于蒽环类药物可能引起的心脏毒性，推荐应用右雷佐生进行防治。

7. 神经毒性

神经系统的不良反应根据发生部位可以分为中枢神经毒性和周围神经毒性。常见的抗肿瘤药物有甲氨蝶呤、氟尿嘧啶、长春碱类、紫杉醇类等。

（1）化疗药物的神经毒性多为剂量限制性，及时停药或减量可逐渐恢复。

（2）某些药物如 B 族维生素、钙镁合剂、还原型谷胱甘肽等在一些临床研究中似乎显示了可以预防或减低神经毒性，但是目前尚缺乏一致性结论。

（3）治疗神经病理性疼痛的药物普瑞巴林、度洛西汀可以帮助改善肢端麻木、刺痛等症状。

8. 皮肤毒性反应

常见引起皮肤毒性反应的药物有环磷酰胺等。

（1）临床表现　皮肤反应主要为皮疹、皮肤干燥、指甲变脆、手足综合征、局部或全身皮肤色素沉着、甲床色素沉着、皮肤角化及增厚。化疗药物对毛囊有一定影响，会引起脱发。

（2）护理　保持皮肤清洁勿搔抓，皮肤避免冷热刺激，避免进食辛辣刺激性食物。皮疹予氢化可的松软膏和维生素 E 霜外涂，皮损处外涂消炎软膏。对明显引起脱发药物可指导患者剃光毛发，告知患者毛发在疗程结束后约 1 个月可重新生长出更柔软、更黑亮的毛发，在未生长前准备假发。

9. 肺毒性

常见引起肺毒性的药物有博来霉素、白消安、丝裂霉素等。

（1）临床表现　肺纤维化或间质性肺炎，表现为干咳、乏力、胸痛、发热、偶见咯血等。

（2）护理　防止感冒受凉。发现肺毒性立即停药。

三、化疗药物外渗的预防措施及注意事项
（一）预防措施
1. 经 PVC（外周静脉导管）给药的预防措施

（1）正确选择穿刺部位，宜选择前臂粗、直、有弹性的上肢静脉，同一静脉在 24h 内不应重复穿刺，避免选择靠近神经、韧带、关节部位的静脉，避免在肘窝、手腕等关节处、感觉迟钝的部位、早期渗漏不易及时发现的部位穿刺，也不宜在外周循环受损的肢体上建立静脉通道。一般选择腕关节以上静脉给药。

（2）化疗药物给药不应使用一次性静脉输液钢针。

（3）宜使用透明无菌敷料固定，导管留置时间应≤24h。

（4）静脉输注化疗药物应看到静脉回血后方可给药。

（5）输注发疱性化疗药物时：①静脉推注 2～5mL 药液或每输注 5～10min 后，宜评估并确认静脉回血。②总输注时间应＜60min。③不应使用输液泵。④患儿不应选择头皮静脉。

（6）奥沙利铂、植物碱类神经毒性明显，输注过程做好"四禁"，即禁止生理盐水稀释，禁止冷水漱口和冷食，禁止与碱性药物或溶液输注，配置药液及输注时禁止接触铝制品。

（7）不能用有化疗药物的针头直接穿刺或拔针，用药前后冲管。

（8）嘱患者尽量减少穿刺肢体的活动，避免针头滑脱或刺破血管。

2. 经 CVAD（中心血管通路装置）给药的预防措施

（1）输注发疱性化疗药物时间大于 60min 或使用便携式输注泵给药时，宜选择 CVAD。

（2）给药前应通过抽回血及推注生理盐水确认 CVAD 通畅。

（3）PORT（输液港）给药时，应确保无损伤针固定在港体内。

（4）输注过程中应定时观察穿刺区域有无液体渗出、发红、肿

胀等。

（二）注意事项

① 发生化疗药物外渗时，应立即停止输液，保留血管通路装置。

② 使用 2～5mL 注射器回抽静脉通路中的残余药液后，拔除 PVC 或 PORT 无损伤针。

③ 中心静脉化疗药物外渗发生在深部组织时，遵医嘱行 X 线检查确定导管尖端位置。

④ 应评估肿胀范围及外渗液体量，观察外渗区域的皮肤颜色、温度、感觉，关节活动和外渗远端组织的血运情况。

⑤ 宜在皮肤上标记外渗的边界或对外渗区进行拍照。

⑥ 发疱性药物外渗时，应遵医嘱进行局部封闭。

⑦ 根据外渗药物的种类，遵医嘱可选择使用相应的解毒剂和治疗药物。

⑧ 化疗药物外渗发生 24～48h 内，宜给予干冷敷或冰敷，每次 15～20min，每天至少 4 次。奥沙利铂、植物碱类化疗药物伊立替康、托泊替康、依托泊苷外渗禁止冰敷，外渗可给予干热敷，温度不宜超过 60℃，肿瘤患儿温度不宜超过 42℃。

⑨ 应抬高患肢，避免局部受压，局部肿胀明显，可给予 50% 硫酸镁、如意金黄散等湿敷。

⑩ 医护人员应记录患者症状和体征，外渗发生时间、部位、范围，局部皮肤情况，输液工具，外渗药物名称、浓度和剂量，处理措施。

⑪ 医护人员应定期追踪化疗药物外渗处理的效果，可留存记录。

⑫ 必要时请伤口专科护士或多学科会诊。

⑬ 外渗部位未痊愈前，禁止在外渗区及远端再行各种穿刺注射。

⑭ 刺激性药物如奥沙利铂渗出后病程长，1 周内避冷。

第四章
肺癌的靶向治疗及护理

第一节　肺癌的靶向药物

广义来讲，针对某一或某些作用靶点进行相应治疗均为靶向治疗，但现在提到的靶向治疗一般是指针对细胞分裂增殖和转移过程中各种不同分子信号通路上的关键分子或基因的治疗。寻找驱动基因（指对细胞功能至关重要的基因）异常（包括基因突变、扩增或异常表达）及其相应的靶向药物是肿瘤分子水平研究的重要途径，常用的是针对细胞信号通路，如表皮生长因子受体（EGFR）、血管内皮生长因子受体（vascular endothelial growth factor receptor，VEGFR）或其他信号转导通路中的关键环节进行阻滞。

非小细胞肺癌（NSCLC）中分子生物学标志物的研究是肺癌研究的热点领域，随着利用分子学手段筛选治疗方法的深入探讨，NSCLC的个体化治疗已达到了较高水平。同时分子靶向药物在 NSCLC 治疗中的疗效也引发了肿瘤工作者探索其在小细胞肺癌（SCLC）治疗中的作用，但目前研究显示无论靶向治疗是单靶点、双靶点或多靶点，或针对驱动基因，还是对 EGFR、VEGFR 及其他信号转导通路的关键环节的阻滞，以及采用联合化疗或化疗后维持治疗，均未获得阳性结果。

现有资料显示，在 NSCLC 预后和治疗有关的异常驱动基因中，*EGFR* 是被识别的第一个有效靶点。东亚（黄种人）NSCLC 患者的 *EGFR* 突变率明显高于白种人（30%～40% vs 10%），如中国患者中占30%，日本为 25%～40%，韩国为 17.4%。

NSCLC 患者的棘皮动物微管相关蛋白样 4- 间变性淋巴瘤激酶（EML4-ALK）融合突变是继 *EGFR* 基因突变之后发现的第二个有效靶点，其发生率也存在种族差异：亚裔患者 *EML4-ALK* 融合突变发生率为 2.3%～6.7%，意大利和西班牙患者的发生率为 7.5%，高加索患者最低，为 0.5%～1.4%。在患者的临床特征上，*EML4-ALK* 融合突变的发生率在非吸烟者为 20%，在腺癌较其他病理类型更多见。在我国，广东省肺癌研究所统计的数据显示，中国 NSCLC 患者中 *EML4-ALK* 融合突变的患者占 11%，进一步分析发现，*EML4-ALK* 融合突变的发生率在腺癌、非吸烟和无 *EGFR* 及 *KRAS* 突变的人群中分别为 16.13%、

19.23% 和 42.8%。

　　吸烟患者和鳞癌患者的基因突变谱目前还不明确，因而还缺乏可靠的靶向药物。与不吸烟患者不同的是，吸烟患者发生突变的驱动基因不是一个，而是复杂网络，这给其个体化治疗的研究造成了很大挑战。在鳞癌患者中，其盘状结构域受体 2（discoidin domain receptor 2，DDR2）激酶基因中可检测到成纤维细胞生长因子受体 1（fibroblast growth factor receptor 1，FGFR1）的基因扩增和突变。另外，还检测出存在 *PIK3CA*、*SOX2* 扩增及 *EGFR* 变异Ⅲ突变，这些基因异常已成为鳞癌正在研究的靶点或潜在的研究靶点。

一、*EGFR* 突变及 EGFR-TKI

（一）*EGFR* 突变

　　转化生长因子 -α（transforming growth factor-alpha，TGF-α）是一种恶性肿瘤自分泌的生长因子，TGF-α 过表达及其特异性受体 EGFR 异常与肿瘤的侵袭性及预后不良有关。

　　EGFR 是跨细胞膜的表面酪氨酸激酶受体中 HER/ErbB 家族的一部分，控制着跨膜信号通路的转导，进而影响着重要的细胞功能，包括细胞增殖、血管生成和细胞凋亡。EGFR 由胞外结构、跨膜结构及胞内结构三部分组成，胞外结构与配体结合，接收外部信息，与之相连的是一段跨膜结构，胞内结构为酪氨酸激酶活性区域。EGFR 以无活性的单体存在，一旦有信号分子与其细胞外结构域结合，两个单体受体分子在膜上形成同源或异源二聚体，其细胞内结构域的尾部相互接触，激活其蛋白激酶功能，使酪氨酸残基发生磷酸化，后者立即成为细胞内信号蛋白的结合位点，可能有 10～20 种不同的细胞内信号蛋白与之结合后被激活。信号复合物通过几种不同的信号转导途径，级联放大，激活细胞内的一系列生化反应；或者将不同的信息综合起来引起细胞的综合性应答。

　　在包括 NSCLC 在内的恶性细胞中，EGFR 的活性出现失控，表现为基因扩增、表达上调和突变。在 NSCLC 的 *EGFR* 基因突变中，19 外显子在 LeuArgGluAla 序列（E746-A750）中的缺失和 21 外显子 Leu858Arg（L858R）突变占 85%～90%。各突变位点的预后意义并不明朗；另一方面，20外显子的插入突变及原发性T790M点突变与EGFR-TKI的原发性耐药有关。

（二）EGFR-TKI

为下调EGFR活性，研究者们进一步研究了EGFR抑制药，目前分两大类：EGFR-TKI通过与酪氨酸激酶水解基团中的ATP竞争性结合来抑制酪氨酸激酶活性；单克隆抗体（monoclonal antibody）可与配体直接结合，从而阻断配体与受体结合引起的受体活化。这两大类EGFR抑制药的特点如下：① EGFR-TKI，如厄洛替尼和吉非替尼等，是小分子制剂，口服可吸收，其敏感性与*EGFR*的19外显子缺失或21外显子L858R突变有关。已有多项随机对照研究证实，存在*EGFR*突变的患者使用EGFR-TKI一线治疗，无进展生存期（PFS）优于使用单纯化疗，75%的突变型患者使用EGFR-TKI（厄洛替尼和吉非替尼）后出现影像学缓解，PFS为12个月左右，较野生型（wild type，WT）患者有显著差异，部分研究中总生存期（OS）也有差异。现EGFR-TKI已成为存在*EGFR*突变的晚期NSCLC患者一线治疗方案的优先选项；在二线治疗中，EGFR-TKI的疗效明显优于安慰剂，与化疗的疗效相当，已成为二线治疗的一个选项；EGFR-TKI在辅助治疗中的作用正在研究中。②大分子的EGFR抗体，如西妥昔单抗等，这类制剂只能静脉使用，其疗效与*EGFR*突变无关，而与*KRAS*突变负相关。

EGFR-TKI目前已批准上市的有三代，第一代有吉非替尼、厄洛替尼、埃克替尼；第二代为不可逆性，具有多个作用靶点，选择性较差，虽然在临床前试验中可以抑制T790M突变，但其对野生型*EGFR*也有一定的结合力而引起相关毒性，因此在临床试验中无法达到抑制*EGFR*T790M突变需要的足够药物剂量；第三代亦为不可逆性的、选择性的EGFR-TKI，致力于克服T790M介导的药物抵抗，显示出了令人鼓舞的疗效，同时对*EGFR*敏感突变亦有抑制作用，对野生型受体没有明显的抑制作用，目前批准上市的仅有奥希替尼（AZD9291）。第一代和第二代已成为*EGFR*突变阳性晚期NSCLC患者的标准一线治疗。2017年7月27日公布的FLAURA研究是奥希替尼和第一代EGFR-TKI头对头比较的大型Ⅲ期研究结果，该研究达到其主要研究终点，奥希替尼一线治

疗 *EGFR* 突变的 NSCLC 较第一代 EGFR-TKI 能显著延长无进展生存时间，并具有统计学差异和临床意义，使得第三代也有望成为一线治疗的选择。

二、EML4-ALK 抑制药在 NSCLC 中的应用

EML4-ALK 融合突变最初于 2007 年报道，由 2 号染色体短臂插入引起，*ALK* 部分均包括开始于第 20 外显子的编码细胞内酪氨酸激酶结构域的基因片段，*EML4* 部分则包括长短不一的编码蛋白 N 端肽链的基因片段。所有这些融合基因均有生物学功能，*EML4-ALK* 融合突变可导致 *ALK* 癌基因的替代性激活，其表达产物为一种嵌合赖氨酸激酶，在肿瘤发生和发展中起关键作用。

研究发现 *EML4-ALK* 重排人群具有独特的临床特点，治疗反应也不同于其他突变人群或野生型人群。Shaw 等选择具有以下 2 项或 2 项以上特点的人群进入基因筛选，即女性、亚洲人、从不或少量吸烟、腺癌。采用 FISH 法检测 *EML4-ALK* 重排，IHC 法进一步证实 *ALK* 的表达，*EGFR* 和 *KRAS* 突变的检测采用直接测序法。结果发现，在选择的 141 例患者中，19 例（13%）是 *EML4-ALK* 突变，31 例（22%）是 *EGFR* 突变，91 例（65%）是 *ALK* 和 *EGFR* 均为野生型（WT/WT）。与 *EGFR* 突变及 WT/WT 人群相比，*EML4-ALK* 突变人群明显年轻，男性更多；与 WT/WT 人群相比，*EML4-ALK* 突变人群与 *EGFR* 突变人群一样，更明显多见于从不或少量吸烟人群；在病理类型的分布上，18 例 /19 例 *EML4-ALK* 突变患者是腺癌。在已出现转移的患者中，*EML4-ALK* 阳性者不能从 EGFR-TKI 的治疗中获益。*EML4-ALK* 突变人群和 WT/WT 人群对铂类化疗的反应率相似，在 OS 上也无差别。

克唑替尼是一种可口服、ATP 竞争性的、选择性抑制 ALK 和 MET 酪氨酸激酶的小分子化合物，抑制活化 ALK 中的酪氨酸发生磷酸化，从而静默融合基因的蛋白质产物的功能，化疗耐药的 *EML4-ALK* 融合突变阳性 NSCLC 患者对此药有 70% 的反应率。Kwak 2009 年第一个报道了在目标 NSCLC 人群中 ALK 抑制药可缩小肿瘤的 I 期临床研究结果。得到的克唑替尼（PF02341066）推荐剂量为 250mg，每天 2 次，q28d。随后他们立即进行了扩展队列研究，并于 2010 年报道了结果。

1500 例左右 NSCLC 患者中，82 例有 *ALK* 基因破裂（FISH 法检测）者进入研究（其中的 70 例最终得到中心实验室的确认）。在分子学分析中，其中 31 例有足够的标本量能采用 RT-PCR 法检测外显子断裂位点，最常见的基因型为 *EML4* 的 13 外显子和 *ALK* 的 20 外显子融合（13 例 /29 例），另外还检测到有 *EML4* 的外显子 6、6b、18 和 20 断裂（7 例 /29 例）。9 例未能证实存在 *EML4-ALK* 融合，可能是因为不是上述这些 *EML4* 外显子和 *ALK* 20 外显子发生重排，也可能根本不是 *EML4* 和 *ALK* 重排。因可统计的样本量太少，对这些患者的分析不足以证实 *EML4-ALK* 的断裂点与吸烟史或反应率的关系。共有 25 例患者的标本量还可进行 *ALK* 的 IHC 检测，结果均为阳性，而 FISH 阴性标本或正常肺组织 IHC 检测 *ALK* 均为阴性。在临床特点分析中，存在 *EML4-ALK* 融合的患者比未融合者年轻、很少或从未吸烟、腺癌，尤以印戒细胞多见。在疗效上，平均治疗时间为 6.4 个月，总反应率 57%（47 例，其中 46 例达到 PR，1 例达到 CR）；33%（27 例）达到 SD，63 例患者（77%）在试验终止后仍继续用药，推测 6 个月 PFS 率为 72%。研究结果发表时尚未达到中位生存期，提示绝大多数患者服用克唑替尼后病灶可缩小或稳定，与二线化疗的 RR 10%、PFS 14 周、6 个月 PFS 率 27.2% 相比，克唑替尼的疗效是令人难忘的。药物仅引起 1～2 度胃肠道反应。意外的是，所有病例的 MET 扩增是阴性的，引起了克唑替尼对 MET 的抑制作用是其作用机制之一的怀疑。另外值得一提的是，所有 *EML4-ALK* 融合的患者都不伴有 *EGFR* 突变，而两者在几项关键临床特征上是相似的，如腺癌、非吸烟史。

不同于 EGFR-TKI 的 I 期和 III 期临床研究相隔了约 10 年，克唑替尼的 III 期研究与第一项 I 期临床研究仅仅相隔 3 年后已在进行。鉴于 II 期研究中克唑替尼的突出疗效，2012 年 NCCN 指南已把克唑替尼列为存在 *ALK* 重排的患者一线治疗的选择。

三、多靶点靶向药物在 NSCLC 中的应用

多靶点靶向药物多是在其他肿瘤应用有效的基础上，进一步探讨在 NSCLC 中应用的可能性，现已取得了一些值得期待的结果。

（一）凡德他尼（vandetanib）

在临床前资料中，EGFR-TKI 的耐药与肿瘤来源的或宿主来源的 VEGF 过多表达有关。凡德他尼是可口服的同时针对 VEGFR 和 EGFR 的靶向制剂，在肺癌的异位移植瘤中证明凡德他尼可阻断 EGFR-TKI 的原发性和继发性耐药。

（二）拉帕替尼（lapatinib）

EGFR 可通过同源二聚体或异源二聚体与 HER2 共用信号通路，因而将两者联合阻断可能发挥协同作用。拉帕替尼（GW572016）是一个可口服的、可逆的 EGFR 和 EGFR-2（HER2/neu，HER2）双阻断药，已被批准联合卡培他滨治疗 *ErbB-2* 过度表达的、既往接受过包括蒽环类、紫杉醇类和曲妥珠单抗治疗的晚期或转移性乳腺癌。Helen 等把拉帕替尼 1500mg，每天 1 次，或 500mg，每天 2 次用于复发或转移的 NSCLC 的二线治疗，1 例 /75 例（1.3%）达到 PR，16 例（21.3%）达到 SD ≥24 周，随后在目标人群（支气管肺泡癌或无吸烟史）中，14 例 /56 例（25%）达到 SD ≥24 周。达到 SD 的患者进行了 *EGFR* 和 *HER2* 的突变检测或扩增分析，其中有 3 例患者有 *EGFR* 突变、2 例有 *EGFR* 扩增，未发现 *HER2* 突变，2 例 *HER2* 扩增患者中 1 例肿瘤大小缩小了 51%，他们认为拉帕替尼单药未能达到显著增加有效率的目的。

（三）舒尼替尼（sunitinib）

舒尼替尼是 VEGFR-1、VEGFR-2、VEGFR-3、PDGFRs、KIT、FLT3、RET 和 CSF-1R 阻断药，已被批准用于转移性肾癌和伊马替尼耐药或不能耐受的胃肠道间质瘤的治疗，在 NSCLC 中也显示出抗肿瘤活性。

（四）索拉非尼（sorafenib）

最初是将多靶点激酶抑制药索拉非尼（BAY 43-9006）作为一种对 C-Raf 有潜在影响的 RAF 激酶抑制药进行研发的，后发现该药有多靶点效应，除 C-Raf 外，还可抑制 BRAF、VEGFR2、PDGFR、Fms 样酪氨酸激酶 -3（Fms-like tyrosine kinase-3，FLT-3）和干细胞生长因子，已被批准用于转移性肾癌和肝细胞肝癌的治疗。索拉非尼用于 NSCLC 的治疗尚处于临床研究阶段，目前结果尚不乐观。

四、BRAF 基因突变及 RAF 拮抗药

BRAF 基因编码受 RAS 调控的激酶，后者可介导细胞生长和恶性转化的激酶信号通路的激活。已发现 BRAF 突变在 7% 的肿瘤中存在，包括 60%～70% 的恶性黑色素瘤，29%～83% 的乳头状甲状腺腺瘤，4%～16% 的结直肠癌，在卵巢癌和 NSCLC 中较少。多靶点激酶抑制药索拉非尼有多靶点效应，除 C-Raf 外，还可抑制 BRAF、VEGFR2、PDGFR、FLT-3 和 c-Kit 等，已被批准用于转移性肾癌的治疗，在 NSCLC 中的研究见多靶点靶向药物在 NSCLC 中的研究进展。

五、NSCLC 的单克隆抗体靶向治疗

单克隆抗体可直接与配体结合从而阻断受体激活，化疗联合大分子靶向药物如 VEGF 的单克隆抗体贝伐珠单抗和 EGFR 的单克隆抗体西妥昔单抗等已被证实在 NSCLC 中较单用化疗有 TTP 和 OS 获益。

（一）贝伐珠单抗

1. 贝伐珠单抗联合化疗

在一个 II 期临床研究中一线 CBP 联合紫杉醇化疗加上贝伐珠单抗可改善疗效，然而鳞癌患者肺出血的概率较腺癌增加，因而在其后的贝伐珠单抗 III 期临床研究（E4599 和 AVAiL）中都仅入组非鳞癌患者。

2. 贝伐珠单抗联合 EGFR-TKI

在 2007 年报道的一个 II 期研究中，作为非一线治疗，贝伐珠单抗联合厄洛替尼取得了贝伐珠单抗联合化疗相似的结果（MST 分别为 13.7 个月和 12.6 个月，有显著差异）。但随后 Hainsworth 未能在 III B 期研究中验证这一组合的疗效，MST 分别为 9.3 个月和 9.2 个月，没有显著差异。

III 期 ATLAS 研究比较了贝伐珠单抗联合厄洛替尼较单用贝伐珠单抗在 NSCLC 一线治疗后的维持治疗中的疗效，因中期分析显示联合组的 PFS 显著延长，此研究提前终止。

（二）西妥昔单抗

西妥昔单抗是第一个应用于临床的抗 EGFR 人鼠嵌合型 IgGl 的单克隆抗体，由于在肿瘤缓解率、肿瘤控制率和 TTP 上的优势，美国

FDA通过快速通道于2004年2月正式批准西妥昔单抗联合伊立替康用于治疗既往含伊立替康方案治疗失败且EGFR表达的转移性结直肠癌，也可单独用于伊立替康治疗失败且不能耐受伊立替康或不愿意接受化疗的EGFR表达的转移性结直肠癌。在NSCLC的使用也取得了一些进展，研究发现可延长进展期NSCLC的生存时间。

2009年报道的多国家、多中心、非盲态Ⅲ期临床研究（FLEX）比较了化疗联合西妥昔单抗较单用化疗在EGFR阳性（IHC检测）ⅢB期或Ⅳ期NSCLC中的疗效差异。化疗方案为cDDP 80mg/m²，第1天，NVB 25mg/m²，第1、8天，q21d，6个周期，西妥昔单抗400mg/m²，第1天，之后250mg/m²，每周1次，持续至病情进展或毒性不可接受。化疗联合西妥昔单抗组557例，单用化疗组568例，中位PFS分别为11.3个月和10.1个月，有显著性差异。与西妥昔单抗有关的主要不良反应为痤疮样皮疹（10%，3度）。

西妥昔单抗目前还未被FDA批准用于肺癌治疗，但某些患者亚群可能会从中受益，值得进一步研究，尽管这些患者亚群还有待于识别。

第二节　肺癌靶向治疗的不良反应及护理

一、靶向治疗的不良反应

1. 输液反应

多出现在患者首次使用药物时，例如出现发热和寒战。

2. 各类型心脏毒性

主要表现为心功能不全及心率异常的体征和症状，如心悸、胸闷、心动过速和心律失常等，严重时可出现呼吸困难、端坐呼吸、肺水肿、S3奔马律或射血分数低。

3. 与HER1/EGFR抑制剂相关的腹泻

主要为大便次数明显增多和大便性状的改变。通常，腹泻时的大便性状可表现为稀便、水样便、黏脓便或脓血便。严重腹泻时，患者可出现口渴、皮肤黏膜弹性变差等脱水症状，少数患者还会伴有明显中毒症状（烦躁、精神萎靡、嗜睡、面色苍白、高热或体温不升、外周白细胞计数明显增高等）表现。

4. 代谢失调

低镁血症是西妥昔单抗的常见副作用。

5. 皮肤反应

与 EGFR 导入疗法相关；EGFR 抑制剂包括厄洛替尼、西妥昔单抗，可导致丘疱疹暴发、皮肤干燥、瘙痒、甲沟炎、脱发、脸上多毛、超长睫毛。

6. 胃肠道穿孔

贝伐珠单抗有报道，穿孔可以发生在胃肠道的任何部位（如胃、小肠、结肠、直肠等），临床表现主要为腹痛、恶心、呕吐、发热等。

7. 静脉血栓栓塞（VTE）

癌症患者的常见并发症，静脉血栓栓塞发生率的增加与贝伐珠单抗引起内皮细胞改变、细胞因子释放及其他细胞的相互作用相关。

8. 贝伐珠单抗和 mTOR 抑制剂影响伤口愈合的过程

包括手术伤口的裂开和手术伤口愈合的延迟，VEGF 是参与组织修复和伤口愈合的重要因素，而抗 VEGF 治疗则会阻止新生血管的形成，从而导致术后伤口愈合的延迟以及伤口愈合综合征的发生。

9. 毛细血管渗漏综合征

体液从血管渗入组织中，IL-2 和 IL-11 也可见，最终导致水肿、体重增加、低血压、尿量减少。

10. 口腔炎

常在用药开始第 13～19 天出现，患者口腔黏膜出现红斑、水肿、糜烂，进一步形成点状、片状溃疡，可波及上下唇、双颊、舌、口底黏膜；黏膜溃疡表面覆盖伪膜、渗血，引起疼痛、吞咽困难、味觉异常等。

二、靶向治疗患者的护理

1. 指导

指导患者治疗前控制高血压，治疗时监测生命体征，特别是监测血压。

2. 皮肤护理

（1）及时发现皮疹的早期症状。

（2）防晒，可使用防晒霜。

（3）保持皮肤湿润，皮疹者可应用类固醇药物，应用局部抗生素治疗丘疹。

（4）预防甲沟炎，定时修剪指甲，每天用 1∶10 浓度的白醋浸泡。

（5）瘙痒护理，可使用润肤油，冷敷。

3. 预防出血

（1）控制高血压。

（2）告知患者轻微出血的处理方法，如贝伐珠单抗引起的鼻出血。

（3）开始抗凝治疗之前要慎重锻炼。

（4）维持血小板在正常范围。

4. 缓解疲乏

（1）指导患者定期评估有无疲乏及疲乏的原因，如贫血、甲状腺功能减退症、心肌病、脱水。

（2）纠正已知因素，节约体能，分散注意力。

（3）适量运动是缓解疲乏的有效方法。

5. 预防腹泻

（1）合理饮食，少食多餐，避免食用油腻、辛辣等易引起腹泻的食物。

（2）保持水电解质平衡，每天摄入 3000～4000mL 液体。

（3）避免摄入产气和引起胃痉挛的食物，如菜花、卷心菜等十字花科蔬菜；禁止摄入奶制品；避免或限制摄入咖啡因。

（4）"BRAT"饮食模式（即香蕉、米饭、苹果酱、烤面包）可治疗腹泻。

6. 代谢失衡的护理

（1）高血糖　mTOR 抑制剂治疗前应将血糖控制在最佳水平，治疗前后检测血糖。

（2）低镁血症　观察患者有无心血管、神经肌肉或行为异常等低镁血症症状；在抗 EGFR 治疗期间和治疗完成后 8 周监测电解质和血清镁水平。

7. 口腔炎护理

使用不含乙醇的漱口液漱口。

8. 健康宣教

告知分子靶向治疗和生物治疗的潜在副作用，教会患者和家属自我观察。

第五章
肺癌的生物治疗及护理

肿瘤生物治疗主要包括免疫治疗和基因治疗，因其安全有效，且不良反应小，目前已经成为继手术、放疗、化疗之后的第四种肿瘤治疗模式，在肿瘤临床治疗中广泛应用。

第一节　肺癌的免疫治疗

肿瘤免疫学（tumor immunology）是研究肿瘤发生、发展与机体免疫系统之间的关系，以及应用免疫学原理对肿瘤进行预防、诊断和治疗的一门学科。下面将首先介绍机体抗肿瘤免疫应答的机制，随后讨论肿瘤逃避免疫系统监视的机制，最后总结免疫治疗在肺癌治疗中的应用。

一、机体抗肿瘤免疫应答的机制

免疫反应分为固有免疫和适应性免疫。固有免疫能够区分属于器官的正常组织和新遇到的非自身蛋白或异常细胞。因此，任何非自身物质，无论是起源于病毒感染、肿瘤转化，还是来源于另一个个体都会被效应细胞（如巨噬细胞、自然杀伤细胞等）非特异性识别并降解。适应性免疫是抗原特异性 T、B 淋巴细胞受到抗原刺激后被激活，并增殖、分化为效应细胞，最终发挥清除病原体或肿瘤细胞的作用。无论是固有免疫还是适应性免疫，都能对肿瘤细胞产生免疫应答。

1. 肿瘤抗原

肿瘤相关抗原（tumor associated antigen，TAA）通常分为三类。第一类是肿瘤特有抗原，它们多数由肿瘤细胞变异基因产生，其产物有可能在肿瘤发生发展过程中起重要作用。典型的例子就是基因突变可使癌基因活化或使抑癌基因失活，这种突变基因产物一方面能诱导和维持肿瘤的恶性表型，另一方面也为免疫治疗提供了良好的靶抗原，目前已在肺癌、黑色素瘤、结直肠癌、胰腺癌等肿瘤中发现该类抗原。第二类是过度表达的抗原，该类抗原实际上在多种组织和细胞上有表达，但在恶性肿瘤中过度表达，这些抗原通常是那些在正常情况下不表达的基因在转录水平上被重新激活所产生的。典型的例子是人表皮生长因子受体2（human epidermal growth factor receptor 2，HER-2），它在细胞生长、增殖、黏附和移动等生命活动中起重要作用，约30%的乳腺癌高表达HER-2，在肺癌、卵巢癌、结直肠癌、胰腺癌和前列腺癌等恶性肿瘤中也发现有不同程度的表达。该类抗原还包括癌胚抗原（carcinoembryonic antigen，CEA）、甲胎蛋白（alpha fetal protein，AFP）等。第三类是来源于肿瘤起源组织的分化抗原，这些抗原在某些特定的组织中表达，因此也可出现在该组织来源的肿瘤细胞上，并且可能在肿瘤细胞上有更高的表达。另外，病毒相关肿瘤中的病毒产物同样能够对免疫系统产生强有效的刺激引起免疫反应。

2.T淋巴细胞

T淋巴细胞对控制具有免疫原性的肿瘤细胞的生长起重要作用。T淋巴细胞并不能直接识别肿瘤抗原分子，而是需要抗原呈递细胞（antigen presenting cell，APC）摄取肿瘤抗原，将其处理成抗原多肽并与主要组织相容性复合物（major histo-compatibility complex，MHC）分子结合表达于APC表面，才能被T淋巴细胞识别。T淋巴细胞活化需要双信号，第一信号来自T淋巴细胞受体（T cell receptor，TCR）与MHC分子/抗原肽复合物的特异性结合，TCR不仅要识别抗原肽，还要与MHC分子相匹配，称为MHC限制性。T淋巴细胞活化的第二信号为协同刺激信号，由APC和T淋巴细胞表面黏附分子之间的相互作用产生，其中最重要的是B7与CD28分子之间的相互作用。第二信号对T淋巴细胞的活化同样非常重要，若缺乏第二信号，T淋巴细胞不但不能激活，反而处于克隆无能状态。此外，APC分泌的细胞因子，如IL-2、IL-12等，在T淋巴细胞的活化过程中也起重要作用。

T淋巴细胞分为CD4$^+$T淋巴细胞和CD8$^+$T淋巴细胞，在抗原识别和免疫效应中分别受到MHC Ⅱ类分子和MHC Ⅰ类分子的限制。CD4$^+$T淋巴细胞主要通过分泌细胞因子激活其他效应细胞和诱导炎症反应发挥抗肿瘤作用。CD4$^+$T细胞分为Th1和Th2两个亚群，Th1主要参与细胞免疫的调节，通过分泌IL-2、IFN-γ、TNF等细胞因子激活CD8$^+$T细胞、NK细胞和巨噬细胞，增强其杀伤能力，或促进靶细胞MHC Ⅰ类分子的表达，提高其对细胞毒性T淋巴细胞（cytotoxic T lymphocyte，CTL）的敏感性。Th2 主要参与体液免疫的调节，通过分泌 IL-4、IL-5、IL-6、IL-10 等细胞因子促进 B 淋巴细胞的增殖分化和抗体产生。

CD8[+]T 淋巴细胞被认为是抗肿瘤免疫应答最重要的效应细胞。激活的 CD8[+]T 淋巴细胞又称为 CTL，能够特异性杀伤肿瘤细胞，其杀伤机制包括：①分泌型杀伤，通过分泌效应分子（如穿孔素、颗粒酶、淋巴毒素、TNF 等）引起靶细胞的裂解或凋亡；②非分泌型杀伤，激活的 CD8[+]T 淋巴细胞表面表达的 FAS 配体与肿瘤细胞表面的 FAS 分子结合，诱导肿瘤细胞凋亡。

3.B 淋巴细胞

在肿瘤抗原的刺激下，B 淋巴细胞可被激活，并分化、增殖形成浆细胞，分泌肿瘤抗原特异性抗体，介导体液免疫应答杀伤肿瘤细胞，同时 B 淋巴细胞还能摄取、加工和呈递抗原，是体内重要的 APC。体液免疫应答通过以下几种方式发挥抗肿瘤作用：①激活补体系统溶解肿瘤细胞：细胞毒性抗体 IgM 和某些 IgG 亚类与肿瘤细胞表面抗原结合后，发生变构并暴露出补体结合位点，以经典途径激活补体形成膜攻击复合物，使肿瘤细胞溶解，称为补体依赖的细胞毒性（complement dependent cytotoxicity，CDC）。②抗体依赖细胞介导的细胞毒作用：IgG 特异性结合肿瘤细胞表面抗原后，其 Fc 段可发生变构，与巨噬细胞、NK 细胞、中性粒细胞表面的 Fc 受体结合，并将其激活，激活的效应细胞通过释放 TNF、IFN-γ 等细胞因子和颗粒胞吐杀伤肿瘤细胞，称为抗体依赖细胞介导的细胞毒作用（antibody-dependent cell-mediated cytotoxicity，ADCC）。③抗体的调理作用：吞噬细胞可通过其表面的 Fc 受体吞噬结合抗体的肿瘤细胞，称为抗体的调理作用。④抗体的封闭作用：肿瘤细胞表面可过表达某些受体，与其相应的配体结合后可刺激肿瘤细胞生长。特异性抗体可通过与肿瘤细胞表面相应受体结合，阻碍其功能，从而抑制肿瘤细胞的增殖。⑤抗体改变肿瘤细胞的黏附特性：抗体与肿瘤细胞表面的抗原结合后，可干扰肿瘤细胞的黏附特性，阻止其克隆形成及与血管内皮的黏附，从而有助于控制肿瘤的生长与转移。

4. 树突状细胞

在没有共刺激信号的情况下，把抗原呈递给幼稚的 T 淋巴细胞可以导致免疫耐受。共刺激信号可以由细胞因子或者特异性的共刺激分子产生。共刺激分子主要表达在巨噬细胞、单核细胞、B 淋巴细胞及树突状细胞（DC）等 APC 的表面。有效的抗原呈递是通过 APC 把抗原呈递给幼稚的 T 淋巴细胞。

DC 是最有效的抗原呈递细胞。DC 呈递的抗原来自内吞的抗原性物质，抗原性物质可以是可溶性的抗原甚至凋亡的肿瘤细胞。抗原性物质内吞后被 DC 内部处理，加工成小肽段，然后与 MHC 分子结合，并被呈递到细胞表面，同时共刺激分子表达在 DC 的表面上。DC 高表达 MHC 分子，这对 CTL 的识别是必需的。黏附分子和共刺激分子的大量表达及 T 淋巴细胞特异性趋化因子的产生对于免疫微环境的形成极为重要，只有在这种环境下，才能引起有效的免疫应答。自身诱导耐受的肿瘤细胞一旦和 DC 结合，便能引起有效的免疫应答。DC 除了在呈递抗原给 CTL 方面发挥作用外，在诱导 CD4$^+$T 淋巴细胞和自然杀伤细胞反应方面同样非常重要，这使得 DC 成为抗肿瘤免疫反应的枢纽，具有巨大的临床应用价值。

5. 自然杀伤细胞

自然杀伤（NK）细胞具有很强的杀伤肿瘤能力，其杀伤作用无肿瘤抗原特异性和 MHC 限制性，是机体抗肿瘤免疫的第一道防线。

NK 细胞无需预先致敏，可以直接杀伤恶性肿瘤细胞、病毒感染的细胞及 MHC 不相容的移植细胞，这是由于 NK 细胞识别它们与正常的自身组织不同。为获得这种选择性的杀伤效应，NK 细胞的活性通常是被表达于自身组织表面的自体 MHC Ⅰ 类分子通过特异性受体所抑制。恶性肿瘤细胞和病毒感染的细胞会出现 MHC Ⅰ 类分子表达的下调，这就使 NK 细胞被激活并杀伤这些靶细胞。NK 细胞的杀伤机制包括：①释放穿孔素、颗粒酶、NK 细胞毒素因子、TNF 等使肿瘤细胞溶解破裂；②通过 ADCC 发挥抗肿瘤作用。ADCC 是清除细胞内病原体和肿瘤细胞的一个重要方法。在这种情况下，抗原通常以跨膜蛋白的形式表达于细胞表面，并且被抗体的抗原结合部位所识别，然后抗体的尾部结合到 NK 细胞和巨噬细胞的 Fc 受体上，从而产生一个活化信号，并最终导致靶细胞的裂解。

NK 细胞能够产生一系列细胞因子，包括 IFN-γ、TNF-α、粒细

胞 - 巨噬细胞集落刺激因子（GM-CSF）、单核细胞集落刺激因子（M-CSF）、IL-2、IL-3、IL-5 和 IL-8 等。NK 细胞分泌的细胞因子能够影响 CD4$^+$ 辅助性 T 淋巴细胞反应，并激活巨噬细胞，从而影响适应性免疫反应的进程。NK 细胞还可以激活 B 淋巴细胞产生抗体，甚至发挥 APC 的功能，以 MHC Ⅱ 类限制性的方式呈递抗原给特异性的 T 淋巴细胞克隆，而且缺乏 NK 细胞会妨碍 CTL 的激活。因此，NK 细胞在调节 B 淋巴细胞和 T 淋巴细胞介导的免疫应答方面发挥重要作用。

6. 巨噬细胞

巨噬细胞不仅是 APC，而且还是吞噬、溶解和杀伤肿瘤细胞的效应细胞。巨噬细胞杀伤肿瘤细胞的机制包括：①活化的巨噬细胞与肿瘤细胞结合后，通过溶酶体酶直接杀伤肿瘤细胞；②活化的巨噬细胞还可分泌 TNF、NO 等细胞毒性因子，间接杀伤肿瘤细胞；③巨噬细胞还通过 ADCC 杀伤肿瘤细胞。

二、肿瘤逃避免疫系统监视的机制

1. 识别与选择

有效的肿瘤识别和细胞毒反应对肿瘤细胞造成了一种选择压力，于是肿瘤以下面几种方式求得生存：①目前被识别的抗原不再表达，也就是所谓的抗原丢失变异；②抗原呈递关键分子发生基因编码突变，使肿瘤发生有缺陷的抗原呈递；③ MHC 分子表达下调，从而抑制 T 淋巴细胞的识别。

2. 免疫反应的下调

在通常的生理条件下，某些组织（如肝、眼和睾丸）能够下调直接针对这些重要器官的免疫反应，取得这种效果主要是通过局部释放抑制性因子及在细胞表面上表达 Fas 配体，它们与 T 淋巴细胞表面的相应受体或 Fas 分子的结合导致免疫效应细胞凋亡。Fas 配体同样表达在一些恶性肿瘤细胞表面，从而保护这些肿瘤细胞抵抗淋巴细胞的杀伤。

另外，某些肿瘤通过产生一种可溶性的假 Fas 分子来和免疫效应细胞上的 Fas 配体结合，从而保护肿瘤本身不发生凋亡。诱骗受体 3（decoy receptor 3，DcR3）是一种可溶性受体，它能与 Fas 配体结合，抑制 Fas 配体诱导的细胞凋亡，帮助肿瘤细胞逃避机体免疫系统的清除。在许多人类恶性肿瘤，如肺癌、肝癌、胰腺癌、神经胶质瘤及病毒相关淋巴瘤中都可检测到 DcR3 表达增高。

3. 诱导耐受

肿瘤能够通过某些机制诱导免疫耐受。T 淋巴细胞的活化需要双信号，第一信号为特异性的抗原识别信号，第二信号即协同刺激信号。协同刺激信号为 T 细胞活化所必需，它决定接受抗原刺激的 T 淋巴细胞发生增殖还是凋亡。免疫识别要引起细胞毒反应，必须存在共刺激分子，肿瘤细胞表面共刺激分子的缺失能够诱导免疫耐受，而且肿瘤不能提供使免疫效应细胞发挥最佳功能的"危险"信号微环境和相关的细胞因子，因为主要的过程是癌变而不是炎症。

4. 肿瘤抗原加工呈递障碍

抗原加工呈递可分为 MHC Ⅰ 类呈递途径、MHC Ⅱ 类呈递途径和交叉呈递途径。一般而言，内源性抗原经 MHC Ⅰ 类途径呈递，外源性抗原经 MHC Ⅱ 类途径呈递，另外还存在交叉呈递，部分外源性抗原可经 MHC Ⅰ 类途径呈递。巨大多功能蛋白酶（large multifunctional protease，LMP）和抗原肽转运体（transporter of antigenic peptide，TAP）在抗原的加工呈递过程中起重要作用。有研究利用重组痘苗病毒转染 26 种人类肿瘤细胞系，使其瞬时表达鼠的 MHC Ⅰ 类分子，观察肿瘤细胞的抗原呈递功能。结果发现 3 种人类小细胞肺癌细胞始终不能将内源性蛋白呈递给 MHC Ⅰ 类分子限制性痘苗特异性 CTL。原因是这些细胞的 LMP-1、LMP-2、TAP-1、TAP-2 分子 mRNA 表达水平降低，不能将 MHC Ⅰ 类分子从胞质内质网转移到细胞表面。免疫组化分析表明包括肺癌在内的多种人类肿瘤 TAP-1 表达减少。

5. 癌症患者的免疫缺陷

前面提到的关于肿瘤逃避免疫系统监视的所有因素在肿瘤部位都有可能发挥一定作用。同时癌症患者营养不良、免疫抑制治疗也是重要因素，还可能包括其他未知因素。

三、免疫治疗在肺癌治疗中的应用

（一）早期非小细胞肺癌患者免疫治疗进展

手术是早期 NSCLC 最常见的治疗手段，5 年 OS 率为 41%（ⅢA期）～92%（ⅠA1 期）。为进一步降低术后复发及死亡风险，许多临床试验试图通过增加辅助或新辅助治疗的方法改善早期 NSCLC 患者预后。但传统化疗方案辅助和新辅助治疗 NSCLC 获益有限，5 年 OS 率仅分别提高 5.4% 和 5.0%。免疫检查点抑制剂（immune checkpoint inhibitor, ICI）在治疗晚期 NSCLC 中的优异表现为早期 NSCLC 治疗提供了新方向，将免疫治疗防线前移能否使早期 NSCLC 患者从中取得相似的生存益处，是目前的研究热点。

1. 新辅助免疫治疗进展

新辅助治疗的概念首先由 Frei 在 1982 年治疗胃癌患者时提出，此概念既往主要是指在恶性肿瘤局部治疗、手术或放疗前给予的全身或局部化疗，又称术前化疗。利用术前化疗的方式杀灭部分肿瘤细胞，以期使肿瘤体积得到有效缩小，从而把手术根治的机会提高，使转移复发的可能性降低，最终改善临床预后，延长患者生存。但在后续投入临床应用时发现传统新辅助化疗的方法并未能显著提高临床预后效果，患者的 5 年生存率提高不到 5%，尽管效果欠佳，但这一技术为肿瘤治疗提供了新的思路。目前，免疫检查点抑制剂已经被广泛应用于多种恶性肿瘤的治疗当中，例如黑色素瘤和肝癌，并且治疗效果非常可观。目前，有关免疫检查点抑制剂在 NSCLC 患者的新辅助免疫治疗中的研究也在逐步开始，基于对各类免疫检查点的理论研究，通过使用免疫检查点抑制剂抑制各类免疫调节受体与配体的结合，来提高宿主免疫系统对肿瘤细胞的杀伤能力，达到缩减肿瘤体积的效果。目前，这种 NSCLC 新辅助免疫治疗已经取得了一定成绩，在可切除 NSCLC 患者行新辅助免疫治疗后，患者的主要病理缓解率可达 45%，完全病理缓解率达到 15%，这一结果有力证明了新辅助免疫治疗在 NSCLC 中的可行性。

此外，2023 年美国癌症研究协会（American Association for Cancer Research，AACR）年度会议上公布的 CheckMate-816 研究中国人群亚组数据更加出色，纳武利尤单抗联合化疗 3 年无事件生存（EFS）率达

60%，与单纯化疗相比，3年EFS率提高达24%，疾病进展、复发或死亡风险下降达53%；不论疾病分期、肿瘤组织学类型、PD-L1表达如何，各个关键亚组均可观察到纳武利尤单抗联合化疗的EFS获益趋势。

2. 新辅助免疫治疗的作用机制

在正常情况下，当健康的体细胞突变为肿瘤细胞后，人体免疫系统会发挥监控和清除作用，调动人体内的巨噬细胞和自然杀伤细胞（NK细胞）等固有免疫细胞介导固有免疫反应，或调动抗原呈递细胞通过把肿瘤抗原呈递给T细胞和B细胞激活适应性免疫应答，达到杀灭肿瘤细胞的目的。相较于接受新辅助化疗的NSCLC患者，术前接受新辅助免疫治疗者肿瘤部位拥有破损程度更低的毛细血管和淋巴管，这更有利于免疫细胞和免疫活性物质到达肿瘤内部，发挥功能。另外，新辅助免疫治疗能够使免疫细胞彻底活化，继而杀伤肿瘤细胞。此外，新辅助免疫治疗可以促进适应性免疫细胞对于肿瘤抗原的高效识别，保障了术后具备特异性抗肿瘤功能的适应性免疫细胞和体液免疫细胞在NSCLC患者体内的储备量，实现了免疫记忆时长的有效延长，从而显著降低了微型病灶的转移概率，进一步保障治愈率。

3. 新辅助免疫治疗的治疗方案及治疗效果

（1）新辅助单药免疫治疗　最早与NSCLC新辅助免疫治疗相关的研究是于2018年开展的前瞻性Ⅱ期临床研究CheckMate-159。该研究组招募21例可切除的Ⅰ～ⅢA期初治NSCLC患者，在手术前接受两个周期纳武利尤单抗新辅助治疗，其中有一位患者患有免疫治疗相关性肺炎，因此在术前未接受两个周期纳武利尤单抗治疗的情况下，在28天与其他患者一起进行根治性手术治疗。根治性手术结束后，肿瘤完全切除率高达100%，主要病理反应率达到45%，病理完全缓解率达到15%。后续随访报告称，这次研究中20名患者的18个月无复发存活率达到了72.5%，术后患者3级及以上治疗相关不良事件发生率为4.5%（3级，皮肤）。利用RECIST评估出的结果让人眼前一亮，这次前沿临床研究得到的远低于新辅助化疗的长期不良事件发生率，也使得应用免疫检查点抑制剂对NSCLC进行新辅助免疫治疗的安全程度和执行效果得到了强有力的佐证。另外，针对程序性死亡受体1的免疫检查点抑制剂——国产药物信迪利单抗也在2021年6月获得国家药品监督管理局的批准后，应用于ⅣB期鳞状NSCLC的治疗一线。在ⅠB期临床试验招募的40例患者中，37人在接受两个周期的免疫检查点抑制剂新辅助免疫治疗后于28天后接受根治性手术治疗，患者的主要病理反应率和病理完全缓解率分别达到了40.5%和16.2%，5级以上治疗相关不良事件发生率仅为5%，这一数据对国内NSCLC新辅助免疫治疗的开展起到了极大的激励作用。

（2）新辅助单药免疫治疗联合化疗　随着新辅助单药技术的日益成熟，人们开始在免疫治疗联合化疗或其他药物的联合治疗领域展开相关研究。在新辅助治疗领域，目前已有多个Ⅲ期临床研究证明了新辅助单药免疫联合化疗的可行性与巨大优势。帕博利珠单抗联合化疗在治疗NSCLC方面的良好预后效果经KEYNOTE-189和KEYNOTE-407两个Ⅲ期临床试验研究被充分证实，即患者的无进展生存空间与传统术后化疗相比得到明显延长。证明在晚期NSCLC患者中应用阿替利珠单抗联合化疗针对晚期非鳞状NSCLC患者的优秀疗效也在IMpower130双盲Ⅲ期临床试验中得到有力说明。美国国立综合癌症网络指南通过以上研究确定帕博利珠单抗联合卡铂＋培美曲塞或卡铂加或不加紫杉醇为转移性NSCLC一线治疗方案；肯定了此前受过靶向治疗且在接受含铂药物化疗过程中出现病灶转移患者再接受阿替利珠单抗治疗时的显著效果。在术前免疫治疗领域，也开展了多项Ⅱ期临床研究，实验结果也充分肯定了新辅助免疫治疗联合化疗针对早中期NSCLC患者的治疗效果。术前新辅助免疫治疗联合化疗具有很高的安全性和可行性，可以应用于NSCLC的临床治疗。值得注意的是，尽管新辅助单药免疫治疗联合化疗这一治疗方案与传统新辅助化疗相比优势巨大，但与新辅助单药免疫治疗相比，联合化疗引起的不良反应较大，在应用于临床过程中应充分考虑患者的耐受度。

（3）新辅助免疫检查点抑制剂双药联合治疗　考虑到不同肿瘤细胞生存策略不同，逃避免疫反应利用的免疫检查点也不尽相同，这直接导致了不同NSCLC患者的肿瘤细胞可能存在一定差异，这种差异将对免疫检查点抑制剂的药效产生直接影响，出现同一免疫检查点的抑制剂作用于不同患者其效果可能产生较大差别的情况。针对这一现象，各项有关免疫检查点抑制剂双药联合治疗的研究陆续开展，旨在通过免疫检查点抑制剂双药联合治疗提高疗效。NEOSTAR 研究了纳武利尤单抗单药使用对比纳武利尤单抗与伊匹木单抗联合使用对可切除治疗的早期 NSCLC 患者的药效比对。把招募的 44 例早期 NSCLC 患者随机均分为两个小组。一个小组的患者应用纳武利尤单抗 3 个周期联合伊匹木单抗仅首个周期的治疗方案，另一小组的患者使用纳武利尤单抗进行 3 周期的治疗，术后结果显示采取单药治疗方案的患者主要病理反应率为17%，病理完全缓解率为 9%，客观缓解率为 22%；采用双药联合治疗的患者术后主要病理反应率为 30%，病理完全缓解率为 29%，客观缓解率为 19%。研究结果显示，单药治疗的效果与双药联合方案治疗效果相比药效较差，但双药治疗可能会引起不良反应，导致手术延期。上述实验初步证明了双药治疗的优越疗效，但其安全性依然有待于样本数量更多的 Ⅲ 期临床试验予以研究。

（二）晚期非小细胞肺癌患者免疫治疗进展

ICI 是针对相应免疫检查点研发的一些单抗类药物，通过阻断免疫检查点与其配体结合，解除免疫检查点引起的免疫功能抑制，重新激活免疫细胞发挥抗肿瘤作用。程序性细胞死亡蛋白 1（programmed cell death protein 1，PD-1）/ 程序性细胞死亡配体 1（programmed cell death ligand 1，PD-L1）抑制剂在近 10 年间发展迅猛，重塑了 NSCLC 治疗格局，成为晚期 NSCLC 一线标准治疗方式。2023 年各学会公布的数据再次夯实其一线"霸主"地位。欧洲肺癌大会（European Lung Cancer Conference，ELCC）公布 KEYNOTE-042 研究的中国人群 5 年数据更新结果显示，无论患者 PD-L1 表达水平如何，帕博利珠单抗单药治疗均可使 PD-L1≥1% 患者总生存期（OS）翻倍。EMPOWER-Lung-1 和 EMPOWER-Lung-3 研究更新的数据表明，无论单药还是联合化疗，均可为不适合同步放化疗的不可切除局部晚期 NSCLC 患者带来生存获益。对于 PD-L1＜1% 人群，KEYNOTE-189 及 KEYNOTE-407 扩展队列数据显示帕博利珠单抗联合化疗可提升 PD-L1＜1% 患者 OS、客观缓解率（ORR）及无进展生存期（PFS），进一步支持将帕博利珠单抗联合化疗作为 PD-L1＜1% 转移性 NSCLC 一线标准疗法。CheckMate-227 及 CheckMate-9LA 研究是关于双免疫联合治疗的研究，结果显示接受双免疫联合一线治疗 PD-L1≥1% 的Ⅳ期或复发性 NSCLC 患 6 年 OS 率为 22%，15% 患者完全缓解（CR）率或部分缓解（PR）率≥80%，6 年 OS 率可达 59%，PD-L1<1% 患者同样表现出优于传统化疗的 OS 获益。CheckMate-9LA 的 4 年 OS 随访数据表明，与化疗相比，双免疫联合治疗 + 化疗为转移性 NSCLC 带来的生存获益不受 PD-L1 表达水平和组织类型限制，中位 OS 时间分别为 11.0 个月和 15.8 个月。

1.PD-1 及其配体

（1）PD-1 与 PD-L1　目前 ICI 的疗效预测因子中研究最热的就是 PD-1 和 PD-L1，而免疫组化检测 PD-L1 的表达应用最为广泛，但这种方法存在主观性以及肿瘤内部异质性的问题，此外多种抗体检测在不同临界值标准下结果各异，因此也使这一方法更复杂。

① 纳武利尤单抗：中国临床肿瘤学会（CSCO）和 NCCN 指南中都推荐纳武利尤单抗二线治疗晚期非鳞状 NSCLC 且作为ⅠA 类证据。KEYNOTE-024 研究发现 PD-L1 表达大于 50% 的患者免疫治疗有获益；而 CheckMate-026 研究在数据分析时发现 PD-L1 表达≥50% 的患者疗效与纳武利尤单抗治疗无关。在世界肺癌大会（WCLC）上 Alfredo Addeo 教授提出 PD-L1 作为免疫治疗生物标志物仍存在局限性，大会上公布的 CheckMate-017 和 CheckMate-057 两项最新研究和既往的研究在对 PD-L1 表达程度分析时，发现纳武利尤单抗组较多西他赛组并未显示出更优的 OS 及 PFS。

② 帕博利珠单抗：2019 CSCO 指南提出帕博利珠单抗单药限 PD-L1 TPS ≥1%（ⅠA 类证据）Ⅱ级推荐，在 2019 NCCN 指南中，帕博利珠单抗作为ⅠA 类证据推荐使用。帕博利珠单抗是目前唯一获批一线作为晚期 NSCLC 治疗的 ICI，且 CSCO/NCCN/ESMO 等指南对于帕博利珠单抗单药推荐均限定为 PD-L1≥50% 的患者。既往的 KEYNOTE-010 研究比较了不同剂量帕博利珠单抗对比多西他赛治疗 PD-L1≥1% 的晚期 NSCLC 的反应率，基于 PD-L1≥50% 的亚组分析数据结果，FDA 批准帕博利珠单抗可二线治疗 Dako 22C3 检测的肿瘤 PD-L1≥1% 的晚期 NSCLC。CheckMate-078 是首个以中国人群为主的 ICI 二线治疗晚期 NSCLC 的Ⅲ期临床研究，于 2018 年 AACR 会议上首次公布。基于该研究结果，国家药品监督管理局批准纳武利尤单抗在中国

用于治疗 NSCLC 患者。该研究 2 年随访数据结合既往 CheckMate-078 亚组分析结果显示，在中国人群中晚期 NSCLC 患者无论 PD-L1 表达水平如何均长期获益。KEYNOTE-001 既往研究数据分析已证实帕博利珠单抗二线用于 PD-L1≥50% 的患者明显获益，其检测抗体 Dako 22C3 可作为诊断因子的检测，2019 年 ASCO 大会上公布的 KEYNOTE-001 的 5 年随访数据显示帕博利珠单抗单药一线治疗 PD-L1 TPS≥50% 的患者 5 年 OS 率达 29.6%，生存获益更明显。KEYNOTE-042 既往研究结果显示对于 PD-L1≥1% 的 NSCLC 患者，PD-L1 表达程度越高患者越获益，更新的数据对 TPS PD-L1 1%～49% 和≥50% 的患者进行分层分析发现主要还是 PD-L1≥50% 的患者明显获益，因此 FDA 于 2019 年 4 月批准其用于一线治疗 PD-L1 表达≥1% 的局部晚期或转移性 NSCLC 患者。KEYNOTE-189 既往研究提示 PD-L1 表达包括 PD-L1＜1% 的患者均可从帕博利珠单抗联合治疗中获益，而相关数据更新显示一线帕博利珠单抗联合化疗治疗晚期 NSCLC 患者，PD-L1 表达越高 OS 越获益，有相似设计的 IMpower132 却得出阴性结果。

③ 阿替利珠单抗：阿替利珠单抗（atezolizumab）在 2019 CSCO 指南中作为晚期 NSCLC 治疗的Ⅲ级推荐（ⅠA 类证据），2019 NCCN 指南亦推荐阿替利珠单抗（ⅠA 类证据），FDA 也批准阿替利珠单抗作为 NSCLC 治疗方案。Poplar 研究对免疫细胞和肿瘤细胞 PD-L1 的 SP42 抗体进行染色结果显示，阿替利珠单抗组均获益且随 PD-L1 表达的提高而增加。有研究对 PD-L1 表达亚组分析显示，阿替利珠单抗组疗效或与 PD-L1 表达相关，并提出阿替利珠单抗在 NSCLC 二线治疗时不需考虑 PD-L1 表达，且 SP42 抗体检测可作为补充检测因子。2019 ESMO 大会上公布的 IMpower110 研究显示阿替利珠单抗显著改善 PD-L1≥50% 的Ⅳ期 NSCLC 初治患者中位 OS 和中位 PFS，也提出 IMpower131 研究发现阿替利珠单抗在晚期鳞状 NSCLC 一线治疗的应用只在 PD-L1 高表达人群中 OS 获益。

④ 度伐利尤单抗：有研究结果显示 PD-L1＜25% 及 PD-L1≥25% 组 PFS 均延长，且 PD-L1≥25% 组 PFS 改善更显著，基于此研究，度伐利尤单抗批准治疗不可手术的含铂同步放化疗后疾病未进展的Ⅲ期 NSCLC 患者。

⑤ 卡瑞利珠单抗：WCLC 大会上吴一龙教授汇报的卡瑞利珠单抗在 PD-L1 不同表达水平的晚期 NSCLC 人群中的研究与二线化疗历史数据相比，无论 PD-L1 表达水平如何，卡瑞利珠单抗均可改善 ORR、PFS 与 OS，而 PD-L1 表达较高患者从卡瑞利珠单抗中获益更明显，PD-L1≥25% 患者的获益与晚期 NSCLC 一线双药化疗水平相当。

⑥ 双免疫治疗：CheckMate-817 研究探讨了纳武利尤单抗＋伊匹木单抗在Ⅳ期／复发 NSCLC 中的疗效，在 2018 年公布的 PD-L1 高表达的亚组中看到了较好结果。CheckMate-227 的 1a 部分结果表明，双免疫联合治疗对 ORR、CR 和 DOR 进行分析发现 PD-L1≥1% 的患者较 PD-L1＜1% 的患者明显获益。这也进一步显示双免疫联合治疗对 PD-L1≥1% 的患者长期控制肿瘤进展的优势。尽管 PD-L1 的表达在既往研究中展现出了疗效相关性，但约 10% 的 PD-L1 低表达或不表达患者对免疫治疗亦获益，也有部分 PD-L1 高表达者对免疫治疗无反应，此外有报道显示，NSCLC 患者在化疗后 PD-L1 表达会升高。总之 PD-L1 检测在临床上意义重大，可筛选出 ICI 一线治疗获益的人群从而优化资源，且获益程度与 PD-L1 表达程度有相关性，但具体是否可作为明确的预测因子仍需要大样本量临床数据的支持。

（2）PD-L2　PD-1 配体 2（PD-1 ligand 2，PD-L2）又名 B7-DC、CD273，同 PD-L1 一样属 B7 蛋白家族，是 PD-1 的配体。PD-L2 结合 PD-1 的亲和力约为 PD-L1 的 6 倍，但表达水平却远低于 PD-L1，PD-L2 在抑制 T 细胞免疫杀伤功能和肿瘤免疫逃逸方面亦发挥重要作用。单克隆抗体可阻断 PD-L2 与 PD-1 的结合。一项采用帕博利珠单抗治疗的回顾性研究报道显示，PD-L2 与 PD-L1 的表达范围和位置类似，主要表达于肿瘤间质内。因此 PD-L2 的表达或可作为 PD-L1 的补充，为免疫抑制剂使用筛选出更获益的人群。

2. 肿瘤突变负荷（TMB）和新抗原

TMB 是肿瘤携带的突变量的量度，具有大量突变的肿瘤更可能产生异常蛋白质或新抗原，而新抗原与 T 细胞活化的增加有关。理论上，患者 TMB 越高，肿瘤免疫原性越强，从免疫治疗中获益可能越多。研究发现，黑色素瘤、肺癌、膀胱癌和胃肠道肿瘤 TMB 较高。

2017 年发表于《新英格兰医学杂志》（*New England Journal of*

Medicine，NEJM）的一项回顾性研究发现，在接受 PD-1 或 PD-L1 抑制剂治疗的 27 个瘤种患者中，ORR 与 TMB 水平呈正相关。2018 年，前瞻性设计的 CheckMate-227 研究结果表明，相对传统化疗，高 TMB 患者（≥10 mut/Mb）使用纳武利尤单抗联合伊匹木单抗的 ORR 明显增加（42.6% vs 26.9%），中位 PFS 显著延长（7.2 个月 vs 5.5 个月，HR=0.58，*P* ＜0.001）。同时，2018 年美国癌症研究协会（AACR）年会 Hellmann 等报道的 CheckMate-568 研究和 CheckMate-227 研究的 TMB 亚组分析表明，TMB ≥10 mut/Mb 的患者具有更好的中位 PFS，CheckMate-568 研究的中位 PFS 为 7.1 个月和 2.6 个月，而 CheckMate-227 为 7.2 个月和 3.2 个月。也有研究表明，基于血液检测的血液 TMB（blood TMB，bTMB）可作为阿替利珠单抗临床获益的预测分子标志物。Gandara 等对基于组织学和血液中的 TMB 进行了比较，结果表明，血液和组织检测的阳性一致率为 64%（95%CI：54%～74%），而阴性一致率达到了88%（95%CI：83%～92%）。研究者认为肿瘤异质性和计算机方法学的差异以及标本获取时间的差异可能导致了这一结果。因为组织学标本来源于单点活检，而血液标本含有较多循环 DNA。而 bTMB ＞0.5% 仅有单核苷酸多态性（SNP），但是组织 TMB（tissue TMB，tTMB）＞0.5% 还包含单核苷酸融合、插入、删失等变化。有关 TMB 的检测方法、cut-off 值等问题的答案尚待进一步探索。

理论上，只有少数突变会产生新抗原从而被抗原递呈细胞识别，且目前新抗原主要基于生物信息学预测。Luksza 等最近发现新抗原的 Fitness 模型（同时包含 MHC 分子和 T 细胞识别信号信息）可以很好地预测免疫治疗的效果。

3. 肿瘤微环境

肿瘤微环境（tumor microenvironment，TME）又称肿瘤基质，是肿瘤细胞生存的环境，主要包括周围的血管、成纤维细胞、免疫细胞、信号分子及细胞外基质等。

（1）TIL　肿瘤浸润淋巴细胞（tumor infiltrating lymphocyte，TIL）是指离开循环血液进入肿瘤的白细胞。如细胞毒性 T 淋巴细胞和自然杀伤细胞。根据免疫细胞浸润情况，肿瘤可被分为不同的类型，TIL 的水平与免疫微环境的炎症程度密切相关。TIL 可通过免疫组织化学、流式细胞术、微滴式数字 PCR 等手段进行检测。目前，关于 TIL 作为免疫治疗预测性生物标志物的研究正在开展中。在黑色素瘤中回顾性研究 PD-1 抑制剂疗效和 TIL 的相关性，通过免疫组织化学方法检测患者肿瘤组织中 TIL 水平，发现 CD8$^+$TIL 数量与 PD-1 抑制剂的疗效具有相关性，但 CD4$^+$TIL 数量与 PD-1 抑制剂的疗效未见相关性。Teng 等的研究根据 TIL 和 PD-L1 表达情况将肿瘤分为 4 类：Type Ⅰ 为 TIL$^+$、PD-L1$^+$，Type Ⅱ 为 TIL$^+$、PD-L1$^-$，Type Ⅲ 为 TIL$^-$、PD-L1$^+$，Type Ⅳ 为 TIL$^-$、PD-L1$^-$。基于初步研究发现 Type Ⅰ 型更易于从 PD-1/PD-L1 抑制剂治疗中获益，但需更多研究数据支持。

（2）IFN-γ 已有研究证实当肿瘤活检标本中 IFN-γ 信号上调时，ICI 治疗时更获益，而 IFN-γ 也能上调 PD-L1 的表达，提高主要组织相容性复合体等的表达，进而促进抗原递呈募集效应细胞，提高患者的抗肿瘤反应。Ayers 等分析了帕博利珠单抗治疗肿瘤患者时机体 IFN-γ 基因表达发现接受帕博利珠单抗对于高表达 IFN-γ 有更优的 PFS 及 OS，Poplar 研究分析也发现阿替利珠单抗治疗的患者存在 IFN-γ 基因表达时 OS 有显著改善。同时抗 CTLA-4 治疗可提高机体 T 淋巴细胞应答，产生影响宿主免疫的主要细胞因子 IFN-γ。虽有大量研究证实这些肿瘤微环境疗效预测标志物与临床获益相关，但具体预测地位尚无定论。

（三）特殊人群免疫治疗

1. 基因突变阳性患者的免疫治疗探索

约有 73.9% 的 NSCLC 患者伴驱动基因突变，而 *EGFR* 是中国 NSCLC 患者中最常见的突变基因，EGFR-TKI 是晚期携带 *EGFR* 突变 NSCLC 患者的标准疗法，但大部分患者 EGFR-TKI 治疗后可出现耐药，导致疾病进展。一线含铂双药化疗疗效有限，PFS 时间 4～6 个月，中位 OS 时间不足 1 年。如何延长 EGFR-TKI 耐药后的生存时间、满足患者临床需求仍在探索中。既往 IMpower150 研究亚组分析显示阿替利珠单抗＋贝伐珠单抗＋化疗可改善 EGFR-TKI 耐药后 NSCLC 患者预后。为进一步解决患者基因组组成及临床实践地域差异等问题，中国开展了 IMpower151 Ⅲ 期研究。从 2023 年世界肺癌大会（WCLC）年度会议上报道的数据来看，在意向性治疗分析（ITT）人群中，与贝伐珠单抗＋卡铂＋紫杉醇或培美曲塞（BCP 方案）相比，阿替利珠单抗＋贝伐珠单抗＋卡铂＋紫杉醇或培美曲塞（ABCP方案）的PFS时间无显著获益，中位PFS时间分别为7.1个月和9.5个月（$P=0.1838$）；在EGFR、ALK阳性亚组中，两组PFS时间相似，四药及三药联合治疗的中位PFS时间分别为8.5个月和8.3个月。

此外，2023年ASCO年度会议更新的KEYNOTE-789研究结果显示，尽管分析结果更支持帕博利珠单抗联合治疗方案可降低死亡风险（$HR=0.84$，95%CI为$0.69\sim1.02$，$P=0.0362$），但在化疗基础上联合帕博利珠单抗并未显著延长PFS和OS时间，中位PFS时间分别为5.6个月和5.5个月（$HR=0.80$，95%CI为$0.65\sim0.97$，$P=0.0122$），中位OS时间分别为15.9个月和14.7个月（$HR=0.84$，95%CI为$0.69\sim1.02$，$P=0.0362$）。而2023 ELCC年度会议报道的BACH-NET研究数据也显示EGFR-TKI经治EGFR突变患者，ABCP方案四药联合的实际临床应用效果有待进一步研究。如何进一步优化免疫联合化疗在EGFR阳性患者EGFR-TKI耐药后的治疗方案仍有探索空间。

尽管针对EGFR突变的经典研究结果不佳，但ESMO大会报道的ATTLAS（KCSG-LU19-04）研究显示，与培美曲塞＋卡铂（PC组）相比，ABCP组既往接受过EGFR-TKI治疗的EGFR/ALK突变NSCLC患者的中位PFS时间显著延长（5.62个月 vs 8.48个月，$HR=0.62$，$P=0.004$），ORR显著升高（41.9% vs 69.5%，$P<0.001$），且随着PD-L1表达增加PFS获益增加。但该方案是否能改变EGFR-TKI耐药的EGFR突变晚期NSCLC患者的治疗选择仍需更深入地探究。

此外，ESMO年度会议还报道了靶向KRAS基因突变的KRYSTAL-7研究结果，阿达格拉西布＋帕博利珠单抗在PD-L1≥50%的KRAS G12C突变晚期NSCLC患者一线治疗中显示出可观的抗肿瘤活性（ORR为63%）及可控的安全性。另一项针对KRAS G12C抑制剂MK-1084±帕博利珠单抗疗效和安全性研究结果显示，MK-1084＋帕博利珠单抗一线治疗PD-L1 TPS≥50%的KRAS G12C突变NSCLC初治患者，显示出良好的抗肿瘤活性。

近年来，国内外针对BRAFV600E/MET14外显子、RET、KRAS G12C等基因突变的临床研究逐步实现突破，因此TKI耐药后的治疗问题亟待解决。

2. 免疫治疗耐药后的免疫治疗

随着 PD-1/PD-L1 抑制剂越来越多地被批准用于临床，随之而来的就是耐药问题，这包括原发性耐药和获得性耐药。肿瘤免疫治疗耐药与靶向治疗 / 化疗耐药相比有其独有的特征，最直接的原因是 T 细胞缺乏识别。Sharma 等总结了导致原发性或适应性耐药的内在因素，包括缺乏抗原突变、肿瘤抗原表达缺失、HLA 表达缺失、抗原加工机制改变、信号通路的改变（MAPK、PI3K、WNT 和 IFN）和组成性 PD-L1 表达改变；与获得性耐药相关的内在因素包括靶抗原的丧失、HLA、干扰素信号转导的改变以及 T 细胞功能的丧失，而肿瘤微环境的改变包括 CTLA-4、PD-1 和其他免疫检查点，T 细胞衰竭和表型改变，免疫抑制细胞群（Treg、MDSC 和 2 型巨噬细胞），以及肿瘤微环境中的细胞因子和代谢物释放 [CSF-1、色氨酸代谢物、转化生长因子 -β（TGFβ）和腺苷]。

（1）原发性耐药　*PTEN* 表达缺失。PTEN 可抑制 PI3K 通路，后者在肿瘤增殖和存活等一些关键细胞加工处理过程中起到调节作用，*PTEN* 基因的缺失可以增加多种瘤种 PI3K/AKT 通路的活性。有研究发现，在 30% 的黑色素瘤患者中，*PTEN* 基因的缺失与免疫检查点抑制剂的耐药有关。在癌症基因组图谱（TCGA）的黑色素瘤数据库中，*PTEN* 基因缺失与 *IFN-γ* 基因表达的下降、颗粒酶 B 和 CD8+T 淋巴细胞浸润的减少显著相关。与有 T 细胞炎性浸润的肿瘤相比，*PTEN* 基因删除和突变在没有 T 细胞炎性浸润的肿瘤中发生频率更高。

（2）原发性 / 获得性耐药　*JAK1* 或 *JAK2* 基因突变。有研究发现，导致原发性耐药的遗传变异与两个信号通路有关。第一个通路的改变导致肿瘤细胞缺乏对干扰素 -γ 的响应，涉及 *JAK1* 和 *JAK2* 编码基因的突变缺失。第二个通路的改变与 CTL 相关，具体涉及的是 β-2- 微球蛋白（B2M）编码基因的突变。

（3）获得性耐药　① *B2M* 基因突变。Gettinger 等利用 14 个 ICI 耐药肺癌样本的队列来研究编码 HLA Ⅰ类抗原加工和表达机制（APM）组分或干扰素信号转导的基因改变是否介导免疫治疗获得性耐药，在队列中未检测到复发性突变或拷贝数变化。但在一个病例中发现，*B2M* 纯合性缺失可导致肿瘤中缺乏细胞表面 HLA Ⅰ类表达。在从 ICI 耐药肿瘤建立的另外两个 PDX 中也发现了 *B2M* 的下调。在肺癌小鼠模型中 CRISPR 介导的敲除 *B2M* 可导致对 PD-1 抑制剂耐药，证明了其在 ICI 耐药中的作用。这些结果表明，HLA Ⅰ类 APM 破坏可介导肺癌中 ICI 耐药。②新抗原的丢失。Anagnostou 等探索了 NSCLC 患者获得性耐药期间肿瘤新抗原的演变过程。在对匹配的耐药肿瘤的基因组变化进行分析后发现，导致耐药克隆中 7～18 个假定的突变相关新抗原发生了丢失。由消除的新抗原产生的肽在自体 T 细胞培养物中引发克隆 T 细胞扩增，表明它们产生功能性免疫应答。通过消除肿瘤亚克隆或通过缺失改变的染色体区域发生新抗原丢失，并且与 T 细胞受体克隆性的变化相关。这些分析有助于对免疫检查点阻断期间突变图谱动态的深入了解，并且对靶向肿瘤新抗原的免疫疗法的发展具有意义。这项工作首次表明，ICI 获得性耐药可能与突变的动态演变相关联，其中一些突变可编码 T 细胞可识别的肿瘤新抗原。

第二节　肺癌的基因治疗

基因治疗（gene therapy）是向靶细胞引入正常的有功能的基因，以纠正或补偿致病基因所产生的缺陷，从而达到治疗疾病的目的，手段通常包括基因置换、基因修正、基因修饰、基因失活等。20 世纪 80 年代初，Anderson 首先阐述了基因治疗的概念，1990 年开始了世界上首例临床基因治疗。我国基因治疗研究进展迅速，1991 年首例 B 型血友病基因治疗临床研究获得成功，2003 年全球第一个基因治疗药物（重组人 p53 腺病毒注射液）在我国上市，标志着我国基因治疗产业发展已达到国际先进水平。基因治疗常用方法有两种，即体内疗法和体外疗法。体内疗法通过肌内注射、静脉注射、器官内灌输、皮下包埋等途径将外源基因导入体内，简便易行，但基因转染率较低。体外疗法是指将患者的细胞或组织从体内取出，在体外进行基因修饰，再将修饰后的细胞或组织回输到患者体内，以达到治疗疾病的目的。目前研究和应用较多的还是体外疗法。

一、肿瘤基因治疗载体

基因治疗载体可分为两大类，即病毒性载体和非病毒性载体。现在约 80% 的基因治疗载体是病毒性载体，其跨膜特性好，可以定向地将目的基因导入靶细胞，转染效率高，但是病毒性载体易引起人的免疫反应，且病毒具有自我复制的功能，安全性值得考虑。近几年非病毒载体取得很大进展，具有使用方便、可大规模生产和无免疫原性等有优点。

（一）病毒性载体

病毒性载体包括反转录病毒、腺病毒、腺相关病毒、痘病毒、单纯疱疹病毒等。

1. 反转录病毒

反转录病毒（retrovirus）应用最早，且应用广泛，它最大的优点是稳定持久地表达外源基因。病毒基因组以转座的方式整合，基因组不会发生重排，因此所携带的外源基因也不会改变，而且转染效率高。根据反转录病毒的亲嗜性不同，可将其分为单嗜性反转录病毒、兼嗜性反转录病毒和异嗜性反转录病毒三类。目前研究使用较多的是兼嗜性反转录病毒。

2. 腺病毒

腺病毒（adenovirus）感染宿主的范围比较广，可以感染非分裂期细胞，在体内疗法的基因转移中具有很大的优势，而且其感染细胞时不整合到宿主染色体上，无激活致癌基因或插入突变等风险。

3. 腺相关病毒

腺相关病毒（adeno-associated virus，AAV）是目前人类基因治疗研究中最理想的病毒载体之一，它较其他病毒载体有如下的优点：①没有致病性，AAV 是缺陷型病毒，没有辅助病毒存在时，只能潜伏感染，不能自主复制；②可特异位点整合，AAV 可特异整合于人类 19 号染色体上，从而避免随机整合导致细胞突变的危险，而且染色体的整合可使转导的基因长期稳定表达；③免疫原性弱，重组载体去除了 AAV 的 rep 和 cap 基因，只保留了反向末端重复序列 ITR 部分，因此避免了病毒自身蛋白引起的免疫反应；④能够有效地转染树突状细胞等非分裂细胞。

4. 痘病毒

痘病毒（poxvirus）作为基因治疗载体有其特有的优越性：①人们对痘病毒的认识比较清楚，至少有 2 株痘病毒的全基因序列已经测定；②减毒载体的构建大大降低了其可能引起的损害；③痘病毒容量大，可以表达大片段的外源基因或同时表达多种外源基因；④痘病毒的宿主广泛，可制备出高滴度的痘病毒，有利于进行体内基因转移；⑤痘病毒保存方便，室温下可保存数月；⑥痘病毒对肿瘤细胞具有一定的溶细胞作用，制备疫苗不需要灭活，可在 24～48h 内制成疫苗；⑦痘病毒可以将宿主自身的 MHC 分子及所表达的抗原一同表达于细胞表面，从而诱导更强的免疫反应。

随着减毒载体的构建，安全性的提高，采用痘病毒载体介导肿瘤基因治疗前景广阔。

5. 单纯疱疹病毒

单纯疱疹病毒（herpes simplex virus，HSV）的优点在于具有嗜神经性，可用作中枢神经系统靶向基因治疗的良好载体。

（二）非病毒性载体

1. 阳离子脂质体介导的基因治疗

阳离子脂质体本身带正电荷，可以与带有负电荷的质粒 DNA 通过静电作用紧密结合，形成复合物，保护 DNA 不受 DNA 酶降解。阳离子脂质体可以包裹任意大小的 DNA。在脂质体 -DNA 复合物上加入配基或加入有助于融合的脂质，如二油酰磷脂酰乙醇胺（DOPE）可提高转染效率。阳离子脂质体易于制备，不自我复制，对人体无毒，已经通过美国国立卫生研究院和重组 DNA 咨询委员会批准作为基因治疗的载体进入临床试验研究。

2.DNA 包装颗粒介导的基因治疗

用合成或天然的物质通过电荷作用与质粒 DNA 紧密结合，使 DNA 由伸展结构压缩为体积相对较小的 DNA 粒子，有效提高转染效率。DNA 包装颗粒主要包括多聚赖氨酸、多聚精氨酸、组蛋白、脱乙酰壳多糖、聚乙烯亚胺等多聚阳离子。天然多聚物明胶和壳多糖早已被用作载药微球体。DNA 包装颗粒的优点是易于大量生产，加入目标配基后可实现靶向转移，免疫原性低等，其缺点是体内转染效率不高、基因的表达时间短。

3. 基因枪与电穿孔

基因枪是指将质粒 DNA 包被在金微粒子表面，利用高压氦粒子流装置将 DNA 加速，直接打入细胞核内，避免了药物 DNA 被酶降解。几十纳克的 DNA 即可获得较强烈的免疫应答。其缺点是操作较复杂，对设备有特殊要求。电穿孔法是指在电流刺激下，细胞膜瞬时出现孔洞，从而使 DNA 进入细胞。

非病毒基因载体介导的基因治疗在成为常规治疗方法前，还有许多亟待解决的问题：①载体如何携带 DNA 进入细胞内？ DNA 如何进入细胞核内并发挥作用？ 药物 DNA 的表达如何调控？ ②非病毒基因治疗面临着免疫系统、血液循环系统、库普弗细胞及核膜等障碍，这些障碍降低了基因的表达效率；③长期应用的安全性还有待于进一步考察；④缺乏大量的临床数据的支持。非病毒基因治疗现在仍处于其发展的初级阶段，所以仍需根据具体的疾病种类、给药途径等，选择治疗该疾病适宜的载体系统及治疗方法。

二、基因治疗在肺癌中的应用

（一）肿瘤免疫基因治疗

肿瘤免疫基因治疗是指应用基因转移技术将主要组织相容性复合物、共刺激分子、细胞因子及其受体、肿瘤抗原、病毒抗原等与抗肿瘤免疫有关的基因导入肿瘤或免疫效应细胞，通过导入基因表达增强肿瘤细胞的免疫原性和（或）免疫系统的功能，增强机体的抗肿瘤免疫应答，从而达到抑制和杀伤肿瘤细胞的目的。肿瘤免疫基因治疗是肿瘤免疫治疗和肿瘤基因治疗交叉渗透融合发展所形成的新型肿瘤治疗方法，它兼具有两者的优势。一方面抗肿瘤免疫相关基因的应用赋予肿瘤基因治疗新的内容。将 MHC 基因和（或）共刺激分子基因导入肿瘤细胞，可增强肿瘤细胞呈递肿瘤相关抗原、激活 T 淋巴细胞的能力，克服肿瘤通过下调 MHC 分子的表达或缺乏共刺激分子而产生的免疫耐受；将细胞因子基因导入肿瘤细胞或免疫效应细胞，使其持续分泌细胞因子，可在肿瘤局部形成免疫刺激微环境，打破肿瘤免疫耐受状态；将肿瘤相关抗原基因导入抗原呈递细胞，可制备肿瘤特异性疫苗，诱导抗原特异性抗肿瘤免疫应答。另一方面基因治疗方法为肿瘤免疫治疗提供了新的手段。利用基因治疗方法将抗肿瘤免疫相关基因导入靶细胞，可获得目的基因在靶细胞局部的持续性表达，克服了蛋白质制剂反复、多次、大剂量注射及全身应用所带来的不良反应。

1. 以 DC 为基础的免疫基因治疗

目前认为 DC 是抗原呈递功能最强且唯一能在体内激活初始型 T 淋巴细胞的抗原呈递细胞（APC），是机体免疫应答的始动者，在 T 细胞抗肿瘤免疫应答的启动、调控过程中起着关键的作用。用基因工程技术将抗肿瘤免疫相关基因导入 DC，可提高 DC 的抗原呈递功能。

（1）细胞因子基因导入 DC　细胞因子在 DC 体外成熟和发挥抗原呈递功能的过程中起着重要的作用，利用基因工程技术将细胞因子基因导入 DC，可以使 DC 自身分泌诱导抗肿瘤免疫应答所必需的细胞因子，使细胞因子在局部达到较高的浓度，使之抗肿瘤作用增强。近年来利用基因工程技术将 IL-12、IL-7、TNF-α、GM-CSF、IL-2 等细胞因子基因导入 DC，使其在局部分泌，能明显提高 DC 疫苗诱导的 Th1/Th2 和 CTL 免疫反应。

（2）肿瘤相关抗原基因导入 DC　利用基因工程技术将肿瘤相关抗原基因导入 DC 可制备出肿瘤抗原特异性 DC 疫苗。肿瘤相关抗原可以在 DC 内持续表达并经过加工后与 MHC Ⅰ 类和 MHC Ⅱ 类分子结合，分别呈递给 CD8$^+$ 和 CD4$^+$T 淋巴细胞，诱导抗原特异性抗肿瘤免疫应答。该方法的优势是：①单一肿瘤相关抗原基因转染的 DC 可在其表面呈递多种已知的和未知的肿瘤相关抗原多肽，刺激多个由宿主 MHC 位点限制的抗原特异性 T 淋巴细胞反应；②肿瘤相关抗原基因转染的 DC 可持续呈递肿瘤相关抗原多肽，使机体抗肿瘤作用增强。常用的肿瘤相关抗原基因包括前列腺特异性抗原（PSA）、甲胎蛋白（AFP）、黑色素瘤相关抗原（gp100）、癌胚抗原（CEA）、乳腺癌人表皮生长因子受体 2（HER-2）等。此外，还包括与肿瘤相关的病毒基因，如 HPV 病毒 *E6/E7* 基因、EB 病毒 *LMP* 基因、乙肝病毒（HBV）和丙肝病毒（HCV）的抗原基因等。Chiappori 等利用腺病毒将 *p53* 基因导入 DC，免疫接种治疗小细胞肺癌患者，结果 43 个患者中 18 个诱导出 p53 特异性免疫反应，并且增加了肿瘤对化疗的敏感性。

（3）趋化因子基因导入 DC　利用基因工程技术将趋化因子基因导入 DC，可使 DC 疫苗有效分泌趋化因子，吸引 T 淋巴细胞聚集到 DC 疫苗部位并将其激活。Baratelli 等利用腺病毒载体将趋化因子 *CCL-21* 基因导入 DC，瘤内注射治疗鼠肺癌模型，结果肿瘤完全消退并产生保护性抗肿瘤免疫。

2. 肿瘤细胞相关免疫基因治疗

（1）细胞因子基因导入肿瘤细胞　利用基因工程技术将细胞因子基因导入肿瘤细胞，使肿瘤细胞自身分泌具有抗肿瘤活性的细胞因子，一方面可以在肿瘤局部形成较高的细胞因子浓度，更好地发挥细胞因子的抗肿瘤活性，同时避免了全身应用细胞因子所带来的毒副作用；另一方面肿瘤自身分泌细胞因子可打破肿瘤局部的免疫抑制微环境，增强抗肿瘤免疫应答对肿瘤的杀伤作用。

（2）主要组织相容性复合体基因导入肿瘤细胞　机体对肿瘤的免疫监视主要是 T 淋巴细胞参与的细胞免疫，T 淋巴细胞通过 TCR 识别与 MHC 结合的肿瘤抗原多肽，产生抗肿瘤免疫反应。研究表明，许多人类肿瘤 MHC Ⅰ 类分子表达降低或缺失，使杀伤性 T 细胞不能识别并攻击肿瘤细胞，从而导致肿瘤细胞的免疫逃逸。为了提高肿瘤细胞表达 MHC 分子的能力，可以通过基因工程技术将 MHC 基因导入肿瘤细胞，促进其表达以提高 T 细胞杀伤肿瘤细胞的能力。

（3）共刺激分子基因导入肿瘤细胞　T 淋巴细胞的激活需要双信号，TCR 识别与 MHC 分子结合的抗原多肽提供特异性的第一信号，另外还需要一个非特异性的共刺激信号作为第二信号。提供共刺激信号的分子包括 B 淋巴细胞激活抗原分子（B7）、细胞间黏附分子（ICAM）、淋巴细胞功能相关抗原 3（LFA-3）、血管内皮黏附分子（VCAM-1）、热稳定抗原（HAS）等。在一个免疫功能健全的宿主体内，肿瘤细胞之所以能够逃脱宿主免疫系统的监视，缺乏活化 T 细胞所必需的共刺激分子是其重要原因之一。因此利用基因工程技术将共刺激分子基因导入肿瘤细胞有可能激活宿主的抗肿瘤应答，达到治疗肿瘤的目的。

3. 基因修饰 T 淋巴细胞在肿瘤免疫基因治疗中的应用

（1）T 淋巴细胞受体（T cell receptor，TCR）基因导入 T 淋巴细胞　T 细胞过继性免疫治疗通常是将从肿瘤组织中分离纯化的肿瘤特异性 T 淋巴细胞，在体外经过大量扩增后回输体内。但是大多数情况下分离获得足够数量的肿瘤特异性 T 淋巴细胞是非常困难的，限制了该方法的临床应用。T 淋巴细胞受体 αβ 是大多数 T 淋巴细胞表面特异性识别肿瘤抗原的分子，提供 T 淋巴细胞活化的第一信号。为了获得大量的肿瘤特异性 T 淋巴细胞，研究者从肿瘤特异性 T 淋巴细胞克隆 TCR 的 α、β 链基因，利用基因工程技术将该基因转染 T 淋巴细胞，使 T 淋巴细胞表达肿瘤特异性 TCR，增强 T 淋巴细胞的抗原识别能力和特异性杀伤肿瘤细胞能力。

（2）细胞因子基因导入 T 淋巴细胞　细胞因子基因导入 T 淋巴细胞可从多个方面提高 T 淋巴细胞的抗肿瘤活性。IL-2 基因导入 T 淋巴细胞可促进 T 淋巴细胞的增殖，并延长 T 淋巴细胞的体内存活时间，此外 IL-7、IL-15、IL-21 也与 T 淋巴细胞的存活时间有关。TNF-α 基因导入 T 淋巴细胞可使 T 淋巴细胞在肿瘤部位聚集、增殖，增强黏附分子和 IL-2 受体的表达，上调 IFN-γ、GM-CSF 的表达。IFN-γ 基因导入 T 淋巴细胞可提高 T 淋巴细胞对肿瘤细胞的杀伤活性。

（3）趋化因子受体基因导入 T 淋巴细胞　T 淋巴细胞能否迁移并定位于肿瘤组织部位是 T 淋巴细胞发挥有效抗肿瘤作用的关键。趋化因子和趋化因子受体的相互作用可使 T 淋巴细胞向肿瘤部位趋化迁移。利用基因工程技术将趋化因子受体基因导入 T 淋巴细胞，可以使大量的 T 淋巴细胞向分泌趋化因子的肿瘤部位迁移。

（4）抗凋亡分子基因导入 T 淋巴细胞　肿瘤细胞可以通过其表面的凋亡诱导因子诱导 T 淋巴细胞的凋亡，从而逃脱宿主的免疫监视。而抗凋亡分子如 BCL-2、BCL-X/L 具有抗凋亡作用，利用基因工程技术将抗凋亡分子导入 T 淋巴细胞可使其免于肿瘤诱导凋亡的危险。

免疫基因治疗经历了几十年的迅速发展，在理论研究和临床试验方面均取得了长足的进步。但其要想成为肿瘤治疗的常规方法，则还有很长的路要走。由于在理论和技术上还不成熟，肿瘤免疫基因治疗的疗效尚不理想，为了提高疗效需要在以下几个方面寻求突破：①进一步提高对机体抗肿瘤免疫机制的认识，寻找抗癌作用更强的目的基因。②研发基因转移和表达效率更高的、具有组织和细胞特异性及遗传安全性的基因转移载体，进一步提高目的基因转移的有效率、靶向性、安全性，以满足临床实际需要。③联合免疫基因治疗。由于抗肿瘤免疫应答是一个复杂的网络，单一免疫相关基因导入，往往难以达到抗肿瘤的目的，需要多基因联合应用，从多个靶点同时发挥作用，方能打破对肿瘤的免疫耐受，诱导强烈而持久的抗肿瘤免疫应答。④寻找能够客观、准确评价免疫基因治疗疗效的方法。

4.YESCARTA（axicabtagene ciloleucel）——基因改造 T 细胞免疫疗法

YESCARTA（axicabtagene ciloleucel）是一种针对 CD19 的免疫疗法，使用基因改造的自体 T 细胞。这种 CAR-T 细胞药物用于治疗大细胞 B 细胞淋巴瘤。这种所谓的 CAR-T 细胞疗法是一种全新的恶性疾病治疗概念。患者通过基于其自身基因改变的免疫细胞的治疗进行治疗。这些细胞能够结合 CD19 表达的癌细胞和正常 B 细胞。抗 CD19 CAR-T 细胞与 CD19 表达的靶细胞结合后，共刺激域 CD28 和 CD3-zeta 激活下游信号通路，导致 T 细胞的激活、增殖、获得效应功能，并分泌炎症细胞因子和趋化因子。这一系列事件导致 CD19 表达的靶细胞的凋亡和坏死。

（二）反义基因治疗

反义基因治疗是指应用反义核酸、核酶在转录和翻译水平阻断某些异常基因的表达，阻断细胞内异常信号转导，使肿瘤细胞正常分化或引起细胞凋亡。由于脱氧核苷酸合成容易，在体液中稳定，可以与 RNA 配对结合，所以多采用反义脱氧寡核苷酸。

（三）肿瘤抑癌基因治疗

抑癌基因在正常细胞中能抑制细胞过度增殖，它的突变、缺失或失活与肿瘤的发生、发展有关。将抑癌基因导入肿瘤细胞，其产物能抑制肿瘤的生长甚至能逆转肿瘤细胞的恶性表型。关于野生型 *p53*、*p16* 等基因的研究已取得了一些令人满意的成果，最具代表性的肿瘤抑制基因为 *p53* 基因，肺癌中这一基因常常发生突变，在非小细胞肺癌中约 50%，在小细胞肺癌中约 90%。现已有腺病毒载体携带的 *p53* 基因治疗药物上市。研究结果显示携带 *p53* 基因的腺病毒（rAd-p53）有抗瘤活性。

（四）自杀基因治疗

自杀基因治疗是将 "自杀基因"（suicide gene）导入肿瘤细胞，通过其表达产物将原本对细胞无毒或低毒的物质转变为毒性物质，从而达到杀灭肿瘤细胞目的。所谓 "自杀基因" 就是指一些前药转化酶基因（或称前药敏感基因）。自杀基因通过将前药转变为对细胞有毒害的药物造成对肿瘤细胞的直接杀伤，并有一定的旁杀效应，从而降低肿瘤的负荷。临床研究中最广泛应用的基因是单纯疱疹病毒胸苷激酶（HSV-TK）。将这一基因引入肿瘤细胞后，再给患者注射药物磷酸丙氧鸟苷，后者是无环核苷酸类似物，可被 HSV-TK 磷酸化与鸟嘌呤竞争掺入细胞 DNA，终止细胞周期 DNA 合成期 DNA 链的延长，进而抑制肿瘤生长。

（五）造血干细胞基因治疗

造血干细胞移植是恶性肿瘤放、化疗后非常有效的支持治疗方法。造血干细胞移植联合传导具有促进造血功能的细胞因子（如 GM-CSF、G-CSF、IL-3 等）的基因或通过转基因增强造血干细胞对化疗药物的耐受力的研究有广阔的应用前景。

（六）药物抗性基因治疗

增强肿瘤细胞药物敏感性和提高正常细胞对化疗药物的耐受性是药物抗性基因治疗的两个主要方面。耐药性是导致肿瘤化疗失败的重要因素之一。给肿瘤细胞转入某些药物敏感基因可增强肿瘤细胞对化疗药物的敏感性；相反，耐药基因治疗则是对正常细胞进行修饰，使其具有比肿瘤细胞更强的对化疗药物的耐受力。

第三节　肺癌免疫治疗的护理

一、免疫治疗不良反应管理分级原则

免疫治疗不良反应管理分级原则见表 5-1。

表 5-1　免疫治疗不良反应管理分级原则

分级	住院级别	糖皮质激素	其他免疫抑制剂	免疫治疗
G1 （轻度毒性）	不推荐	不推荐	不推荐	继续使用
G2 （中度毒性）	不推荐	局部使用糖皮质激素，或全身使用糖皮质激素，口服泼尼松 0.5～1mg	不推荐	继续使用
G3 （重度毒性）	住院治疗	全身糖皮质激素治疗，口服泼尼松或静脉使用 1～2mg 甲泼尼龙	糖皮质激素治疗 3～5 天后症状未能缓解者，可考虑在专科医师指导下使用	停用，基于患者的风险/获益比，讨论患者是否恢复免疫治疗
G4 （危及生命的毒性）	住院治疗 （ICU）	全身糖皮质激素治疗，静脉使用 1～2mg 甲泼尼龙，连续 3 天。若症状缓解则逐渐减量至 1mg 维持，后逐步减量，6 周左右减量至停药	糖皮质激素治疗 3～5 天后症状未能缓解者，可考虑在专科医师指导下使用	永久停用

二、免疫治疗的不良反应

（一）免疫治疗的常见不良反应

1. 皮肤反应

皮肤不良反应是 CTLA-4 和 PD-1 抑制剂导致的最常见的不良反应，包括皮疹、瘙痒和白癜风。重症皮肤免疫相关不良反应（immune-related adverse event，irAE）包括 Stevens-Johnson 综合征/中毒性表皮坏死松解症（Stevens-Johnson syndrome/toxic epidermal necrolysis，SJS/TEN）、伴嗜酸性粒细胞增多和系统症状的药疹（drug rash with eosinophilia and systemic symptoms，DRESS）。国内学者报道了 PD-1 抑制剂 SHR-1210（卡瑞利珠单抗）单药治疗可引起反应性皮肤毛细血管增生症（reactive cutaneous capillary endothelial proliferation，RCCEP），其形态学表现大致可分为"红痣型""珍珠型""桑椹型""斑片型"和"瘤样型"5 种，以"红痣型"和"珍珠型"最为多见。皮肤毒性通常发生在治疗的早期，治疗后几天或几周后都有可能出现，也可能延迟至治疗数月后。

2. 内分泌毒性反应

ICI 相关内分泌毒性包括甲状腺功能异常（主要是甲状腺功能减退症、甲状腺功能亢进症和甲状腺炎等）和急性垂体炎（导致垂体功能减低，包括中枢性甲状腺功能减退症、中枢性肾上腺功能不全和低促性腺激素性性腺功能减退症等）。较少发生的其他内分泌反应包括原发性肾上腺功能减退症、1 型糖尿病、高钙血症和甲状旁腺功能减退症等。各种 ICI 相关的内分泌毒性时间跨度较大，但通常出现较慢。PD-1 抑制剂单药相关内分泌毒性出现的时间通常发生在第 10～24 周。

3. 肝脏毒性反应

ICI 相关肝脏毒性主要表现为谷丙转氨酶（ALT）和 / 或谷草转氨酶（AST）升高，伴或不伴有胆红素升高。一般无特征性的临床表现，有时伴有发热、疲乏、食欲下降、早饱等非特异性症状，胆红素升高时可出现皮肤巩膜黄染、茶色尿等。症状也可来自同时发生的其他脏器毒性，如结肠炎、甲状腺炎或肺炎等。ICI 相关肝脏毒性可发生于首次使用后任意时间，最常出现在首次用药后 8～12 周。

4. 消化道毒性反应

胃肠毒性主要表现为腹泻、结肠炎，是 ICI 治疗最常见的毒性之一，大多数患者病变累及乙状结肠和直肠，上消化道改变罕见，内镜下多表现为黏膜红斑、糜烂、溃疡形成。还可发生腹痛、大便带血和黏液、发热等症状，少部分患者还可表现为口腔溃疡、肛门病变（肛瘘、脓肿、肛裂）及关节疼痛、内分泌紊乱、皮肤病变等肠外表现。

5. 肺毒性反应

免疫相关性肺炎是一种罕见但有致命危险的严重不良事件，临床症状主要包括呼吸困难、咳嗽、发热或胸痛，偶尔会发生缺氧且会快速恶化以致呼吸衰竭，但是约 1/3 患者无任何症状，仅有影像学异常。影像学上多见磨玻璃结节影或斑片结节浸润影，主要位于两肺下叶，其次为中叶，上叶最少见；有别于分子靶向药物所致的弥漫性肺炎表现，免疫相关性肺炎的影像学表现各异，可表现为隐源性机化性肺炎、磨玻璃样肺炎、间质性肺炎、过敏性肺炎和其他非特异性肺炎，需与肺部感染、肿瘤淋巴管扩散、肿瘤肺部进展及弥漫性肺泡出血相鉴别。当影像学特点比较符合肺炎表现时，通常不建议行活检。经支气管镜活检可能对肿瘤播散引起的淋巴管炎或感染有鉴别作用。如实施再活检，需评估是否会取得特异性的诊断或能改变治疗策略。目前并无特异性的病理诊断确定是否为免疫相关性肺炎。

免疫相关性肺炎的高危人群包括：①接受 EGFR-TKI 联合 ICI 治疗的驱动基因敏感突变阳性的 NSCLC 患者；②先前存在慢性阻塞性肺疾病（COPD）、肺纤维化、鳞癌、既往接受过胸部放疗、接受联合治疗的患者等，或目前存在肺部活动性感染的患者；③接受 ICI 治疗前外周血嗜酸性粒细胞绝对数较高的患者。

6. 骨关节与肌毒性

关节痛和肌痛在使用 ICI 过程中比较多见，最多见的是骨关节 / 肌肉类风湿样改变，如关节炎、肌炎、肌痛等，大小关节均可累及，在开始 ICI 治疗的任何时间段都可发生。类风湿性 / 骨骼肌毒性的临床表现主要包括：关节疼痛、肿胀；晨起活动不灵 / 晨僵持续 $30 \sim 60min$。ICI 引起的肌炎较为少见，但严重情况下会危及生命，患者可表现为无力，自近端肢体开始，站立、上臂抬举、活动受限，严重时可有肌痛，肌炎可有爆发性坏死情况，包括横纹肌溶解累及心肌而危及生命，需紧急救治。肌痛可表现为近端肢体或远端肢体疼痛，伴随严重乏力。患者可表现为关节痛而无典型的滑膜炎改变，或 B 超或 MRI 仅表现为少量肩关节液渗出。

7. 输液反应

ICI 输注反应可能表现为一些固定的反应，如发热、僵硬、瘙痒、低血压、呼吸困难、胸部不适、皮疹、荨麻疹、血管性水肿、喘息或心动过速，也包括需要紧急处理的过敏性反应。

（二）免疫治疗的少见不良反应

1. 神经系统毒性

主要有重症肌无力、吉兰 - 巴雷综合征、无菌性脑膜炎 / 脑炎、横断性脊髓炎。

2. 血液毒性

血液毒性并不多见。SHR-1210 的 I 期临床研究显示，贫血发生率为 11%，其中 G3 ～ 4 为 2%；白细胞减少症为 12%，血小板减少症为 1%。

3. 肾脏毒性

在中国启动的 PD-1 抑制剂的临床研究中，肾功能不全的发生率<5%，均为 G1～2 肾脏毒性。

4. 心脏毒性

心脏毒性发生率低，但心肌炎是致死的主要原因，更常见于免疫联合治疗时。

5. 眼毒性

最常见的是葡萄膜炎和巩膜炎，但发生率<1%。

三、免疫治疗患者的护理

1. 皮疹的护理

评估患者发生皮疹的时机。在输液中发生皮疹，可考虑是否为输液反应，通知医生给予对症治疗；在输液后或出院后发生皮疹，可考虑为免疫相关不良反应。应评估皮疹面积，评估后详细记录症状出现的时间、部位、范围，通知医生。出现皮疹，密切观察皮肤情况，做好护理，症状严重者遵医嘱给予激素治疗。免疫治疗前，给予皮肤护理指导；告诉穿衣及居家生活的注意事项；因瘙痒可与皮疹同时出现，也可单独出现，因此，护士在评估及随访时不可忽略。在免疫治疗期间，告知患者出现瘙痒或者皮疹要及时通知医护人员，做好皮肤不良反应的预防工作。

2. 甲状腺功能减退症的护理

发现或可疑有甲状腺功能减退症，首先请内分泌科医生进行会诊，根据医生确定的免疫相关不良反应分级来给予饮食和居家指导。对于本身有甲状腺功能减退症者，做好评估及用药宣教，让家属与医生做好用药沟通，出院时叮嘱患者按时服药，定时监测甲状腺功能。如有问题及时就医，以便早发现，早治疗，以防发生严重后果。护士定期做好随访。

3. 肝功能损伤的护理

医生根据患者谷草转氨酶／谷丙转氨酶来判断患者免疫相关不良反应的级别，护士根据医嘱给予药物治疗，并进行用药宣教，每 3 天检测肝功能，观察大小便情况，嘱患者禁酒，给予饮食指导避免营养不良发生。免疫治疗前，护士评估患者有无自身免疫性肝炎和病毒性肝炎，如病情已经控制得当可进行免疫治疗，如患者有自身免疫性肝炎或病毒性肝炎，应叮嘱患者按时服药，定期检测肝功能，并进行病毒性肝炎的DNA检测，以判断患者现阶段病情是否稳定，预防免疫相关不良反应的发生。

4. 胃肠道反应的护理

患者出现食欲减退、乏力，与联合化疗相关。护理措施与化疗导致的消化道症状相同。做好患者及家属健康宣教，并保证患者安全是护理重点，在随访过程中，根据食欲减退及乏力的程度给予护理指导。并且做好预防腹泻的护理，合理饮食，少食多餐，避免食用油腻、辛辣等引起腹泻的食物。保持水电解质平衡，若出现腹泻症状，应当及时报告医生，密切观察患者腹泻的分级，采取相应的治疗措施。

5. 免疫相关性肺炎的护理

小细胞肺癌肺部免疫相关不良反应的发生率较高，医生应根据患者X线结果来判断患者免疫相关不良反应级别，并给予激素治疗。做好患者用药前宣教，用药期间要密切观察患者有无新出现的干咳、气短、呼吸困难、感冒、发热等症状，如出现上述症状及时通知医护人员。注意防止感染，所有护理操作严格遵守无菌原则，预防肺部免疫相关不良反应的发生。

6. 神经系统不良反应的护理

神经系统免疫相关不良反应较罕见，一旦出现未及时发现，可危及生命。研究报道表明，多发生在免疫治疗前4个月，提示在前4个月治疗过程中应重点监测神经系统免疫相关不良反应的发生。

7. 心脏不良反应的护理

心脏不良反应属于罕见但严重且致命的免疫相关不良反应，其中心肌炎致死率最高，一般发生在首次用药后15～30天。做好预防措施，并及时发现，早期对症治疗是减少死亡的关键。在患者前期治疗中，定期监测患者心电图变化，定期进行相关实验室检查，如血肌钙蛋白、血脑钠肽或N末端脑钠肽前体的检查。护士做好患者住院期间的症状观察和出院后的随访，及早发现患者有无乏力、进行性加重的呼吸困难和外周水肿，并要警惕其他免疫相关不良反应与心脏不良反应同时出现。

第六章
肺癌的介入
治疗及护理

第一节　肺癌引起的中央气道
狭窄的介入治疗

据统计，20%～30% 的肺癌患者会出现中央气道狭窄，引起呼吸困难、咯血、肺不张等，总体预后差，而内镜治疗可以显著缓解症状，提高患者的生存质量，同时联合放化疗可增加其预期寿命。中央气道狭窄分为腔内型、外压型及腔内腔外混合型。腔内型气道狭窄的内镜处理手段有硬质支气管镜下气道清创／铲切、经支气管镜肿瘤消融治疗、支气管内近距离治疗（endobronchial brachytherapy，EBBT）及经支气管镜局部注射化疗药物或治疗性基因等。外压型气道狭窄的治疗手段主要是球囊扩张及支架置入术，亦可行超声引导下气道外肿瘤粒子植入术。

1. 硬质支气管镜下气道清创／铲切

硬质支气管镜是开展呼吸内镜介入治疗的重要工具，它的前端是斜面，可放置在气道肿瘤的基底部，通过旋转前进进行肿瘤铲切切除，铲切同时可进行局部压迫止血。除了物理铲除，硬质支气管镜最大的价值是可作为通道允许各种器械进入气道，在直视下进行支架释放、气道内消融术及球囊扩张等操作。

2. 经支气管镜肿瘤消融治疗

经支气管镜肿瘤消融治疗是目前气道内肿瘤治疗最常用的方法。消融手段包括激光治疗、电凝术、氩气刀治疗、冷冻消融术和光动力学疗法（photodynamic therapy，PDT）等。激光治疗、电凝术及氩气刀治疗属于热消融术，是目前腔内型气道狭窄最常用的肿瘤切除方法，三者均可直接用于气道内肿瘤的切除，能解除气道狭窄，改善呼吸困难，达到立竿见影的效果。冷冻消融术及 PDT 均为非热效能消融术，对气道内肿瘤治疗均有延迟效应，较少用于急性气道梗阻的处理。

（1）激光治疗　激光是放射性光源的简称。组织吸收激光发出的强烈的光能，然后能量主要以热能的形式在组织中播散。组织与激光之间相互作用产生热能，从而达到使组织破坏和凝固坏死的目的。激光具有汽化、凝固及切割性能，常用来切割气道肿物或将肿物消融至凝固性坏死。激光穿透组织的深度深，对气道肿瘤切除能力强，尤其是气道内体积较大的肿瘤，可显著缓解气道梗阻症状，延长患者生存期。目前常用的激光类型有 Nd：YAG 激光和 Ho 激光。Nd：YAG 激光因切割和凝固性能好，安全性高，是目前最常用的经支气管镜激光类型。Ho 激光也有相当的性能，而且更容易获取，可用于气道内肿瘤处理。激光治疗可以单独使用，也可以和其他的烧灼技术或支架植入术联合使用。激光可引起浅表或深部血管的凝固、组织的热坏死。过度的激光治疗可能导致重要组织的损伤、坏死，以及气道穿孔。

从激光治疗的机制来说通常选用硬质支气管镜来完成该治疗。其可提供一个相对较大的空间来吸收或钳夹出坏死的碎片或组织。手术间内所有的人员应该佩戴保护眼罩。可燃的材料应远离手术区域。手术开始，插管以后，将吸管及激光纤维塞入，在这个步骤中值得注意的是当激光被点燃后，吸入氧浓度应调整保持于 40% 以下，避免气道着火。手术完成后，应该密切关注患者有无支气管痉挛或喉头痉挛。在恢复室的医师应该严密监测患者的生命体征，熟练地处理急性气道阻塞。

激光治疗适用于缓解良恶性肿瘤所致的中央气道阻塞。这个技术有一些潜在的风险存在，所以在使用激光治疗前，必须仔细地对患者进行全面评估。与电烧灼治疗一样，激光治疗不能使用于支气管外的疾病。它的特殊的适应证包括缓解良恶性病变所致的气道阻塞。其也可以用于结核后气道狭窄或瘢痕的形成、异物阻塞气道引起的顽固性咳嗽，此外，咯血、严重的呼吸困难、阻塞性肺炎也可以使用激光治疗。另外，它还可以用于原位支气管癌或与 PDT 联合治疗。激光治疗有一些相对禁忌证，但不是绝对禁忌证，包括气管食管瘘、未治疗的凝血病、主支气管的重度阻塞，另外，一些气管镜未见或仅轻微的气管壁隆起者，也应慎用激光治疗。

（2）电凝术　电凝术的原理是通过高频电流作用产生热破坏效应，引起组织汽化及凝固性坏死。临床根据肿块大小、形状及位置选择合适的电极进行处理。电极类型包括电圈套器、电钳、电刀及钝性电极。电圈套器常用于处理气道内带蒂肿瘤，电钳常用于活检或处理血管丰富的气道内肿瘤，而电刀用来切割体积较大的肿块，钝性电极由于直径小，所以常用来处理叶及段支气管等远端支气管内的肿瘤。气道内电凝术是比较成熟的气道内肿瘤处理方式，临床上患者总体耐受性较好，相关并发症较少。

（3）氩气刀治疗　氩气刀治疗的原理是氩气从导管排出，接触高压电流，产生热效应，导致组织破坏和凝固性坏死。氩气刀的穿刺深度比激光要浅，故切割能力较激光差，但仍有较好的减瘤能力。氩气刀几乎适用于所有气道内占位病变，相比激光治疗，氩气刀可以很好地处理上叶尖后段及下叶背段这些较难操作的位置的病变。同时氩气刀有较好的止血效果。氩气价格低廉，所以氩气刀治疗费用要比激光治疗低，在临床上的使用也更为广泛。

（4）冷冻消融术　消融的原理是通过重复快速将组织冷冻至 −20℃或以下，再缓慢解冻破坏靶组织，最终造成细胞死亡，组织坏死。正常气道对冷冻敏感性低，而黏膜、肉芽组织及肿瘤细胞对冷冻敏感性高，故冷冻消融术气道穿孔风险低。冷冻消融术还包括冷冻切割术，冷冻切割术是利用冷冻探针，快速去除肿块。冷冻消融术常用于非紧急性气道狭窄，尤其是合并出血的气道内肿瘤。冷冻消融术的组织破坏是有延迟的，一般需要数周才能达到完全的组织坏死脱落，且常需要在随访期间经气管镜进行反复的坏死物清理。冷冻消融术一般联合支架置入、全身放化疗等其他肿瘤治疗进行。研究显示冷冻消融术可增加肿瘤细胞对放化疗及肿瘤免疫治疗的敏感性。冷冻消融术费用低，值得关注的不良反应是迟发性出血。

（5）PDT　PDT 的原理是利用光毒性反应引起细胞死亡。静脉注射光敏剂，利用肿瘤细胞和肿瘤的新生血管内皮细胞对光敏剂的优先吸收原理，通过纤维支气管镜施以特定波长的激光，产生光毒性反应，造成肿瘤细胞逐步坏死脱落。其效应类似于冷冻消融术，不能即时起效，且术后需经支气管镜反复清理气道坏死物。PDT 可以用于：①气道内不能切除的直径<1cm 的早期肿瘤的治疗；②晚期 NSCLC 的姑息性治疗，如先消融治疗疏通气道，再 PDT 消灭残余肿瘤；③术后或放疗后局部残留或复发的小病灶。研究显示，对于 NSCLC 合并中央气道狭窄的患者，在其他气道消融基础上加用 PDT 可以更好地改善患者的临床预后。此外，相关基础研究显示 PDT 后的急性炎症反应可以加强免疫细胞的浸润和肿瘤抗体的释放，进一步激发肿瘤特异性 T 淋巴细胞杀

伤肿瘤细胞，从而增强机体对肿瘤的免疫杀伤反应。PDT 治疗期间患者需进行光敏性防护措施，否则可能发生严重的光敏毒性反应。

3. 支气管内近距离治疗（EBBT）

EBBT 是指经支气管镜将放射源置于气道内靶病灶内或旁，利用放射源衰变产生的辐射直接或间接杀死肿瘤细胞。放射源置入方式包括短暂性插置和永久性植入。前者最常用的放射性核素是 ^{192}Ir，操作步骤为先将施源器（为不透金属射线的导管）放置于气道内靶位置，透视确定位置后用遥控装置将放射源通过导管送到靶病灶内进行放射治疗，称为后装放疗。后装放疗常用于腔内肿瘤，相比外照射，它的优势是缩短了进入路径，减少了不良反应，提高了治疗有效率。但后装放疗起效较慢，通常需要 2～3 周起效，其间有可能像冷冻消融术和 PDT 一样需要清理脱落坏死物，所以在解除气道梗阻方面很少单独使用，一般作为消融治疗的后续处理。此外，后装放疗还可以用于肺癌术后气道复发无法手术或行体外放疗的患者。研究显示对于肺癌术后气道内孤立肿瘤复发患者，后装放疗治疗后 3 个月的完全缓解率为 86.5%，5 年无病生存率和存活率分别为 41.4% 和 23.6%。永久性植入的放射源为核素 ^{125}I，植入后无需取出。CT 引导下经皮或胸腔镜 ^{125}I 植入术已很成熟，对于不能手术的早期肺癌或者肿瘤外周寡转移复发患者，均可延长患者生存期。但对于中央型肺癌或纵隔淋巴结转移患者，经皮植入有较大困难及风险，可以选择超声引导下经支气管镜置入术，有研究显示患者临床反应较好，但需要更多临床实践。

4. 经支气管镜局部注射化疗药物或治疗性基因

经支气管镜局部注射顺铂、重组人血管内皮抑制素等化疗药物及野生型 *p53* 基因、免疫基因等基因治疗也是气道内肿瘤治疗的方式之一。局部治疗的优势是肿瘤内药物可以达到较高的浓度，是静脉使用药物的 10～30 倍，提高对肿瘤的杀伤力，同时延长作用时间，避免了静脉使用化疗药物引起的全身不良反应。局部注射顺铂或重组人血管内皮抑制素的研究较多。结果提示无论是梗阻性气道肿瘤，还是气管腔外肿瘤，经气管镜或超声引导下经支气管镜行肿瘤内注射顺铂、联合或不联合重组人血管内皮抑制素，对肿瘤均有较好的临床控制，且未增加严重的不良反应。2000 年 *Chest* 上一篇关于经支气管镜腺病毒载体 *p53* 基因注射对 NSCLC 气道肿瘤的控制的研究，也显示出较好的效果及较低的不良反应。这些结果均提示经支气管镜局部化疗及基因治疗等有一定的疗效，但是仍需要更多、更高质量的循证医学证据来支持临床的广泛应用。

5. 球囊扩张及支架置入术

除了肿瘤消融术，气道内支架置入也是治疗气管、主支气管重度狭窄的有效手段。以下情况可考虑支架置入：①气道内肿瘤梗阻，可在进行消融切除术后再进行支架置入；②由于肿瘤浸润引起的气道壁坏缩狭窄，或肿瘤外压性气道狭窄，可行球囊扩张后再行支架置入。Ost 等对恶性气道狭窄患者的一项多中心研究显示，与单纯气道介入治疗相比，联合支架置入可明显提高气道介入治疗的成功率。根据材料性质，支架分为硅酮支架、金属覆膜支架和金属裸支架 3 种；根据形状，支架分为直筒支架、Y 形支架、T 形支架及各种改良支架。支架置入的并发症主要包括移位、痰液排出困难、肉芽组织增生及肿瘤浸润等。临床上可根据肿瘤的性质、位置选择合适的支架进行处理。

第二节　周围型早期肺癌的介入治疗

射频消融术是指通过高频电流产生热效应导致细胞凝固性坏死，目前已广泛应用于实体肿瘤的治疗，尤其是无法耐受手术或全身治疗的患者。CT 引导下经皮肺结节 / 肺癌射频消融术已很成熟，该术创伤小、重复性好、对肿瘤有一定的控制作用。但经皮穿刺有气胸、大咯血及肿瘤种植风险，而且部分位置的肺结节经皮穿刺难以到达。近年来，经支气管镜射频消融术日趋完善，尤其是支气管镜下经肺实质结节抵达术（bronchoscopic transparenchymal nodule access，BTPNA）的出现，可以实现全肺到达的目的。BTPNA 即在支气管壁上打孔，建立隧道，在肺实质内通过工作通道抵达结节。Koizumi 等在 2015 年发表了经支气管镜射频消融术使用的经验和结果，初步探讨了经支气管射频消融术在无法耐受手术的 NSCLC 患者中应用的安全性、有效性和可行性。国内散在的经支气管镜射频消融术也陆续有报道，均提示患者有较好的耐受性及疗效。

目前经支气管镜外周肺结节的射频消融术相关临床试验也在进行中。

第三节　肺癌介入治疗相关并发症的预防及护理

1. 穿刺部位出血或血肿

虽然股动脉穿刺采用 Seldinger 技术较为安全，但毕竟是一种创伤，可对局部血管造成损伤。所以，股动脉穿刺处的局部出血是较严重的并发症，多与手术后加压止血不当、患者肢体过早活动、凝血功能较差等因素有关。术前向患者宣教，训练床上排尿。术后压迫股动脉穿刺点止血 15～20min，并行绷带加压包扎后以 1.0kg 盐袋压迫止血 6h，术后卧床休息 24h，穿刺部位下肢制动 12h 禁止屈曲。注意观察足背动脉搏动。

2. 动脉栓塞

操作时可能损伤血管内皮细胞，激活内源性凝血系统，引起动脉血栓形成栓塞。护士应密切观察下肢血运，每隔 15～20min 双手同时触摸双侧足背动脉，观察搏动情况。观察下肢皮肤的颜色、温度、感觉，询问患者有无下肢麻木、疼痛。如足背动脉搏动减弱、肢体凉、有麻木感可能是加压包扎过紧，张力过大，可松动加压包扎。如出现肢体剧烈疼痛、皮肤苍白或发绀，可能是肢体动脉栓塞，应立即报告医生给予溶栓治疗。

3. 脊髓损伤

脊髓损伤是最严重的并发症，发生原因是支气管动脉与脊髓动脉有吻合，高浓度的造影剂或药物损伤脊髓或者使脊髓动脉阻塞，造成脊髓缺血。表现为术后数小时开始出现横断性脊髓损伤症状，如损伤平面以下躯体感觉、运动功能降低或缺失以及尿潴留等。尽可能使用非离子型造影剂；抗癌药物充分稀释后缓慢注入，密切观察患者有无下肢感觉异常、尿潴留等症状。备好血管扩张剂丹红注射液、低分子右旋糖酐及地塞米松、甘露醇等药物。

4. 胃肠道反应

恶心、呕吐、食欲缺乏为化疗后常见症状，向患者解释清楚，使其放松。化疗前30min遵医嘱静脉注射盐酸阿扎司琼10mg，术后4h清淡饮食，少食多餐，24h内禁食油腻食物。呕吐严重时遵医嘱给予止吐药物治疗。呕吐时将头偏向一侧，以免误吸，引起呛咳或窒息，还应观察呕吐物的性质、颜色、量并记录，及时清除患者的呕吐物，并予漱口，减少不良刺激，提供舒适的休养环境。

5. 发热

大多数患者出现发热是由于化疗药物或栓塞剂等注入肿瘤组织使肿瘤组织坏死，机体吸收坏死组织所致。多在38℃左右，为术后吸收热，对高热患者遵医嘱进行物理降温或使用解热镇痛药。嘱患者多穿衣物，保持口腔清洁，退热出汗时应及时为患者擦干汗液，为患者更换衣物，保持皮肤清洁干燥，防止受凉。

6. 疼痛

疼痛多为栓塞后综合征，术后1～3天出现，表现为栓塞部位胀痛。当患者出现疼痛时，嘱患者卧床休息，密切观察疼痛的部位、性质，采用移情、音乐、松弛、暗示等方法减轻疼痛。剧烈疼痛时，遵医嘱肌内注射盐酸丁丙诺啡或哌替啶。

7. 肾脏毒性反应

造影剂和化疗药对肾脏有一定损伤，药物浓度过大可能导致肾功能减退，必须在短时间内排出体外，减轻肾脏毒性反应。鼓励患者多饮水，严格遵医嘱静脉输注，以稀释尿液，加速药物从肾脏排泄。必要时遵医嘱给利尿剂，注意观察尿量及性质的变化，并准确记录。

8. 术后感染

由于抗肿瘤药物对骨髓的抑制，患者常有白细胞下降、血小板减少，多数抗肿瘤药物对机体免疫功能有影响，术后患者易发生感染。病室每天用紫外线灯空气消毒1次，使病房细菌数小于500cfu/m³。一切治疗和护理应严格按照无菌操作进行，做好口腔护理，限制陪床、探视人员，防止交叉感染。

9. 饮食护理

鼓励患者进食高热量、高蛋白、高维生素、易消化、低盐饮食，少量多餐，并多食新鲜蔬菜、水果，忌油炸、辛辣等刺激性较强的食物，以增强机体抵抗力，促进康复。

第七章
肺癌的手术
治疗及护理

第一节　支气管和肺系统的外科解剖

　　气管是连接咽喉与支气管肺系统的通气管道。气管长度约10～13cm。起自环状软骨下缘（约平第6颈椎下缘）至隆嵴（约第4胸椎水平），通常18～22个软骨环。气管的血供是分段性的，上半部分主要来自甲状腺下动脉的分支，下半部分主要来自支气管动脉的分支。因此不应过多游离气管，否则可能影响保留气管的血供和愈合。

　　气管在隆嵴水平分为左、右主支气管。主支气管与气管的夹角，右侧较左侧平直，气管异物误吸较易进入右主支气管。右主支气管又分为右上叶支气管和中间段支气管。中间段支气管又向下分为中叶支气管和下叶支气管。右上叶支气管又分为尖、后、前共3个段支气管。中叶支气管又分为内侧和外侧2个段支气管。下叶支气管发出背段支气管和内、前、外、后共4个基底段支气管。左主支气管的长度大约是4.5～5cm，向下分为上叶支气管和下叶支气管。左上叶支气管再分为固有上叶支气管和舌叶支气管。前者通常分为前段支气管和尖后段支气管，后者则分为上舌段支气管、下舌段支气管。下叶支气管发出背段和前内、外、后基底段支气管。

　　右肺包括水平裂和斜裂，分成3个肺叶和10个肺段，占55%呼吸功能，左肺由斜裂分成2个肺叶和8个肺段，占45%呼吸功能。肺的血运包括肺动静脉的肺循环系统和支气管血管的体循环系统。支气管动脉主要由降主动脉或肋间动脉发出，与支气管伴行，最终在支气管外膜和黏膜下形成供应支气管的毛细血管网。静脉血主要汇入肺静脉，少部分汇入支气管静脉，再汇入奇静脉和半奇静脉。肺动脉总干源于右心室，向左上行，至主动脉弓下分为左、右肺动脉干。右侧肺动脉干长于左侧肺动脉干，但其开始分支较左侧早。肺动脉通常与相应的支气管伴行。左右两侧肺静脉均包括上肺和下肺静脉，分别汇入左心房，右肺中叶静脉通常与右肺上叶静脉共干汇成上肺静脉。

第二节　肺癌的手术治疗

一、肺癌手术治疗的适应证与禁忌证

1. 适应证

① Ⅰ、Ⅱ期非小细胞肺癌。

② Ⅰ期小细胞肺癌。

③ Ⅱ期小细胞肺癌，术前化疗 12 个疗程后可以手术。

④ 病变局限于一侧胸腔能完全切除的 Ⅲ A 期及部分 Ⅲ B 期非小细胞肺癌。

⑤ 临床经各种方法检查均不能排除肺癌，且估计病灶能切除者。

⑥ 原无手术指征，经放、化疗等综合治疗，病灶明显缩小、全身情况改善，估计能够切除者，应争取手术。

⑦ 非小细胞肺癌排除远处转移，病变侵犯胸壁、心包、大血管、膈肌，但范围局限，技术上能完全切除者。

⑧ 脑、肝、肾上腺等单发转移，排除其他部位转移，原发灶和转移灶均能完全切除。

⑨ 尽管不能达到根治性手术，但为了取得病理诊断为综合治疗打基础，也可考虑微创手术局部切除。

2. 禁忌证

① 肺癌病期超出手术适应证范围。

② 全身状况差，卡诺夫斯凯计分低于 60 分者：建议评分标准与国际接轨，结合 ECOG 评分考虑。

③ 6 周之内发生急性心肌梗死。

④ 严重的室性心律失常或不能控制的心力衰竭者。

⑤ 心肺功能不能满足预定手术方式者。

⑥ 75 岁以上且颈动脉狭窄大于 50%、75 岁以下且颈动脉狭窄大于 70% 以上者。

⑦ 80 岁以上且病变需要行全肺切除者。

⑧ 严重的、不能控制的伴随疾病持续地损害患者的生理和心理功能。

⑨ 患者拒绝手术。

3. 相对禁忌证

① 隆嵴增宽、固定。

② 喉返神经或膈神经麻痹。

③ 胸腔积液。

④ 心包受累。

⑤ 肺功能轻中度的减退。

二、手术原则、方式及路径

1. 原则

完全彻底切除是保证手术根治性、分期准确性、加强局控和长期生存的关键。驱动基因阴性可切除的 NSCLC 可使用化疗或纳武利尤单抗联合含铂双药化疗进行新辅助治疗（肿瘤≥4cm 或淋巴结阳性，1 类推荐证据）。

2. 手术方式

解剖性肺叶切除仍是标准术式（1 类推荐证据）。LCSG821 前瞻性研究结果显示，T_1 期肺癌肺叶切除的局部复发率明显低于亚肺叶切除，生存率显著高于亚肺叶切除，因此，目前早期肺癌的标准术式仍为解剖性肺叶切除（1 类推荐证据）。对于部分中央型肺癌，在手术技术能够保证切缘的情况下，支气管和（或）肺动脉袖式肺叶切除围手术期风险小而疗效优于全肺切除，为推荐术式（1 类推荐证据）。亚肺叶切除：①解剖性肺段切除。CALGB140503 是对周围型ⅠA期 NSCLC 亚肺叶切除对比肺叶切除的前瞻性随机对照临床研究，结果显示，对于肿瘤长径 2cm 以内的 NSCLC，在证实了肺门和纵隔淋巴结阴性后，亚肺叶切除 5 年无病生存率和 5 年生存率与肺叶切除比较差异无统计学意义，并且亚肺叶切除患者术后半年肺功能保留较之肺叶切除有所提高。JCOG0802 早期肺癌肺叶切除与肺段切除比较的前瞻性结果显示，对于≤2cm、薄层扫描 CT 上实性成分占比（consolidation tumor ratio，CTR）>0.5 的早期肺癌，肺段切除组除了肺漏气外与肺叶切除组围手术期并发症几乎无差异；术后肺功能的保留肺段切除组优于肺叶切除组，但未达到试验设计要求达到 10% 以上的差异；无复发生存率肺段切除组与肺叶切除组无显著差异，总生存率肺段切除组优于肺叶切除组（可能是肺叶切除组第二原发肿瘤死亡高于肺段切除组引起），但是肺段切除组局部复发率高于肺叶切除组。肺段切除在保留肺功能及生存率上是否优于肺叶切除，尚需要其他前瞻性临床试验结果证实。JCOG1211 是一项前瞻性、多中心、单臂、确证性 II 期临床研究，旨在分析长径 3 cm 以内、CTR 0.5 以下的磨玻璃影（ground-glass opacity，GGO）为主的临床 I A 期肺癌行肺段切除的疗效，研究结果显示，患者的 5 年无复发生存率和 5 年生存率均达到 98%。此外肺段切除术的围手术期安全性良好，JCOG1211 肺段切除手术在术后半年及 1 年的肺功能保留均优于 JCOG0802 中肺叶切除手术患者。鉴于以上 3 项大型前瞻性临床研究，肺段切除应为病灶位于肺外周 1/2、长径≤2 cm、含 GGO 成分早期肺癌可以接受的手术方式。目前意向性肺段切除可适用于以下情况（1 类推荐证据）：a. 患者功能状况无法耐受肺叶切除。b. 肿瘤长径≤2cm 的周围型小结节，同时具备以下条件之一：原位癌；GGO 成分超过 50%；长期随访提示倍增时间超过 400 天。c. 肺段切除要求：应保证切缘≥2cm 或≥病灶长径；除非患者功能状况不允许，否则同样应行肺门、纵隔淋巴结采样，尤其是实密成分较多的 GGO 结节（2A 类推荐证据）。②楔形切除。影像学上以 GGO 表现为主的肺结节大多为非浸润性肺癌。JCOG0804 前瞻性多中心单臂临床试验结果显示，对于≤2cm、薄层扫描 CT 上以 GGO 为主、CTR≤0.25（亦即按照第 8 版 IASLC 肺癌分期 T_{is} 或 T_{mi}）的早期肺癌，手术方式以楔形切除为主（82%），非浸润性肺癌占 97.7%，5 年无复发生存率达到 99.7%，且无局部复发事件。CALGB140503 研究中，亚肺叶切除组中肺楔形切除占比近 60%，亚肺叶切除组 5 年无复发生存率和 5 年总生存率均与肺叶切除组差异无统计学意义。故在肺门及纵隔淋巴结评估阴性的情况下，肺楔形切除可以用于周围型肿瘤长径 2cm 以内的 NSCLC。因此，意向性楔形切除手术可作为以下情况推荐（2B 类推荐证据）：a. 病灶位于肺外周 1/3；长径≤2 cm 的小结节；实密成分≤0.5cm；实性成分较多的病灶需先行纵隔和肺门淋巴结分期。b. 楔形切除要求：应保证肉眼可见切缘＞5mm，若不足 5mm，需冰冻切片证实切缘阴性。

3. 手术路径

开胸和微创手术具备同样的肿瘤学效果，外科医师可根据习惯和熟练程度选择手术方式（1 类推荐证据）。已证实胸腔镜（包括机器人辅助）等微创手术安全可行，围手术期安全性优于开胸手术，长期疗效不亚于开胸手术。因此，在技术可行且不牺牲肿瘤学原则的前提下推荐胸腔镜手术路径（1 类推荐证据）。

三、手术切除标准

完全切除包括阴性切缘（支气管、动脉、静脉、支气管周围组织、肿瘤附近组织）。无论何时，如出现切缘受累、未切除的阳性淋巴结、淋巴结外侵犯或转移性胸腔积液或心包积液，即为不完全切除。完全切除为 R_0，镜下发现不完全切除或淋巴结包膜外浸润为 R_1，肉眼可见肿瘤残余为 R_2。根据 IASLC 发表的不确定切除（R-un）定义，R-un 定义为如下情况：①清除少于 3 枚 N_1 或少于 3 枚 N_2 淋巴结；②清扫范围未达到肺叶特异性淋巴结清扫标准；③最高纵隔组送检淋巴结阳性；④支气管切缘原位癌变；⑤胸膜腔灌洗细胞学阳性。

四、肺癌的完全切除

目前临床上肺癌的外科完全切除手术应包括解剖性肺叶切除术（包括复合肺叶切除）及部分肺叶切除术（针对部分早期肺癌）、全肺切除术或支气管或（和）肺血管成形肺叶切除术（包括复合肺叶切除）、全肺切除术和系统性纵隔淋巴结清扫。NCCN 指南对于肺癌完全切除做了专门的定义：①所有切缘包括支气管、动脉、静脉、支气管周围组织和肿瘤附近组织为阴性；②行系统性或叶系统性淋巴结清扫，必须包括 6 组淋巴结，其中 3 组来自肺内（叶、叶间或段）和肺门淋巴结，3 组来自包括隆嵴下淋巴结在内的纵隔淋巴结；③分别切除的纵隔淋巴结或切除肺叶的边缘淋巴结不能有结外侵犯；④最高淋巴结必须切除而且是镜下阴性。只有同时满足这 4 个条件才能列为完全切除；否则为不完全切除或不确定切除。

（一）肺叶切除术

肺叶切除术适用于肿瘤病灶在同一个肺叶内的早期肺癌患者，通过切除病灶肺叶，彻底消除肺部原发肿瘤病灶及其相关淋巴结，是常用的肺癌治疗术式。位于多肺段的磨玻璃样结节，术中快速病理为原位腺癌或微浸润性腺癌时，可行肺叶切除术。美国国家综合癌症网络 NSCLC 临床实践指南和美国胸科医师协会肺癌诊疗指南均认为，早期 NSCLC 开放手术的标准术式是解剖性肺叶切除术＋淋巴结采样／清扫。

1. 右肺上叶切除

进胸后将右肺上叶向后下牵拉，在奇静脉弓下方打开纵隔胸膜，扩大至肺门的前上方，肺门前方就是上肺静脉。在奇静脉弓下方、上腔静脉后方、上肺静脉后上方可见右肺动脉干，肺动脉第一个分支为尖前段动脉，解剖游离，结扎、切断。于水平裂、斜裂交界处打开脏胸膜，解剖至肺动脉鞘，自肺动脉干向上叶的分支为上叶后段动脉，分离结扎、剪断。解剖游离上叶静脉，结扎、剪断。将上叶肺提起，解剖上叶支气管，夹闭，在距上叶支气管开口约 0.5cm 处离断支气管，移除病肺，观察支气管切缘是否正常，碘伏消毒，间断全层缝合支气管，也可以用支气管残端闭合器闭合、切断。如果水平裂发育不全，也可以先处理上叶尖前段动脉、上叶静脉、上叶支气管后，将上叶肺向下牵拉，显露肺动脉干，向后上方的分支为上叶后段动脉，结扎剪断。然后让麻醉师膨肺，显示上叶边缘，按肺裂发育不全办法处理。也可以先将肺裂打开，再按常规顺序切除肺叶。松解肺下韧带，以便中、下叶肺上移，减少残腔形成。切除肺叶后常规清扫淋巴结，止血、修补漏气处，冲洗胸腔，放置胸腔引流管，清点器械无误后关胸。

右肺上叶切除的注意事项：①分离尖前段动脉时应注意其后方上叶支气管周围有无肿大淋巴结，避免损伤血管后壁；②解剖上叶肺静脉时，一定注意保护中叶静脉，以免损伤；③解剖上叶后段动脉时，注意辨认下叶背段动脉和中叶动脉，避免损伤；④打开发育不全的水平裂时，注意避免损伤动脉干、中叶动脉、上叶后段动脉。

2. 右肺中叶切除

进胸后将肺向后牵拉，显露前肺门，解剖上肺静脉，游离中叶静脉。如果水平裂发育良好，于水平裂、斜裂交界处打开脏胸膜，解剖肺动脉，向前下方进入中叶的分支为中叶动脉，一般为 2 支，也有 1 支的。结扎、剪断中叶静脉。将中叶提起，解剖游离中叶支气管，按上叶切除方法处理。如果水平裂发育不全，可以先打开肺裂，再按顺序切除；也可以先处理中叶静脉、中叶支气管，将中叶向后上牵拉，显露肺动脉干，向前下进入中叶的分支为中叶动脉，结扎剪断，然后让麻醉师膨肺，显示中叶边缘，按肺裂发育不全办法处理。移除病肺。其余步骤同"右肺上叶切除"。

右肺中叶切除的注意事项：①解剖肺裂时不要损伤上叶后段及下叶背段动脉；②结扎中叶静脉时避免损伤上叶静脉；③注意上肺静脉有无变异。

3. 右肺下叶切除

进胸后显露斜裂与水平裂交界处，打开脏胸膜，解剖肺动脉下干及分支，向后外侧的分支为下叶背段动脉，与中叶动脉相对，其下方为动脉干的终末支，即下叶基底段动脉，分别结扎、剪断下叶背段动脉、基底段动脉。将下叶肺向上牵拉，打开肺下韧带，向上分离至韧带内淋巴结，其上方即为下肺静脉，游离解剖，结扎、剪断。将下叶肺提起，游离下叶支气管。其余步骤按"右肺上叶切除"处理。

右肺下叶切除的注意事项：①结扎下叶背段动脉前，尽量向远端游离，注意有无通向上叶后段的分支；②为了不影响中叶动脉，一般下叶背段动脉和基底段动脉应分别处理；③如果下叶与中叶或上叶间有肺裂发育不全，可以钳夹后剪开、缝合切面，也可以用直线切割缝合器切开。

4. 左肺上叶切除

进胸后将上叶肺向前下牵拉，在主动脉弓下缘打开纵隔胸膜，切断结扎肺门上方的迷走神经分支及伴随血管，解剖左肺动脉干，其第 1 分支为上叶尖后段动脉，顺动脉干向后下解剖分离至后肺门斜裂处，打开斜裂，从尖后段动脉下方依次分离上叶前段动脉、舌段动脉，分别予以结扎切断。将肺向后牵拉，显露前肺门，解剖上肺静脉，结扎、剪断。提起上叶肺组织，解剖游离上叶支气管，其余步骤同"右肺上叶切除"。如果肺裂发育不全，也可先打开肺裂，再按顺序切除；也可以先处理上肺静脉、尖后段动脉、前段动脉、上叶支气管，将肺向后下牵拉，解剖舌段动脉，结扎、剪断。再处理肺裂。

左肺上叶切除的注意事项：①左肺上叶动脉变异最多，应仔细解剖分离，避免遗漏或损伤；②解剖游离上叶尖后段动脉及上叶静脉时，因其相邻交叉，避免相互损伤，尤其是肺门或上叶支气管淋巴结肿大时；③下叶背段动脉多数高于舌段动脉，有时舌段动脉发自下叶基底段动脉，注意避免损伤。

5. 左肺下叶切除

进胸后打开斜裂的叶间胸膜，显露肺动脉干，在舌段动脉水平向后下方的分支为下叶背段动脉，肺动脉干的终末支为基底段动脉。分别结扎切断。将下叶肺向上牵拉，打开肺下韧带，向上分离至韧带内淋巴结，其上方即为下肺静脉，游离解剖，结扎、剪断。将下叶肺提起，游离下叶支气管。其余步骤按"右肺上叶切除"处理。如果肺裂发育不全，也可先打开肺裂，再按顺序切除；也可以先处理下肺静脉、下叶支气管，将肺向前上方牵拉，解剖基底段及下叶背段动脉，结扎、剪断。再处理肺裂。

左肺下叶切除的注意事项：①结扎基底段动脉时不要损伤舌段动脉；②打开发育不全的肺裂时注意不要损伤舌段动脉及下叶背段动脉。

（二）全肺切除术

全肺切除术是治疗 NSCLC 的重要手段，适用于累及其他组织病变的中央型 NSCLC，如在肺实质内跨叶裂生长的巨块型肿瘤或累及主支气管的转移性结节病变。全肺切除术有利于根治早期 NSCLC，减少复发事件。对于身体条件好，脏器功能正常，又能耐受手术的 NSCLC 患者，全肺切除术可能是最好的治疗方法。但全肺切除术能够增加手术并发症和病死率。有报道显示，NSCLC 患者采用全肺切除术治疗的病死率高达 10%。

1. 左全肺切除

进胸后将肺组织向后下牵拉，于主动脉弓下方打开纵隔胸膜。切断、结扎肺门上方的迷走神经分支及伴随血管。向前延伸打开前肺门处脏胸膜。于主动脉弓下方、膈神经后方、左主支气管前方解剖游离左肺动脉干，用双 7 号或双 10 号丝线结扎肺动脉近心端，游离远端，距结扎线约 0.5cm 处用两把无创血管钳夹闭，从钳间剪断，近心端缝扎，远心端结扎或缝扎。将肺向后牵拉，解剖游离上肺静脉，用双 7 号或双 10 号丝线结扎上肺静脉近心端，游离远端，距结扎线约 0.5cm 处夹两把无创血管钳，从钳间剪断，近心端缝扎，远心端结扎或缝扎。如果上肺静脉分支较早，结扎近心端后，远端可以逐支结扎。将肺向上牵拉，显露下肺韧带，打开肺下韧带，向上分离至韧带内淋巴结，其上方即为下肺静脉，游离解剖，结扎、剪断。结扎方法同上肺静脉。将肺提起，解剖左主支气管，分离至隆嵴附近，距隆嵴约 0.5cm 处夹闭左主支气管，离断，移除病肺，用 4 号丝线间断缝合支气管残端。也可以用支气管残端闭合器闭合支气管残端。麻醉师吸痰、膨肺，检查支气管残端有无漏气，如有漏气，修补缝合。周围组织包埋支气管残端。彻底止血，冲洗胸腔，放置胸腔引流管，清点器械无误，逐层关胸。包扎切口。

注意事项：①解剖左肺动脉干或清扫淋巴结时，避免损伤左侧喉返神经；②心包内处理血管时要确保安全，一旦损伤血管就可引起致命性出血；③处理肺静脉时要注意有无上下肺静脉共干；④左心房部分切除时，要确保钳夹牢靠，防止切断后心房壁回缩、滑脱；⑤尽量在心包外处理未受累的血管。

2. 右全肺切除

进胸后将肺向后下牵拉，显露前肺门及奇静脉弓，于奇静脉弓下缘打开胸膜，向前下延续至肺门下缘。如果有淋巴结仔细剥离去除，在奇静脉弓下方、上肺静脉上缘、上腔静脉外侧解剖游离右肺动脉干，用双 7 号或双 10 号丝线结扎近心端，游离远端，距结扎线约 0.5cm 处用两把无创血管钳夹闭，从钳间剪断，近心端缝扎，远心端结扎或缝扎。如果肺动脉干较短，也可先结扎切断上叶尖前段动脉后，再游离结扎右肺动脉干。将肺向后牵拉，解剖游离上肺静脉，用双 7 号或双 10 号丝线结扎近心端，游离远端，距结扎线约 0.5cm 处用两把无创血管钳夹闭，从钳间剪断，近心端缝扎，远心端结扎或缝扎。如果上肺静脉分支较早，结扎近心端后，上叶静脉及中叶静脉也可分别结扎。将肺向上牵拉，显露下肺韧带，打开肺下韧带，向上分离至韧带内淋巴结，其上方即为下肺静脉，游离解剖，结扎、剪断。结扎方法同上肺静脉。将肺提起，解剖右主支气管，分离至隆嵴附近，距隆嵴约 0.5cm 处夹闭左主支气管，离断，移除病肺，用 4 号丝线间断缝合支气管残端。也可以用支气管残端闭合器闭合支气管残端。其余步骤同"左全肺切除"。

注意事项：①选择右全肺切除一定要慎重，术前充分评估患者心肺功能；②解剖肺动脉时避免损伤上腔静脉、奇静脉弓。

五、肺癌的淋巴结清扫

纵隔/肺门/段门淋巴结清扫是肺癌完全切除不可或缺的部分，肺叶切除或全肺切除并系统性纵隔淋巴结清扫被认为是肺癌手术的标准术式。但近期高级别循证医学证据表明，部分肺叶切除并肺叶特异性淋巴结清扫的远期生存率不逊于标准术式，也可作为某些早期肺癌的术式选择。目前国际上通用的肺癌引流淋巴结图谱是 IASLC 的 2009 淋巴结图谱。纵隔淋巴结包括 1～9 站共 9 组，肺门淋巴结包括第 10 站以下的各组淋巴结。标准的纵隔淋巴结清扫要求整块切除纵隔淋巴结及其周围脂肪组织，也称为完全性纵隔淋巴结解剖。纵隔淋巴结转移是肺癌重要的不利预后因素。胸部 CT 检查是术前最常用的判断有无淋巴结转移的无创方法，CT 一般把小于 1cm 的淋巴结作为非转移性淋巴结，其假阴性率可达 18%～53%。PET-CT 是目前最好的无创检查方法，其准确率在 90% 左右，但检查费用较高。因此，淋巴结的清扫在肺癌手术治疗中是非常重要的步骤。淋巴结清扫不仅可以保证手术的彻底性，而且对于术后准确进行病理分期有重要作用，对于判断患者预后及指导治疗有重要意义。淋巴结清扫分为系统性淋巴结清扫、区域淋巴结清扫、淋巴结采样。对于淋巴结清扫范围目前仍有一定争议。有的学者认为，系统性淋巴结清扫可增加术后并发症，如喉返神经损伤、胸导管损伤、支气管胸膜瘘、术后渗出增加、局部免疫能力降低等。尤其是对 T_1 期患者，系统性淋巴结清扫不能使患者获益，有学者报道 T_1 期患者行系统性淋巴结清扫的 5 年生存率为 70%，而未行系统性淋巴结清扫的 5 年生存率为 90%。因此，对于术前诊断为 ⅠA 期的患者可行淋巴结采样，ⅠB 期、ⅡA 期患者可行区域淋巴结清扫，ⅡB 期、ⅢA 期患者可行系统性淋巴结清扫。

1. 右侧纵隔淋巴结清扫术

清扫右上纵隔淋巴结时，打开气管与上腔静脉之间的纵隔胸膜，上至胸膜顶处锁骨下动脉，下至右主支气管。必要时可将奇静脉弓结扎、切断，以便于暴露术野。可以清扫1～4组淋巴结。注意避免损伤喉返神经、膈神经、血管、气管膜部等。清扫右后纵隔淋巴结时，沿右主支气管下缘向下打开纵隔胸膜，显露气管分叉。可以清扫7、8组淋巴结及对侧肺门淋巴结。在下肺静脉下缘肺下韧带内可以清扫9组淋巴结。注意避免损伤迷走神经、支气管膜部等。

2. 左侧纵隔淋巴结清扫术

清扫左上纵隔淋巴结时，由于受主动脉弓及其分支影响，1～4组淋巴结清扫较右侧困难，尤其是4组和3组淋巴结，一定要仔细分离，不可强行分离，以免损伤大血管引起致命性大出血。清扫3～6组淋巴结容易损伤左侧喉返神经，一定要注意保护。也有学者提出切断动脉导管韧带后清扫4组淋巴结较容易，也有人认为可以用胸骨正中切口清扫前上纵隔淋巴结。

一般认为右肺上叶的区域淋巴结为右侧2～4组及7组淋巴结，右肺中下叶的区域淋巴结为7～9组及4组淋巴结。左肺上叶的区域淋巴结为4、5、6、7组淋巴结，左肺下叶的区域淋巴结为4、7、8、9组淋巴结。

六、肺癌手术并发症

肺癌手术后的并发症发生率为8%～35%。外科手术的并发症均可以发生，最常见是呼吸系统并发症和心血管系统并发症，而肺切除手术较独特的并发症包括术后肺断面漏气、支气管胸膜瘘等。

（一）呼吸系统并发症

呼吸系统并发症多见于术前合并慢性支气管炎的患者。常见的是手术侧肺复张不良，包括肺不张和阻塞性肺气肿。主要原因是痰栓堵塞支气管。部分患者由于手术早期麻醉插管，手术中揉搓伤以及肺反复萎陷、复张等原因，患侧肺分泌物增加，同时由于疼痛、迷走神经支气管支损伤以及通气量不足等，患者咳痰不力而形成痰栓。临床表现为患侧肺呼吸音减低，患者可以出现气短、血氧饱和度下降，同时可以出现发热等感染症状。治疗上帮助患者咳痰，严重者需要支气管镜吸痰，极少数患者需要气管切开。

（二）心血管系统并发症

1. 术后大出血

（1）术后大出血常见原因　①大血管结扎线滑脱或血管撕裂；②术中或关胸时肋间血管损伤；③粘连广泛，创面出血；④凝血功能异常；⑤血液病等。

（2）诊断依据　①术后胸腔引流每小时超过200mL，连续3h，或每小时100mL，连续5h；②胸腔引流液的血红蛋白含量及红细胞计数与外周血的相近；③血压持续下降，红细胞计数、血细胞比容持续降低，经输血、输液不见好转或不能维持；④X线检查患侧胸腔内大片高密度影，余肺受压，纵隔向健侧移位，说明胸腔内有较多血凝块。

（3）处理原则　①应用止血药物，如注射用蛇毒血凝酶、维生素 K_3、维生素 K_1、氨甲苯酸、氨甲环酸等；②输血、补液稳定血液循环；③剖胸止血。如果经过止血、输液等治疗不见好转，应立即沿原切口二次开胸止血，一旦开胸，应仔细检查出血点，避免遗漏或匆忙关胸，防止术后引流量仍较多，甚至仍有出血。

2. 术后心律失常

术后心律失常是肺切除术后常见并发症，其主要原因有水电解质紊乱、手术麻醉创伤、术后疼痛、术前心脏原发病、发热、患者精神因素、缺氧等。肺切除术后患者都要进入监护病房，一般24～48h内常规应用心电监护，通过心电监护仪显示的波形，基本可以判断有无心律失常及心律失常的类型，必要时行常规心电图检查，可以更进一步明确，同时观察有无心肌缺血的情况。窦性心动过速一般由疼痛、发热、紧张、缺氧、血容量不足等引起，只要给予对症处理，多数都能纠正。偶发房性期前收缩、室性期前收缩可以不做特殊处理，密切观察；但是，频发房性期前收缩、室性期前收缩应给予相应处理。房性期前收缩可给予毛花苷C、维拉帕米、盐酸胺碘酮等治疗，室性期前收缩可给予利多卡因、盐酸胺碘酮等治疗。患者如果出现心房颤动，尤其是快速性心房颤动，影响心脏射血功能，应立即处理，可应用毛花苷C、盐酸胺碘酮、普罗帕酮等药物，必要时使用电复律。室上性心动过速主要针对病因处理，心率超过160次/分，可以引起血流动力学改变，应给予毛花苷C或维拉帕米缓慢静脉注射。室性心动过速是严重的心律失常，如不能及时正确处理，可导致患者死亡。一旦发生，应立即给予利多卡因静脉注射；如果应用利多卡因无效，则采用电复律。复律后严密观察，静脉滴注利多卡因维持。心肌梗死是肺切除术后严重而且危险的并发症。如果患者术后出现心前区疼痛、胸闷、血压下降、心电监护或心电图出现ST-T的改变，立即行心肌酶谱检查，一旦证实有心肌梗死发生，给予镇静、止痛、扩张冠状动脉、保护心肌、控制心律失常等治疗；同时请心内科医师会诊，协助诊治，病情允许时可及时行冠状动脉支架置入术。

3. 心功能不全

肺切除术后心功能不全是严重并发症之一，应引起足够的重视。常见原因有患者术前心功能较差、术后心律失常、心肌梗死、电解质紊乱、输液过快、肺切除术后肺动脉压增高等。临床表现为患者氧饱和度降低、心率增快、静脉压增高、脉压缩小、咳粉红色泡沫样痰、肺部出现湿啰音、颈静脉怒张、肝大、下肢水肿等左心或右心功能不全的表现。治疗原则：立即给予强心、利尿、血管扩张药物，控制输液速度，计输液量。注意保持血流动力学稳定。如果经上述处理不见好转，可以应用吗啡，必要时应用呼吸机治疗。

4. 肺栓塞

肺栓塞是肺切除术后急、危、重症并发症。常见原因有长期卧床、下肢血管病变、手术损伤、高凝状态、心房颤动、心房附壁血栓等。如果患者突然出现呼吸困难、胸痛、缺氧的症状，排除心源性疾病及手术引起疼痛后，应考虑到肺栓塞的可能，胸部强化CT及肺动脉造影检查有助于明确诊断。一旦明确诊断，可应用肝素、链激酶、尿激酶等溶栓治疗，必要时手术取出血栓。较大的肺动脉栓塞病死率较高，一定要有充分的思想准备。肺栓塞的预防至关重要，主动、被动活动下肢，尽早下床活动，具有高危因素者术后应用低分子量肝素钙有积极的预防作用。

5. 心疝

心疝是指心脏经心包切口疝出，发生于心包内处理血管或心包部分切除患者。心疝的发生主要与心包缺损的大小有关。患者突然发生心率加快、休克、心搏骤停或发绀、颈静脉怒张，叩诊或听诊发现心界改变，应想到发生心疝的可能，立即行胸片或CT、心脏彩超检查，如果证实发生心疝，应立即手术复位。如果心包切口不能缝合，可用涤纶片修补或将心包切口完全打开，如果心包切口足够大，即使心脏有时跳出心包切口，也能自行回复。一旦发生心疝，患者死亡率可达 50%。

（三）肺断面漏气

多见于术前合并肺气肿、肺大疱的患者，某些行部分肺叶切除的患者由于肺创面较大亦有发生，主要是由于解剖肺裂时肺裂断面漏气。临床表现为胸腔引流管较长时间持续有气泡逸出。诊断上要除外支气管胸膜瘘，治疗的关键是充分引流，保证余肺复张良好，预防感染。多数患者随着术后的组织粘连，断面漏气逐渐减少。

（四）支气管胸膜瘘

支气管胸膜瘘是指支气管断端愈合不良，支气管残端与胸膜腔相通而引起的一系列临床症状和体征。Vest 等 1991 年总结 2243 例肺手术，支气管胸膜瘘的发生率为 1.6%，国内大组病例报告的发生率约 1%，多见于术后 1 周左右。临床表现包括咳嗽、咳痰、气短、发热。体征和 X 线胸片主要表现为包裹性液气胸，脓胸改变，部分患者有吸入性肺炎改变。其中咳痰有一定的提示性。初期表现为痰量明显增多，较稀薄，淡红色胸腔积液样，进一步可以出现脓痰，尤其是有明显脓胸时。但是最直接的诊断方式是气管镜检查。治疗上以胸腔引流为主，引流管尽量置于瘘口周围。对于术后早期发生者，可尝试手术修补，否则手术修补非常困难，多数只能进行引流。有报道放置气管支架以暂时封闭瘘口。对于炎症局限后的病例有报道用医用生物蛋白胶封闭瘘口。

七、肺癌外科治疗进展

（一）电视胸腔镜手术在肺癌外科治疗中的作用

电视胸腔镜手术是近 20 年来胸外科技术最大的进步和发展之一。电视胸腔镜手术在肺癌外科治疗中的作用越来越受重视，是肺癌外科治疗今后发展的方向之一。关于手术适应证还有很多不同意见，这与医疗单位开展该手术的早晚、手术医师的喜好和熟练程度有关。但是正如 NCCN 指南所指出的，胸腔镜手术作为肺癌外科备选术式的前提是符合肺癌外科的原则，即在不影响手术切除完全性的同时保证手术的安全性。

（二）早期周围型肺癌手术方式选择

长期以来，肺叶切除术被大多数胸外科医师认为是Ⅰ期非小细胞肺癌手术切除的标准术式，而最近的临床证据支持对于直径不超过2cm的周围型Ⅰ期非小细胞肺癌，尤其是纯磨玻璃样结节，肺段切除或楔形切除可能是更好的手术切除方式。随着回顾性报道的不断增多，对于以磨玻璃成分为主的周围型早期肺癌采用部分肺叶切除（肺段或者楔形切除）已逐渐成为胸外科的共识。最近大样本随机对照试验JCOG0802的研究结果显示，对于实性成分大于50%、肿瘤直径≤2cm的周围型非小细胞肺癌，肺段切除5年生存率优于肺叶切除且肺功能保留程度更佳。随着更多类似研究结果的披露，部分肺叶切除可能成为此类肺癌的标准术式。

第三节　肺癌围手术期的护理

一、术前护理

1. 心理干预

焦虑是肺癌手术患者的主要心理反应，术前及时发现患者异常的心理反应，采取疏导或有针对性的心理护理可以帮助患者减少焦虑和恐惧。建立良好的护患关系，是解除焦虑的重要措施。护士首先应主动了解患者，用真诚、和蔼的语言关心体贴患者，通过经常沟通了解其产生焦虑的原因，针对原因进行心理护理。通过讲解术前术后的注意事项，减轻患者对手术的恐惧及担忧。并指导患者进行必要的心理调节，使其正视病情。同时，请病友现身说教或以痊愈患者的例证来说明，动员家属和亲友参与，共同帮助患者树立战胜疾病的信心。使其积极主动地配合治疗和护理，以保证手术的顺利进行。

2. 常规准备

（1）营养　术前应注意补充营养。可给予高热量、高蛋白、高维生素、易消化饮食，如牛奶、鸡蛋、鱼、新鲜蔬菜和水果。不能进食者，可给予鼻饲或静脉补充营养。

（2）指导排便　因患者术后需卧床数日，所以应指导患者锻炼床上排大小便。

（3）戒烟　吸烟者呼吸道纤毛活性显著下降，可减弱纤毛对黏液的清除能力，影响排痰。同时，吸烟对伤口感染有间接或直接的作用；长期吸烟能明显减低肺功能，而早期戒烟可以使受损的肺功能得以改善和恢复。因此当患者一入院，护士就对患者进行戒烟教育，向患者耐心讲解吸烟的危害性及其对术后呼吸功能的严重损害，并动员家属一同帮助患者戒烟。护士可向患者介绍一些方便可行的戒烟方法，嘱其多饮水或果汁，可多吃新鲜蔬菜、水果，多做运动等。必要时可采取强制手段使其戒烟。

（4）雾化吸入　根据痰培养的结果，手术前 1 周开始抗生素雾化吸入，每日 2 次，每次 15～20min，以控制感染，净化气道，为手术做好准备。

3. 术前肺功能训练

术前 1 周对患者进行有效的肺功能训练。

（1）胸式呼吸　训练患者由鼻部慢慢吸气，使胸廓扩张，然后从嘴部慢慢吐出。

（2）腹式呼吸　患者取仰卧位、半卧位或半坐卧位。两膝轻轻弯曲，使腹肌松弛，一手放在胸骨柄部，以控制胸部起伏，另一手放在脐部，以感觉腹部隆起程度。深吸气后憋气 2 秒钟，然后缩唇慢呼气，呼气时间是吸气时间的 2 倍。

（3）咳嗽运动　患者可采取坐位或半卧位，将手掌轻按胸部，深吸气后屏气，然后突然咳嗽，可排出大气管内的痰液。

（4）简单吹气球方法　患者深吸气，然后尽量把气球吹大，每 4h 1 次。

（5）刺激气管咳嗽法　咳嗽无力或不会咳嗽者可行刺激气管咳嗽。患者取坐位或半卧位，用拇指或食指在吸气终末，稍用力向内按压胸骨上窝的气管，可重复多次，至痰咳出。

（6）协助患者咳嗽法　护理人员站在患者一侧，一手轻放在患者的肩上，另一手五指轻拢形成空心状，从下至上有节奏地叩击患者的背部，同时嘱咐其咳嗽。

二、术后护理

1. 术后外科常规护理

术后24h内由于麻醉和手术后反应等，血压、脉搏、呼吸均有波动，应密切观察生命体征等。

（1）神志　患者由手术室回到病房监护室后，一定注意意识恢复情况及神志状况。由于麻醉药物影响，患者往往处于嗜睡状态，意识尚未完全清醒，容易出现舌后坠，影响呼吸道的通畅，也有呕吐、误吸的可能，可以让患者去枕平卧。如果术后应用催醒药物，一定注意呼吸及氧饱和度变化，部分患者催醒药物作用过后，可能再次进入浅麻醉状态，导致呼吸浅慢甚至暂停。一旦出现这种情况，立即用简易呼吸器辅助呼吸，同时应用呼吸兴奋药及相关药物。

（2）生命体征　患者由于手术创伤、麻醉影响，术后6h以内容易出现生命体征不稳定，一定要严密监测。术中胸腔开放、胸腔冲洗、麻醉引起的代谢降低、患者身体的裸露，均可引起患者体温降低，术后应注意保暖，防止体温过低。同时，术后炎症反应、感染等也可引起患者发热，应密切观察体温变化。术后由于疼痛、紧张或缺氧等原因可引起心率增快，一般肺叶切除后心率可维持在70～100次/分，全肺切除后由于肺循环阻力增加，心率可达100～120次/分。心率过快、过慢都应该引起重视，查找原因。术后疼痛可以使患者呼吸浅快，而麻醉药、镇静药、止痛药的应用又可使呼吸浅慢，因此，要注意呼吸频率及节律的变化，防止发生意外。血压是术后监测的基本指标，它与心排量、血容量、外周血管阻力等有关，血压正常与否，对重要脏器的灌注有重要影响。患者完全清醒前每5～10min监测血压一次，清醒后15min左右监测一次。如果血压降低，要注意有无血容量不足、心功能不全或活动性出血等；血压过高，要注意患者有无疼痛、烦躁及既往高血压史，给予相应处理。

（3）血氧饱和度　无创血氧饱和度监测具有方便、灵敏的优点。但是，在体温低于35℃或平均动脉压＜50mmHg时，结果往往不准确。

正常情况下氧饱和度应该在 95% 以上。氧分压在 90～100mmHg 时，氧饱和度可达 95%～100%；氧分压在 60 mmHg 时，氧饱和度也可达到 90%。但是，氧离曲线受 pH、二氧化碳分压、体温、2,3-DPG 的影响，氧饱和度往往不能准确反映动脉氧分压，必要时行动脉血气分析检查。

2. 胸腔闭式引流管护理

（1）保持胸腔闭式引流管道密闭及通畅，保持引流管位置适当，胸瓶应低于体位，低于胸壁引流口平面 60～100cm。防止引流管发生曲折和受压，长玻璃管置水面下 3～4cm，定时挤压以免被血块堵塞。

（2）妥善固定引流管，若引流管自胸壁伤口脱出，应立即用手指捏紧引流口周围皮肤，使引流管创缘闭合，然后用凡士林纱布、厚层纱布及胶布封闭引流口，并及时通知医生做进一步处理。若导管边连接处滑脱，应立即将近端胶管钳闭或折叠捏紧，消毒后重新装妥；观察并记录引流液的性质、颜色及量。尤其是术后 6h 内，如果引流液为鲜红色血性液，流出量超过每小时 100mL 或术后前 3h 超过 500mL，均应及时通知医生处理。

（3）密切观察胸管水柱波动情况，波动幅度大，提示残腔过大或肺膨胀不全；咳嗽时无波动为引流管堵塞。水柱不能维持负压或有气体排出，可能为肺、胸壁、管道处漏气；水柱不断上升，可能在胸管近胸端有"活瓣"形成。以上情况应及时处理。若平静呼吸时无气泡逸出而咳时出现，证明余气尚未排尽；平静呼吸时有大量气体排出，提示有漏气。

（4）每日更换胸瓶。引流液多于 500mL 时，随时更换。换胸瓶时严格无菌操作，防止污染。肺膨胀好，引流液少于 50mL，无漏气现象时，术后 2～3 天拔除胸管。拔管后用无菌油纱布堵塞引流口，以防气胸。注意观察患者有无胸闷、呼吸困难，以及切口有无漏气及渗液。

3. 有效排痰

术后患者呼吸道分泌物增加，但切口疼痛，不敢咳嗽或无力咳嗽均可导致肺内分泌物排出不畅，痰液淤积，加重呼吸困难，易形成肺内感染，进而导致呼吸衰竭。因此，术后辅助咳痰尤为重要。在患者麻醉清醒后即可鼓励其咳嗽，并协助排痰。

（1）可采用二步咳嗽法。取舒适卧位，先行5～6次深呼吸，然后于深吸气末保持张口状连续咳嗽数次使痰到咽部附近，再用力咳嗽将痰排出。护士在患者呼吸或咳嗽时，用双手在胸壁上加压以加强咳嗽效果，轻按患者术侧胸壁，尽量减轻胸壁的震动，以减低切口张力，缓解疼痛。

（2）给予拍背辅助排痰。护理人员可用一只手掌保护切口减轻疼痛，另一手呈杯状，腕部弯曲，轻轻拍背时手掌微屈，从肺底由外向内，由下向上，边拍边鼓励患者咳嗽，每次时间5min左右。

（3）对于术后不能耐受疼痛及胸管刺激的患者，在协助其咳嗽时，一人用双手按压伤口，另一人在其吸气终末时，用一手指在环状软骨下缘与胸骨交界处用力向内按压刺激气管咳嗽，可收到明显的效果。因怕痛不敢咳嗽的患者，应予以止痛治疗后再鼓励咳嗽排痰。

（4）对于痰液潴留、黏稠不易咳出时，可采用纤维支气管镜吸痰，严格执行无菌操作，避免发生感染。

（5）评估痰的颜色、黏稠度、量和气味并做好记录。

4. 雾化吸入

根据痰培养结果选择敏感抗生素及祛痰药物，每日雾化吸入4次，每次15～20min，连续5～7天。采用沐舒坦加入雾化液中进行雾化吸入，效果良好。雾化吸入宜安排在餐后1h进行，以免无力排痰或刺激咽喉部引起呕吐反射。雾化吸入前鼓励患者咳嗽、排痰，以保持呼吸道通畅，因为雾化后黏稠的痰液被稀释很快膨胀，使原来部分堵塞的支气管被完全堵塞。护士根据痰液性状掌握吸入间隔时间。如果间隔时间过长，易导致痰液黏稠及排痰困难。若间隔时间过短或吸入过量，超过了气管和肺对水分的清除能力导致痰量生成过多，易出现肺水肿等。在雾化吸入的同时，应根据经皮血氧饱和度监测调节氧流量，避免发生低氧血症。

5. 饮食护理

手术当日禁食水，术后第1日可进流质饮食，少食多餐，渐进至半流质、软食等。饮食宜选择高热量、高维生素、高蛋白质食物，早期避免进食牛奶、豆浆等食物，以免引起腹胀。对不能进食者可给予鼻饲或静脉营养支持疗法。

6. 疼痛护理

术前由于患者对手术过程不甚了解，因此对手术充满恐惧。应告知患者过度焦虑往往能降低痛阈及耐痛阈，从而在手术后感受到更强烈的疼痛，对手术产生不利影响。又因手术创伤较大，切口疼痛感觉比较强烈，而疼痛常常引起呼吸模式的改变，导致潮气量减低，呼吸频率加快，借以保持足够的每分通气量，结果使功能残气量减低，造成气道关闭产生肺不张。疼痛时伴随的精神紧张导致自主神经功能紊乱也可诱发心律失常，因此做好疼痛护理也是护理工作的重要内容。护士正确评估疼痛程度，观察疼痛时患者的身心状态，寻找影响疼痛的因素。指导患者进行腹式呼吸减小胸廓运动；咳嗽时协助患者按压伤口，减轻切口张力；帮助患者寻找舒适体位以减轻患者的疼痛。根据医嘱合理使用止痛药物。肌内注射阿片受体类止痛药时注意观察呼吸情况，以免因抑制呼吸造成痰液潴留。

7. 心理护理

肺癌术后的患者往往存在不同程度的焦虑，因此在患者全麻苏醒后，即告知手术已顺利完成，以减轻其心理负担。患者经历手术打击往往对预后缺乏信心，护理人员应在巡视病房中或与患者交谈中观察其心理状态，及时解释安慰，使患者消除种种顾虑，以良好的心态积极配合治疗并对下一步治疗充满信心。

8. 合理体位，适当活动

（1）卧位　患者全麻未清醒时，去枕仰卧，头偏向一侧，平卧4h，待生命体征平稳后改半卧位或健侧卧位。

（2）活动　术后当日协助患者床上被动活动四肢，次日主动活动四肢，胸管拔除后早日下床活动，患者感到疲倦即停止。适当的活动及功能锻炼，可促进全身和局部的血液循环，促进病理产物吸收和排出，从而减轻疼痛。也可促进新陈代谢，增进食欲以利于术后身体康复。

9. 排尿、排便的护理

（1）尿潴留是最常见的术后并发症之一。术前训练患者排尿可避免术后插导尿管的痛苦或缩短留置尿管的时间。术后3～4h督促患者解小便，排尿困难者可让患者听流水声或用温水冲洗外阴，诱导患者自行排尿，减少尿潴留的发生。

（2）便秘是术后卧床患者普遍存在的问题，对胃肠功能正常且饮食正常的患者，首要的方法是进行详细的饮食指导，包括保证每日饮水量、多摄入粗纤维素食物、多食新鲜蔬菜水果。养成每日排便的习惯。对于习惯性便秘的患者还可以脐部为中心顺时针环形按摩腹部，每天3～4次，每次15～30min，以促进肠蠕动防止便秘发生。

第八章
肺癌的中医治疗

第一节 中医对肺癌的病因病机认识

肺癌属于中医学的肺积、痞癖、肺胀、息贲、咯血、咳嗽、痰饮等范畴。正虚邪实是肺癌的基本病机，正气不足是肺癌发生的内在根本因素。肺癌发生多由正气不足，气血阴阳失衡，脏腑功能紊乱，使机体抗病能力下降，邪气乘虚而入所致。邪气入内，留滞不去，阻于胸中，肺气郁滞，宣降失常，气机不畅，气滞血瘀，阻塞脉络，津液输布不利，壅而为痰，痰瘀胶结，从而形成肿块。此乃因虚而得病，因虚而致实，因虚而患癌，虚是病之本，正虚是肺癌发生的基础。

1. 正气内虚

"正气存内，邪不可干""邪之所凑，其气必虚"。正气内虚，脏腑阴阳失调，是罹患肺癌的主要基础。正如《医宗必读·积聚》所说："积之成者，正气不足，而后邪气踞之。"《外证医案》所云："正气虚则成岩。"年老体衰，慢性肺部疾病，肺气耗损而生成不足；或七情所伤，气逆气滞，升降失调；或劳累过度，肺气、肺阴亏损，外邪乘虚而入，客邪留滞不去，气机不畅，终致肺部血行瘀滞，结而成块。

2. 烟毒内侵

中医学认为"烟为辛热之魁"。长期吸烟，热灼津液，阴液内耗，致肺阴不足，久则气阴亏虚，加之烟毒之气内蕴，羁留肺窍，阻塞气道，而致痰湿瘀血凝结，形成瘤块。

3. 邪毒侵肺

肺为娇脏，易受邪毒侵袭，如工业废气、石棉、矿石粉尘、煤焦烟炱和放射性物质等，致使肺气肃降失司，肺气郁滞不宣，进而血瘀不行，毒瘀互结，久而形成肿块。

4. 痰湿聚肺

脾为生痰之源，肺为贮痰之器。脾主运化，脾虚运化失调，水谷精微不能生化输布，致湿聚生痰，留于脏腑；或饮食不节，水湿痰浊内聚，痰贮肺络，肺气宣降失常，痰凝气滞；或肾阳不足，失于蒸化水饮，水饮上犯于肺，酿湿生痰，进而导致气血瘀阻，毒聚邪留，郁结胸中，肿块逐渐形成。

5. 七情内伤

七情太过或不及均可引起体内气血运行失常及脏腑功能失调，过怒则伤肝、过喜则伤心、过忧则伤脾、过悲则伤肺、过恐则伤肾，为引发肿瘤奠定了内在的基础。正如《灵枢》曰："若内伤于忧怒……而积皆成矣。"肺癌的发生也与精神因素、情志不遂有关，突然强烈或长期持久的情志刺激，可以直接影响机体的正常生理功能，七情内伤扰及气血，可致气郁、气滞、血瘀等，使脏腑气血功能紊乱，经络不能畅达，郁结胸中，久则癌肿成矣。

第二节 肺癌中医治疗的主要治则和治法

一、肺癌中医治疗的主要治则

1. 扶正与祛邪

扶正与祛邪是两大类治则。扶正即是调动机体的抗病能力，提高机体的免疫功能，增加免疫系统的作用，达到防治疾病的目的。祛邪就是抑制、排除、消灭致病因素。疾病的发生、发展及其变化过程，就邪正关系而言，是正气和邪气相互斗争的过程。邪正相争的胜负，不仅决定着疾病的发生，并且影响着疾病的进展，因而任何疾病的治疗都是为了扶助正气、祛除邪气，故调整邪正双方的力量对比，使疾病向痊愈的方向转化。

肺癌的病理特点在于正虚邪实，在其疾病的变化过程中，由于病情复杂，正与邪之间相互消长，不断变化。在治疗上应把扶正与祛邪辨证地结合起来。依据肺癌不同阶段的特点，正确认识扶正与祛邪的辨证关系。根据客观实际病情定攻补，既要看到祛除病邪的积极意义，如手术切除、放射治疗、化学药物治疗的有效作用和积极意义，又要看到扶持正气也是祛邪的重要保证。要更好地接受各种治疗，就必须依靠人体正气。营养状况好、身体抵抗力强、后天脾胃消化功能好的患者，手术后的恢复将更快、更好，耐受放、化疗的能力将更大，这就是扶助正气以祛邪外出。

一般而言，早期，正气未衰，治则重在祛邪，同时考虑到补，采用大攻小补，攻中有补的原则。中期，癌症发展到一定程度，机体正气日渐耗损，宜攻补兼施。晚期，正气不支，已不任攻伐，治疗采用大补小攻的措施，补虚扶正为主，祛邪抗癌为佐，借大补以增强患者体质，提高抗癌能力，小攻使肿瘤停止发展。

2. 调理脏腑功能

中医学认为肺癌病位在肺，与脾、肾、肝的功能失调有着密切关系。调理脏腑功能是肺癌论治的重要法则之一。调理脏腑功能一般包括两个方向，一是调整肺的某种生理功能的亢进或衰退，二是调整肺与其他脏腑之间生理功能的失调。人体是一个有机整体，各脏腑之间在生理功能上相互联系，病理上相互影响。肺癌病情复杂，病理过程中往往涉及多个脏器功能失调，所以治疗中更要注意各脏器间"五行生克、制化"的关系，做到各脏之间的协同调理。如根据五行生克、制化理论，临床中常用到"虚则补其母"之法。若肺气亏虚、宣降失常，可见气短、咳嗽、咳痰无力，甚则痰中带血等症，此时，除了补益肺气外，还常常配以健脾之法，以助肺气宣发、运化痰湿，即"培土生金法"。

3. 调整阴阳

中医学认为疾病的发生，从根本上来说是机体的阴阳之间失去相对的协调平衡，从而形成阴阳偏盛偏衰的病理状态。调整阴阳是根据机体阴阳失调的具体状况，促使其恢复相对的协调平衡。调整阴阳的方法很多，从狭义上讲，即损其有余，补其不足；从广义上讲，阴阳是辨证的总纲，疾病的各种病理变化均可以用"阴阳失调"来概括，如气血不和，脏腑经络失调，表里出入、升降异常等，所以诸如解表攻里、越上引下、升清降浊、扶正祛邪等均可理解为调整阴阳的范畴。适时调整阴阳变化，是治疗肺癌的关键之一。因为通过调整阴阳，可以改善机体内环境，使原来失衡的阴阳重新达到动态平衡。

4. 调理气血

气和血，是组成人体的基本物质，各有其生理功能，两者存在着相互依存、相互为用的关系。肺癌的发生与气血失调有密切关系，从临床来看，气滞血瘀是肺癌发生的基本病理因素之一。所以，调和气血使气机流畅、血瘀得去，在肺癌治疗中有重要意义。此外，肺癌的进展过程实际上是一个慢性消耗过程，大多数中、晚期肺癌患者存在气血不足的情况。故调整气血时尤应注意益气养血。气血充足，正气得复，则抗癌有力。

5. "三因"制宜

"三因"即指因人、因地、因时。"三因"制宜是指治疗疾病，必须从实际出发，即必须从季节时令、环境、人的体质等实际情况出发，制订适当的治疗大法。这在中医治疗肺癌过程中具有重要意义。

二、肺癌中医治疗的主要治法

1. 扶正固本法

肺癌属慢性消耗性疾病，多为虚证。用扶正固本法，扶助人体正气，协调阴阳偏盛偏衰，改善人体虚弱状态、调整机体内环境，提高机体免疫功能，加强抵御和祛邪的能力，抑制肿瘤细胞的生长，为进一步治疗创造条件。当然，在临床中扶正的同时应注意扶正与祛邪的辨证关系。扶正固本的方法很多，如补益肺气、健脾和胃、补肾生津等。常用中药有天冬、麦冬、沙参、生地黄、龟甲、鳖甲、天花粉、知母、墨旱莲、女贞子、鸡血藤、阿胶、熟地黄、黄芪、党参、人参、黄精、白术、山药、附子、淫羊藿、补骨脂、紫河车等。现代药理研究表明，扶正固本法治疗肺癌的作用是多方面的，能提高机体细胞免疫和体液免疫功能，抑制肿瘤生长，并且有利于保护骨髓，增强放、化疗疗效。同时，能促进垂体的肾上腺皮质功能，促进网状内皮系统的吞噬功能，改善机体免疫状态。肺癌发病的最基本病理特点是正虚邪实。因此，扶正固本法在肺癌的防治中具有极其重要的意义，可以说它贯穿了肺癌防治全程。

2. 活血化瘀法

肿瘤多有形，历代医家多认为癥积、结块多与血瘀有关。临床观察表明，多数肿瘤患者普遍存在有血瘀证。如体内或体表肿块经久不消，坚硬如石或凹凸不平；唇舌青紫或舌体、舌边及舌下有青紫斑点及静脉怒张；皮肤暗黑、有斑块、粗糙、肌肤甲错；局部疼痛，痛有定处，日轻夜重，脉涩等。瘀血是肺癌的病因之一，针对瘀血而采用的活血化瘀法是肺癌临床常用治法，活血化瘀法不但能祛邪消瘤，亦可配伍其他方法，对瘀血引起的发热、瘀血阻络引起的出血、血瘀阻络所致的疼痛等起到一定的治疗效果。临床上对肿瘤患者施用活血化瘀法，可以起到多方面作用。常用的活血化瘀药物有丹参、赤芍、红花、莪术、郁金、延胡索、乳香、没药、五灵脂、王不留行、水蛭、全蝎、蜈蚣、斑蝥、水红花子、石见穿、血竭等。实验证明，活血化瘀类中药抗肿瘤作用的主要表现有以下几个方面：①对抗肿瘤药物的增效作用。②调整机体免疫功能。③调整神经内分泌功能。④预防放射性纤维化。⑤对肿瘤的直接破坏作用［据动物实验筛选及临床试验证实，活血化瘀药中具有杀灭癌细胞作用和抑癌作用的中药有三棱、莪术、三七、赤芍、当归、丹参、降香、延胡索、乳香、没药、穿山甲（代）、生大黄、全蝎、蜈蚣、僵蚕、牡丹皮、石见穿、五灵脂等］；对抗肿瘤细胞引起的血小板聚集及瘤栓的形成（如桂枝、牡丹皮、赤芍、桃仁、红花，在体外均有较强的抑制血小板聚集作用）。临床中，应用活血化瘀法，使用活血化瘀类药物时应根据辨证与辨病相结合的原则，同时参考现代药理研究，按肿瘤性质和部位不同选择适当的药物。肺癌常加用桃仁、红花、丹参、赤芍、泽兰、石见穿、红梅梢、虎杖、牛膝、地鳖虫等；单发原发灶者加穿山甲（代）、土鳖虫、石见穿、王不留行、急性子；转移灶或伴转移灶者加丹参、赤芍、桃仁、三棱、红花、莪术、水蛭等。在活血化瘀药物的应用中，还应注意药物处方剂量，以期发挥最大效用而避免或减少其不良反应。

3. 疏肝理气法

中医学认为肿瘤的发生与气机运行失调关系极为密切。气滞是肿瘤最基本的病理变化之一，因此，理气药在肿瘤治疗中十分重要。现代药理研究证明，理气药既能治癌，又能改善癌细胞影响机体造成的多种紊乱状态。具有较好抑癌作用的理气药有枳实、香附、郁金、川楝子、大腹皮、佛手、枸杞子、青皮、玫瑰花、九香虫、绿萼梅、厚朴、旋覆花等。

在临床应用中，往往根据病情的兼夹证不同予以适当的配伍。如气滞兼血瘀，在使用理气药时，应配合丹参、赤芍、桃仁、红花、三棱、莪术等活血化瘀药；气滞兼痰凝，应配伍半夏、天南星、昆布、海藻、象贝母等化痰软坚药；气滞兼湿阻，则配伍苍术、白术、薏苡仁、猪苓、茯苓等化湿利湿药；气滞兼气虚者，应与黄芪、党参、甘草、扁豆等药合用。理气药大多辛香而燥，重用、久用或运用不当，会有化燥伤津助火等弊病。但只要配伍运用得当，即可防止上述不良反应。

4. 清热解毒法

热毒是肺癌的主要病因之一。肺癌中、晚期患者，病情不断发展，临床常出现发热、疼痛、肿块增大、局部灼热疼痛、口渴、便秘、苔黄、脉数等症。即毒热内蕴或邪热瘀毒表现，故应以清热解毒为大法治疗。清热解毒药既能抑制和清除肿瘤周围炎症和感染，减轻症状，又具有较强的抗肿瘤活性，所以清热解毒法是肺癌中医治疗中较常用的治疗法则之一。常用的清热解毒药物有金银花、连翘、白花蛇舌草、半枝莲、半边莲、龙葵、山豆根、板蓝根、虎杖、紫草、紫花地丁、蒲公英、鱼腥草、夏枯草、败酱草、穿心莲、黄芩、元参、土茯苓、大青叶等。目前，关于清热解毒药物抗肿瘤的药理研究表明，其抗肿瘤作用机制主要有以下几个方面：①直接抑制肿瘤作用；②抗炎排毒；③调整机体免疫力；④调节内分泌功能；⑤阻断致癌和抗突变的作用。

5. 化痰除湿法

化痰除湿法是肿瘤临床常用的治疗法则之一。在临床中，合理应用化痰除湿法，能提高肿瘤治疗效果。当然，化痰除湿法并非单独使用，应结合病情，根据辨证论治的原则配以其他治疗方法，如化痰法与理气法合用称为理气化痰法，用于气郁痰凝者；与清热法合用称为清热化痰法，用于痰火互结或热灼痰结者等。湿有内外之分，外湿侵袭，每与风邪、寒邪相兼，治法宜祛风除湿；内湿治当除湿利水。同时，根据湿聚部位不同分别采取芳香化湿、淡渗利湿、健脾除湿、温化水湿等法。临床中常用化痰除湿药有瓜蒌、皂角刺、半夏、山慈菇、象贝母、葶苈子、青礞石、海浮石、前胡、苦杏仁、苍术、厚朴、茯苓、藿香、佩兰、生薏苡仁、独活、秦艽、威灵仙、徐长卿、萆薢、海风藤、络石藤、猪苓、泽泻、车前子等。

6. 软坚散结法

肺癌肿块为有形之物，《黄帝内经》中指出："坚者削之……结者散之。"所以对于瘤块多用软坚散结法治疗。根据中医理论及经验，一般认为味咸中药能够软坚，如鳖甲的咸平、龟甲的甘咸、海螵蛸的咸涩、海浮石的咸寒等都能软坚。软坚散结法在肿瘤临床中应用很久，但一般不单独应用，通常配合其他治疗肿瘤的治法使用，以达到共同消除肿块的目的。临床中常用的软坚散结类药物有龟甲、鳖甲、生牡蛎、海浮石、海藻、地龙、瓦楞子、昆布、海蛤壳、夏枯草、莪术、半夏、胆南星、瓜蒌等。

7. 以毒攻毒法

瘤之所成，无论是由于气滞血瘀，还是由于痰凝湿聚或热毒内蕴或正气亏虚，久之均能瘀积成毒，毒结体内是肺癌的根本原因之一。肿瘤形成缓慢，毒邪形成缓慢，毒邪深居，非攻不可，所以临床常用有毒之品，性峻力猛，即所谓以毒攻毒法。清热解毒法为防治肺癌的常用治法，属"攻邪"的范畴。临床应用时，应根据疾病的性质，辨清正邪之盛衰，与其他法则和药物相结合运用，能收到事半功倍的效果。临床常用的以毒攻毒药有蜈蚣、斑蝥、蜂房、全蝎、守宫、蟾酥、土鳖虫、狼毒、硫黄、蛞蝼、常山、生半夏、马钱子、洋金花、乌头、生附子、雄黄等。这些药物大多对癌细胞有直接的细胞毒作用。临床中使用该法时，一定要依据中医理论，结合病情、患者体质适可而止。有毒药品，药性峻烈，易伤正气，应用时务必保证患者正气尚充盛，或者适当配伍扶正之品。

第三节　肺癌的中医辨证论治

一、辨证要点

（一）辨主要症状的寒热虚实

1. 咳嗽、咳痰

咳嗽，痰白而稀，伴舌质淡，苔白者，多见于寒证；咳嗽气急、痰黄而稠，见于热证；干咳，无痰，或痰少而黏者多为燥邪或阴虚。咳声有力，相兼舌质或红、或暗，脉象有力者为实证；咳声无力，气短，伴见声低懒言、乏力、神疲倦怠，动则尤甚，脉象无力，多见于气虚；咳声嘶哑，口咽干燥，潮热盗汗，形体消瘦，舌红少苔或无苔，脉细，多见于阴虚。

2. 胸痛

胸痛高热，咳痰腥臭或脓血，伴寒战，脉象有力，多见于肺痈；胸痛遇寒加重，面白肢冷，苔白，脉沉迟者，多为寒邪所致；胸部灼痛，伴痰黄质稠，气喘息粗，壮热烦渴，舌红，脉数者为实热；胸部隐痛，多为虚证，若伴咳声无力、气短、乏力、脉象无力，为气虚；若伴干咳或痰少，口干，潮热盗汗，舌红少苔，脉细，为阴虚；胸痛如刺，或绞痛，痛有定处，伴舌质暗或瘀斑、瘀点，脉涩，为血瘀。

3. 咳血

咳血一般见于热证、血瘀证、虚证，难见到实寒证。痰中带血，或咳鲜血，色红，舌质红，多为热证；咳痰带血丝，或血块，色暗，伴舌质紫暗或瘀斑、瘀点，为血瘀；咳血量少，日久不愈，血色较淡，伴气短、乏力，舌质淡者，为气虚；咳血量少，干咳少痰，五心烦热、低热盗汗，舌红少苔或无苔，为阴虚。

（二）辨证候虚实

肺癌的发生多与肺气不足，痰湿瘀血阻滞有关。肺癌早期，多见气滞血瘀、痰湿毒蕴之证，以邪实为主；肺癌晚期，多见阴虚毒热、气阴两虚之证，以正虚为主。临床上，多病情复杂，虚实互见。

（三）辨邪正盛衰

肺癌是高度恶性的肿瘤，发展快，变化迅速。辨明邪正盛衰，是把握扶正祛邪治则和合理遣方用药的关键。一般来说，肺部癌瘤及症状明显，但患者形体尚丰，生活、活动、饮食等尚未受阻，此时多为邪气盛而正气尚充，正邪交争之时；如病邪在肺部广泛侵犯或多处转移，全身情况较差，消瘦、乏力、衰弱、食少，生活行动困难，症状复杂多变者，多为邪毒内盛而正气明显不支的正虚邪实者。

二、分证论治

（一）气血瘀滞

1. 症状

咳嗽不畅，胸闷气憋，胸痛有定处，如锥如刺，或痰血暗红，口唇紫暗，舌质暗或有瘀斑，苔薄，脉细弦或细涩。

2. 治法

活血散瘀，行气化滞。

3. 方药

血府逐瘀汤加减。

（1）桃仁 15g，红花 15g，当归 10g，桔梗 10g，生地黄 15g，川芎 10g，赤芍 15g，柴胡 10g，枳壳 10g，川牛膝 15g，甘草 5g。水煎，每日 1 剂，分 2 次温服。本方用桃红四物汤活血化瘀；柴胡、枳壳疏肝理气；牛膝活血化瘀，引血下行；桔梗载药上行，直达病所；甘草调和诸药。

（2）胸痛明显者，气滞血瘀程度多较重，可配伍醋香附 10g、延胡索 10g、郁金 10g 等以理气通络，活血止痛。

（3）若反复咳血，血色暗红者，可减少活血化瘀药物用量，如桃仁、红花减半，并加蒲黄 10g（煎煮时布包，防止粘锅）、三七 5g、藕节 10g、仙鹤草 10g 等以化瘀止血。

（4）瘀滞化热，暗伤气津，可见口干、舌燥者，加沙参 15g、天花粉 10g、知母 10g 等以清热养阴生津。

（5）食少、乏力、气短者，加黄芪 30g、党参 15g、炒白术 10g 以益气健脾。

（二）阴虚邪热

1. 症状

咳嗽无痰或少痰，或痰中带血，甚则咳血不止，胸痛，心烦寐差，低热盗汗，或热势壮盛，久稽不退，口渴，大便干结，舌质红，舌苔黄，脉细数或数大。

2. 治法

养阴清热，解毒散结。

3. 方药

沙参麦冬汤合五味消毒饮。

（1）沙参 15g，麦冬 15g，玉竹 10g，天花粉 10g，桑叶 10g，生扁豆 10g，金银花 15g，野菊花 15g，蒲公英 30g，紫花地丁 10g，天葵子 10g，甘草 5g。水煎，每日 1 剂，分 2 次温服。方中用沙参、玉竹、麦冬、甘草、桑叶、天花粉、生扁豆养阴清热；金银花、野菊花、蒲公英、紫花地丁、天葵子清热解毒散结。

（2）若见咳血不止，可选加白及 10g、仙鹤草 10g、茜草根 10g 以收敛止血；白茅根 15g 以清热止血；若见瘀血征象，可加三七粉 5g 以化瘀止血。

（3）若低热盗汗，则加地骨皮 15g、白薇 10g、五味子 5g 以养阴清热敛汗。

（4）若大便干结，则加全瓜蒌 15g、火麻仁 10g 以润燥通便。

（三）痰湿蕴肺

1. 症状

咳嗽，咳痰，气憋，痰质稠黏，痰白或黄白相兼，胸闷胸痛，纳呆便溏，神疲乏力，舌质淡，苔白腻，脉滑。

2. 治法

行气祛痰，健脾燥湿。

3. 方药

二陈汤合瓜蒌薤白半夏汤加减。

（1）陈皮 10g，半夏 10g，瓜蒌 15g，薤白 10g，茯苓 10g，苦杏仁 10g，甘草 5g。水煎，每日 1 剂，分 2 次温服。二陈汤理气燥湿化痰，合瓜蒌薤白半夏汤以助行气祛痰、宽胸散结之功。

（2）若见胸脘胀闷、喘咳较甚者，可加用葶苈大枣泻肺汤以泻肺行水。

（3）痰郁化热，痰黄稠黏难出者，加海蛤壳 20g、鱼腥草 30g、黄芩 10g、栀子 10g 以清化痰热。

（4）胸痛甚，且瘀象明显者，加川芎 10g、郁金 10g、延胡索 10g 以化瘀止痛。

（5）神疲、纳呆者，加党参 15g、炒白术 10g、鸡内金 15g 以健脾消食。

（四）气阴两虚

1. 症状

咳嗽痰少，或痰稀而黏，咳声低弱，气短喘促，神疲乏力，面色㿠白，形瘦恶风，自汗或盗汗，口干少饮，舌质红或淡，脉细弱。

2. 治法

益气养阴。

3. 方药

生脉饮合百合固金汤加减。

（1）人参 10g，麦冬 15g，五味子 5g，百合 15g，生、熟地黄各 10g，玄参 15g，当归 10g，白芍 10g，桔梗 10g，甘草 5g。水煎，每日 1 剂，分 2 次温服。生脉饮中人参大补元气，麦冬养阴生津，五味子敛补肺津，三药合用，共奏益气养阴生津之功。百合固金汤用生地黄、熟地黄、玄参滋阴补肾；当归、白芍养血平肝；百合、麦冬、甘草润肺止咳；桔梗止咳祛痰。

（2）气虚征象明显者，加生黄芪 30g、太子参 15g、炒白术 10g 等以益气补肺健脾。

（3）咳痰不利，痰少而黏者，加川贝母 10g、瓜蒌 15g、苦杏仁 10g 等以利肺化痰。

（4）若肺肾同病，由阴损阳，出现以阳气虚衰为突出的临床表现时，如畏寒肢冷、得温则舒、小便清长等，可选用右归丸温补肾阳。

上述证候中，如合并有上腔静脉阻塞综合征，出现颜面、胸上部青紫水肿，声音嘶哑，头痛晕眩，呼吸困难，甚至昏迷的严重症状，严重者可在短期内死亡。中医治疗从瘀血、水肿论治，活血化瘀、利水消肿可使部分患者缓解。常用方剂如通窍活血汤、五苓散、五皮饮、真武汤等。压迫症状较轻者，可在辨证施治方药中，酌加葶苈子、猪苓、生麻黄、益母草等泻肺除壅、活血利水。

在肺癌长期临床研究过程中，已筛选出一批较常用的抗肺癌的中草药。如清热解毒类的白花蛇舌草、半枝莲、拳参、龙葵、蛇莓、马鞭草、凤尾草、重楼、山豆根、蒲公英、野菊花、金荞麦、蝉蜕、黄芩、苦参、马勃、射干等；化痰散结类的瓜蒌、贝母、南星、半夏、苦杏仁、百部、马兜铃、海蛤壳、牡蛎、海藻等；活血化瘀类的桃仁、大黄、穿山甲（代）、三棱、莪术、鬼箭羽、威灵仙、紫草、延胡索、郁金、三七、虎杖、丹参等；攻逐水饮类的猪苓、泽泻、防己、大戟、芫花等。上述这些具有一定抗肺癌作用的药物，可在辨证论治的基础上，结合肺癌的具体情况，酌情选用。

第四节　肺癌围手术期的中医治疗

一、手术前中医治疗

肺癌手术前以邪实为主，病理因素为痰瘀、癌毒。治疗以消瘤抗癌、缩小肿块为目的，并尽可能地为患者创造手术条件，若患者全身状况良好，正气尚能耐受，应着重于祛邪，能攻则攻，或以攻为主。具体论治可参考本章第三节"分证论治"中气血瘀滞、阴虚邪热、痰湿蕴肺三个证型情况，酌情单独应用或配合术前化疗应用。

二、手术后中医治疗

肺癌患者手术后的中医治疗应注重培补正气，提高机体免疫功能，减少复发。从中医学的角度看，手术易伤血耗气，应及时中医扶正，其次结合化疗全力祛邪，再后中医扶正祛邪。癌毒深伏，易耗正气，再加上先前的手术也是耗伤大量气血的过程，若不及时扶正，则会造成脏腑功能虚损，正虚邪盛，癌毒失去抑制，易发生复发转移；再则，体内癌毒残存是术后复发转移的根源，经过之前的扶正阶段，患者的免疫功能和骨髓功能已得到恢复，这时以化疗抑杀全身的余毒，然化疗为以毒攻毒之法，同时也会伤正，故需扶正减毒来护卫机体的正气。如此祛邪而不伤正，以达到"养正积自消，邪去正方安"的目的。一般而言，肺癌手术患者，在进食后即可服用中药。

1. 脾胃虚弱

肺癌术后易伤正气，妨害脾胃功能，如出现食欲差、腹胀或大便秘结等。

（1）治法　健脾和胃。

（2）方药　六君子汤。

党参15g，白术15g，茯苓10g，陈皮10g，半夏10g，甘草5g。水煎，每日 1 剂，分 2 次温服。

如果患者术后体虚严重，则可加用补气养血、健脾开胃的药物，如人参 10g、黄芪 30g、当归 10g、鸡内金 15g、炒麦芽 15g、山药 15g。

2. 肺卫不固

肺癌手术需开胸，易伤及肺气，有些患者术后常虚汗淋漓，或动则出汗，或汗后畏冷，或咳喘乏力，此乃术后营卫失调、肺虚不固所致。

（1）治法　益气固表。

（2）方药　玉屏风散加减。

生黄芪 30g，炒白术 10g，防风 5g，浮小麦 30g，五味子 5g。水煎，每日 1 剂，分 2 次温服。

若汗出明显可加糯稻根 15g、煅牡蛎 30g 以加强敛汗。

3. 阴液亏虚

有些患者术后会出现口干、烦躁、干咳、胃纳差、大便干结、舌红无苔等症，此乃术后肺胃阴伤、津液亏损所致。

（1）治法　养阴生津，益气健脾。

（2）方药　生脉饮合百合固金汤加减。

人参 10g，麦冬 15g，五味子 5g，百合 15g，生、熟地黄各 10g，玄参 15g，白芍 10g，桔梗 10g，甘草 5g。水煎，每日 1 剂，分 2 次温服。

若手术后不再行放疗或化疗，则在术后视患者具体情况，加强抗癌之功，防止复发转移，在辨证施治的基础上选用大剂量的散结抗癌中药如重楼、白花蛇舌草、瓜蒌、山慈菇等，以增强抗癌的作用。

三、术后食疗

1. 饮食原则

肺癌患者手术后，肺气大伤，可酌情多吃一些补益气血的食物，如山药、大枣、桂圆、核桃、莲子、瘦肉、河鱼、鸡蛋及奶制品等。

2. 食疗方

（1）归芪瘦肉汤　当归 10g，生黄芪 30g，水煎取汁。加入猪瘦肉片 200g，煮至肉烂，食肉饮汤。具有补气养血的作用，适用于肺癌术后见有神疲乏力、面色苍白、爪甲不荣者。

（2）参归粥　党参 15g，当归 15g，温水浸泡 30min 后，加水煎取浓汁 100mL。去渣取汁，加入粳米 50g，大枣（掰开）5 枚，砂糖适量（无糖尿病史患者可用），再加水 300mL 左右，煮至米开汤稠为度。每日早、晚空腹，温热顿服，10 天为 1 个疗程。具有补益气血的作用，适用于肺癌术后见有头晕、乏力者。

（3）百合麦冬饮　百合 10g，麦冬 10g，桔梗 5g，开水冲泡 10min，代茶饮，每日 2 次。具有滋补肺阴之功效，适用于肺癌术后肺阴亏虚者，可见口干、烦躁、干咳、舌红无苔。

第五节　配合肺癌放疗的中医治疗

一、防治不良反应和后遗症

中医学认为，放射线为热毒之邪，易损伤气血，灼津耗液，伤脾损胃，致使气血生化乏源。辨证多归为脾胃气虚、肺阴亏虚。治疗应以健脾益胃、养阴润肺、滋补气血为主。

1. 放射性肺炎

（1）主要症状是咳嗽、胸痛、气短、发热，严重时出现呼吸困难。中医学认为放射性肺炎是由于辐射的燥热灼伤肺阴。

（2）治法　清热，养阴，润肺。

（3）方药　清燥救肺汤加减。

沙参 20g，玄参 15g，麦冬 15g，桑叶 15g，枇杷叶 10g，川贝母 10g，苦杏仁 10g，炙百部 15g，丹参 15g。水煎，每日 1 剂，分 2 次服。

出现咳血者，可酌加仙鹤草 15g、白及 10g、花蕊石 15g、阿胶（烊化）10g 以收敛止血、补血养阴。

2. 消化道反应

（1）放疗过程中，可以出现食欲减退、恶心干呕、腹泻、全身疲乏、面色少华等症状，此多为脾胃虚弱。

（2）治法　健脾和胃，降逆止呕。

（3）方药　四君子汤加味。

党参 15g，炒白术 10g，陈皮 5g，茯苓 10g，半夏 10g，竹茹 10g，旋覆花（包）10g，炒麦芽 12g，神曲 10g，半枝莲 15g，薏苡仁 30g。水煎，每日 1 剂，分 2 次服。

放疗中期常有食欲缺乏、恶心、干呕、低热、多汗、口干、大便不畅、周身乏力等，此时为脾胃气阴两虚，治以健脾和胃、养阴润燥。常用方药四君子汤合沙参麦冬汤加减。党参 15g，沙参 15g，炒白术 10g，陈皮 5g，茯苓 10g，半夏 10g，竹茹 10g，焦神曲 10g，半枝莲 15g，薏苡仁 30g，石斛 15g，麦冬 15g。水煎，每日 1 剂，分 2 次服。

3. 骨髓抑制

（1）主要症状为面色无华，头晕目眩，气短乏力，夜寐不宁，血常规可见三系或某一系减低。

（2）治法　补益气血，滋补肝肾。

（3）方药　归脾汤加减。

白术 10g，黄芪 15g，党参 12g，炙甘草 10g，当归 15g，丹参 15g，龙眼肉 10g，木香 6g，鸡血藤 15g。水煎，每日 1 剂，分 2 次服。

4. 放射性皮炎

（1）放疗可直接导致皮肤损害，轻者色素沉着、皮肤粗糙、瘙痒，重者皮肤增厚、水肿、丘疹，甚者破溃、渗液，难以愈合。

（2）治法　滋阴养血，解毒除湿。

（3）方药　除湿解毒汤加减。

白鲜皮 15g，大豆黄卷 12g，生薏苡仁 12g，土茯苓 12g，山栀子 6g，牡丹皮 9g，金银花 15g，连翘 12g，紫花地丁 9g，木通 6g，滑石 15g，生甘草 6g。

轻者局部涂复方蛇脂软膏，重者可局部外涂烧伤膏。

二、中药的放射增敏作用

临床及实验研究证明，中医药配合放疗，对放疗本身有一定的协同增效作用。中日友好医院张代钊等证实应用扶正增效冲剂（由生黄芪、白术、太子参、枸杞子、鸡血藤、红花、苏木、茯苓、鸡内金、石斛、沙参、金银花组成，每日 40g 相当于生药 178g）能提高肺癌放射治疗的近期疗效，其有效率高于单纯放射治疗组；其癌转移浅表淋巴结缩小率明显高于单纯放射组；其食欲下降、口干咽燥、全身反应出现率明显低于单纯放射组。经实验研究证实，将活血化瘀中药与扶正培本中药合用是中药配合放射治疗肿瘤的一个较好方法。很多活血化瘀的中药，如丹参、红花、川芎、毛冬青、田七等均可改善微循环，提高肿瘤组织血液的灌注量及血内含氧量，减轻或解除肿瘤局部的乏氧状态，从而增加了放射线对癌细胞的杀伤力。蓝孝筑等将 47 例Ⅲ期、Ⅳ期老年 NSCLC 患者分为放疗加中药治疗组 26 例，单纯接受放疗对照组 21 例。治疗组在放疗同时服用中药［在辨证基础上以治标为主，以穿山甲（代）10g，沙参 30g，川贝母 10g，生黄芪 30g，麦冬 15g，制何首乌 30g，熟地黄 10g，山药 30g，泽泻 15g，山茱萸 10g，甘草 10g 为基本方］，放疗后继服中药巩固治疗［以治本为主，以党参 30g，黄芪 30g，猪苓 60g，茯苓 30g，白术 20g，山茱萸 15g，夏枯草 30g，浙贝母 30g，牡蛎 30g，肉苁蓉 30g，穿山甲（代）10g，白花蛇舌草 30g，甘草 10g 为基本方］。结果治疗组远期疗效明显优于对照组，表明放疗加中药治疗老年晚期 NSCLC 患者可延长患者的生存期。

三、预防复发转移

放疗后 2 个月内，应在辨证施治的基础上以扶正治疗为主。在 2～3 个月后，视患者体质恢复及肿瘤情况，在辨证施治的基础上，选用扶正培本、散结抗癌中药加强抗癌的功效，防止复发转移。可选用四君子汤或六君子汤加贝母、夏枯草、桔梗、甘草、郁金、白花蛇舌草、重楼等。

四、放疗后食疗

1. 饮食原则

肺癌患者放疗期间或放疗后，肺阴大伤，津液耗损，饮食宜选用养阴生津的荸荠、梨、枇杷、藕汁、绿豆、西瓜、苦杏仁、蜂蜜、绿茶等。

2. 食疗方

（1）百合参梨汤　百合 30g，沙参 20g，雪梨 50g。先将沙参及百合浸软后共煎约 30min，取汁，加入雪梨共煮，煮开约 10min，吃梨饮汤。具有滋阴润肺的作用，适用于肺癌患者放疗后肺燥咳嗽、痰少质黏或痰中带血、口干舌燥者。

（2）银杏橄榄冰糖水　银杏 20 枚，去壳，泡 1 日，去膜及心；鲜橄榄 10g，去核，略捣烂；冰糖适量（糖尿病患者慎用）。用清水 3 碗，慢火煎至 1 碗，慢慢咽饮。具有养肺生津的作用，适用于肺癌患者放疗中见咽干、咳嗽者。

（3）天冬茶　天冬 10g，绿茶 10g。将天冬剪（切）成碎片，放入杯中，与绿茶同泡，沸水冲泡后加盖 5min，即可饮用。具有润燥止渴、清热化痰的作用，适用于肺癌放疗后咽喉干燥不适者。

第六节　配合肺癌化疗的中医治疗

一、防治不良反应和后遗症

1. 骨髓抑制

运用中药防治化疗所致的骨髓抑制，作用缓慢但持久，疗效巩固，与利血生、鲨肝醇等药相比毫不逊色，甚至更好。与粒细胞集落刺激因子相比，后者起效快，但维持时间短，白细胞虽几天内急速上升，但停药后下降也很快，而中药保护骨髓造血功能疗效肯定，还有价格便宜、使用方便等特点。

中医学认为，化疗药物属有毒之品，可耗气伤阴，有损气血，损害人体的脾胃、肝肾等脏腑。脾胃为后天之本，运化水谷精微，濡养五脏六腑、四肢百骸。脾虚则气血化生无源；肾藏精，主骨生髓，为先天之本，肾气虚则髓亏，血不能化，可表现肾气亏虚的症状。

（1）基本治则　补气养血。

（2）基本方药　十全大补汤加减。

黄芪 30g，党参 30g，炒白术 10g，熟地黄 15g，当归 15g，赤芍、白芍各 15g，阿胶（烊化）10g，补骨脂 15g，龟甲胶 10g。

以白细胞下降为主，加用黄精 30g、鸡血藤 30g、枸杞子 15g、菟丝子 15g 以补肝肾。

以血小板下降为主者，加仙鹤草 15g、茜草 10g、生地黄 10g、玄参 10g 以凉血止血。

红细胞减少者，加紫河车 15g、制何首乌 15g、山茱萸 15g、鹿茸 5g 以补益气血。

若出现畏寒肢冷者，酌加制附子 10g、干姜 5g。

出汗多，可酌加防风 10g、浮小麦 30g、五味子 5g。

2. 消化道反应

（1）常见恶心呕吐，呃逆嗳气，纳呆，腹胀，大便稀溏或便秘，舌苔白腻，脉细滑。此乃脾失健运、胃气上逆。

（2）治法　健脾，和胃，理气。

（3）常用方药　香砂六君子汤加减。

太子参 30g，白术 10g，云苓 10g，佛手 10g，木香 5g，砂仁 5g，清半夏 10g，陈皮 10g，大枣 5 枚。

便溏者，可酌加怀山药 15g，焦山楂、焦神曲、焦麦芽各 10g 以补气健脾。便秘者，体壮则加大黄（后下）3～6g、枳实 10g；体虚则加火麻仁 10g、肉苁蓉 10g、玄参 10g。腹胀者，加香附 10g、青皮 5g、陈皮 10g。腹痛者，加延胡索 15g、川楝子 10g。

3. 药物性肝损害

（1）表现为肝大，肝区疼痛，甚则出现黄疸，以及肝功能改变。此乃邪毒郁肝，疏泄不及。

（2）治法　疏肝利胆，清热利湿。

（3）常用方药　茵陈蒿汤加减。

茵陈 15g，大黄 5g，丹参 15g，栀子 10g，牡丹皮 10g，柴胡 10g，白芍 15g，郁金 10g，五味子 5g。

若体虚甚，可酌加黄芪 30g、太子参 15g 以补益正气。

4. 肾功能损伤

（1）可出现血尿、蛋白尿及肾功能改变。

（2）治法　益肾，健脾，利水。

（3）常用方药　五苓散合六味地黄汤加减。

泽泻15g，猪苓15g，白术10g，生地黄10g，怀山药15g，牡丹皮10g，山茱萸15g，茯苓10g，肉苁蓉10g，淫羊藿15g。

5. 脱发

（1）许多化疗药可引起头发脱落，甚者停药后脱发仍会继续。

（2）治法　补肾养血，活血生发。

（3）常用方药　养肾活血生发汤加减。

牡丹皮15g，赤芍10g，紫河车10g，制何首乌10g，鹿角胶10g，枸杞子15g，女贞子30g，黄精30g，淫羊藿15g，当归10g，熟地黄10g。

6. 化疗局部反应

有的化疗药物如多柔比星、丝裂霉素等，若漏出血管外，可引起局部红肿、疼痛，严重者局部组织坏死。如有此情况发生，应立即冰敷和外敷二黄散（黄连、黄柏浓煎）。

二、中药对化疗药物的增效作用

临床及实验研究证明，中医药配合化疗不但能减轻化疗的不良反应，而且对化疗有协同增效的作用。陈乃杰等将78例晚期NSCLC患者分成综合治疗组和单纯化疗组，前者在化疗的同期及前后按脾虚痰湿型用六君子汤合海藻玉壶丸加减，阴虚内热型用百合固金汤加减，气阴两虚型用四君子汤合沙参麦冬汤加减，气滞血瘀型用血府逐瘀汤加减，热毒炽盛型用白虎承气汤加减，气血两虚型用四物汤加减治疗。结果综合治疗组全身状况及症状改善明显优于单纯化疗组，近期疗效也有提高。邱志楠等用自拟方天龙喘咳灵（青天葵、五味子、熟附子、法半夏、款冬花）为主治疗肺癌术后患者98例，并与80例术后西药治疗组作比较。结果5年生存率分别为44.89%、15%，治疗组明显高于对照组。治疗组临床症状改善也较对照组为优。唐武军等将90例晚期NSCLC患者随机分为治疗组，予MVP方案化疗，同时服用中药固本抑瘤Ⅱ号（黄芪、党参、白术等），对照组只予MVP方案化疗。结果显示固本抑瘤Ⅱ号联合MVP方案化疗治疗晚期NSCLC能增强机体免疫功能，改善血液高凝状态，减轻化疗不良反应，改善患者生存质量，均优于对照组。

中医治疗在肺癌的综合治疗中要根据病机特点，病情的复杂性，分清主次进行辨证论治。中、晚期肺癌，不仅肿瘤增大，病情日趋严重，而且正气大伤，直接威胁患者的生命，因此"扶正培本"，就成为治疗关键。通过合理的"补益"，使机体状态得到改善，不仅有助于提高抗癌能力，延缓病情的急剧恶化，同时还能提高机体对抗癌药物的耐受力和敏感性，为抗癌药物的使用创造良好的条件。在应用补益扶正药物时，要掌握补而不滞、温而不燥、通补结合的原则，并注意醒脾、健胃药的使用。注意配合选用具有抗癌作用的中草药。临证时还可根据患者的具体病情，结合针灸等疗法，祛邪扶正，既要治肺，又要注意调理相关脏腑功能，力求提高防治水平。

三、化疗后食疗

1. 饮食原则

肺癌患者化疗期间或化疗后气血两伤、肝肾亏损，饮食宜选用补益肝肾气血的龟、鳖、白木耳、香菇、燕窝、银杏、枸杞子等。

2. 食疗方

（1）燕窝银耳瘦肉粥　燕窝5g，洗净；银耳15g，浸泡松软；猪瘦肉30g，切碎；大米50g，以慢火熬稀粥，调味服食。具有养肺补虚的作用，适用于肺癌化疗后体虚者。

（2）枣糯山药粥　糯米200g，大枣10枚，鲜山药100g（或山药饮片70g），洗净共置锅中加入适量水共熬成粥，调味服食。具有健脾和胃补虚的作用，适用于肺癌化疗后脾胃虚弱、气短乏力、纳差，或腹泻者。

（3）芪归补血粥　黄芪50g，当归10g，补骨脂10g，浸泡30min后，煎煮约30min，去渣取汁，适量兑水加糯米50g，慢火熬成粥。具有补气生血的作用。适用于肺癌化疗后骨髓抑制（血细胞降低）者。

第九章
肺癌的呼吸
康复治疗

第一节　呼吸康复治疗的内容和评价

　　呼吸康复（也叫肺康复）治疗是对有症状、日常生活能力下降的慢性呼吸系统疾病患者采取的一项有循证医学证据、多学科、全面干预的非药物治疗方法，旨在减轻慢性呼吸系统疾病患者的呼吸困难、疲劳等症状，提高运动耐力及生活质量，改善患者心理障碍及社会适应能力。全面的呼吸康复治疗包括：患者病情评估、运动训练、呼吸肌训练、教育及心理行为干预、氧疗和无创通气、营养治疗等，其中运动训练是综合性呼吸康复治疗的基石。研究表明，呼吸康复治疗能显著增加慢性阻塞性肺疾病患者接受肺减容和肺移植手术的机会，并明显提高患者运动耐力、减轻呼吸困难症状和改善生活质量。

一、呼吸康复治疗的内容

　　呼吸康复治疗在 COPD 患者的治疗中是一项被广泛认可的非药物治疗措施，其疗效和科学性已被大量临床试验证实，基于这些研究证据，美国胸科医师协会（American Thoracic Society，ATS）和美国心肺康复协会（American Association of Cardiovascular and Pulmonary Rehabilitation，AACVPR）于 1997 年制定了循证医学呼吸康复指南，并于 2007 年对该指南进行了更新，对呼吸康复治疗进行了规范。综合的呼吸康复治疗方案包括对患者的评估、运动训练、宣传教育和社会心理支持等，体现了多学科合作、个体化治疗和关注身体及社会机能的特点，其中运动训练是基础和必需的。

　　目前肺癌患者的呼吸康复治疗的内容主要是借鉴较成熟的 COPD 患者呼吸康复治疗的方案，以运动训练为主，还包括健康教育和营养支持。Andersen 等将 COPD 的呼吸康复治疗方案应用于肺癌患者，观察能否改善肺癌患者的身体状况和生活质量。研究入组了 45 例患者，呼吸康复治疗为期 7 周，每周 2 次。具体措施包括步行锻炼、处理呼吸困难的健康教育以及每日饮食指导等。结果显示肺癌患者接受呼吸康复治疗后能提高身体状况，治疗后增量往返步行试验增加了 9%，耐量往返步行试验增加了109%，而肺功能和生活质量评分没有明显改善。然而其中过半患者未能完成治疗，而且身体状况有改善的患者很多也不能在家继续坚持锻炼，提示对于肺癌患者需要制定更加切实可行的治疗方案。

肺癌患者呼吸康复治疗的运动训练与COPD患者相似，内容包括：①下肢运动训练，如步行、蹬车、爬楼梯、游泳、跑步等，是呼吸康复治疗的关键性核心内容，能增强患者心肺运动功能和运动能力；②上肢运动训练，如两上肢绕圈、重复提举重物平肩等形式，上肢运动训练可增加前臂运动能力，减少通气需求；③呼吸肌训练，包括缩唇呼吸和腹式呼吸，临床上常用的还有吹气球练习等，可改善患者呼吸肌功能，减轻呼吸困难的症状。

二、呼吸康复治疗的评价

1. 运动训练的强度标准

（1）有氧运动强度多采用心肺运动试验（cardiopulmonary exercise test，CPET）评定，达到最大耗氧量（VO_{2max}）20%～40%的运动量为低强度，60%～80%的运动量为高强度。COPD患者下肢高强度训练比低强度训练产生更大的生理学获益，且低强度和高强度训练均产生临床获益。

（2）耐力训练强度通常使用最大肌力（one-rep max，1RM）的百分比表示，60%～70%的1RM为低强度，70%～80%的1RM为中强度，80%～100%的1RM为高强度。目前推荐的肺癌患者呼吸康复治疗的运动处方是从每周2天、每天10min、中低强度的运动训练开始，逐步达到每周3～5天、每天30min、中高强度的运动训练。

2. 运动训练效果的评价方式

（1）心肺运动试验　包括功率自行车和平板运动试验，能全面客观地评价人体的最大有氧代谢能力和心肺储备能力，是评价运动训练效果的标准方法。采用评价指标分别有峰耗氧量（VO_{2peak}）、最大耗氧量（VO_{2max}）、最大公斤耗氧量（VO_{2max}/kg）和代谢当量（MET）等。研究发现VO_{2peak}可作为肺癌手术并发症的独立预测指标和肺癌手术风险的评价指标，VO_{2peak} <12mL/（kg·min）与>20mL/（kg·min）的患者相比，心肺并发症的发生率和死亡率分别是 8 倍和 13 倍，提示通过呼吸康复治疗提高 VO_{2peak} 有可能减少手术并发症和改善预后。

（2）6min 步行试验（six-minute walking test，6MWT） 以患者 6min 内步行的最大距离为评价指标，该方法简单易行，重复性好，具有较好耐受性，更能反映日常活动能力。在 COPD 患者的研究中发现，在 6MWT >350m 的患者中 65% 的患者平均生存期为 67 个月，而 6MWT <350m 的患者中仅 39% 的患者平均生存期为 67 个月。但 6MWT 对肺癌手术风险的评估和预后判断尚无相关研究数据。

（3）往返步行试验（shuttle walk test，SWT） 包括增量往返步行试验（incremental shuttle walk test，ISWT）和耐量往返步行试验（endurance shuttle walk test，ESWT），是在录音机指导下逐渐增加速度或以某一运动强度的速度在距离 10m 的地方来回行走，以行走距离作为评价指标。

第二节　肺癌呼吸康复治疗的机制

一、运动训练抗肿瘤

运动训练影响肺癌患者预后的分子机制尚未形成明确共识。癌细胞通过增加血管内皮生长因子（VEGF）-α 表达来激活缺氧诱导因子（HIF）-1α 通路，从而促进血管生成，增加手术患者的复发率及侵袭率。而适量有氧运动可通过增加肿瘤局部的血液灌注，改善缺氧状态，减少 HIF-1α 的生成，降低肺癌的侵袭性及复发率，延长术后患者的生存时间。然而，在肿瘤微环境中运动训练调节血管生成机制尚不明确。运动训练可能通过激活 p53 诱导的细胞凋亡来影响肿瘤细胞生长。磷酸肌醇 3- 激酶 /AKT 通路（PI3K/AKT）和 Ras-MAP 激酶级联反应参与促进细胞增殖和存活，以及肺癌细胞对化疗和放疗的耐药性。也有学者指出运动训练抗肿瘤作用与免疫调节有关，肿瘤相关巨噬细胞（TAM）可被肺癌患者体内分泌的炎症介质和细胞因子所吸引，其分为 M1 型和

M2 型，M1 型可活化 NK 细胞和 Th1 细胞，识别杀伤癌细胞，而 M2 型是一种免疫抑制细胞，可以促进肿瘤周围血管生成，刺激肿瘤细胞增殖，肿瘤组织周围浸润的多为 M2 型。Almeida 等通过肺癌小鼠试验证实，6 周的有氧运动可减少 TAM 的聚集。运动对免疫系统的直接影响主要体现在 NK 细胞和 T 淋巴细胞，其机制是通过低剪切力的肾上腺信号通路诱导增加 NK 细胞和 T 淋巴细胞的浓度。机体通过增加细胞黏附因子和允许免疫细胞外溢来提高机体免疫能力。运动训练可增加 NKp46、NKG2D、CD68、CD8、CD3、CD4 和 NK 细胞等免疫相关因子的浓度，促进全身炎症反应的恢复。肌肉收缩可引起免疫细胞活动，进而释放免疫调节的细胞因子来诱导 NK 细胞和 T 细胞的趋化、扩增和繁殖。研究证明，运动可降低脂多糖诱导的 IL6 信号通路和其他炎症因子（IL10、TNF-α 等）mRNA 数量，通过调节 HSP70/72 来降低脂多糖诱导的脓毒症炎症反应。运动能增加循环中的中性粒细胞浓度，在运动后的恢复阶段，循环中的中性粒细胞仍持续增加，因此可以在运动后使抗炎能力持续增强。

二、运动训练改善疲劳

疲劳是肺癌肺叶切除术后最常见症状之一，术后身体虚弱，蛋白质摄入过少加上手术创伤均可引起疲劳。癌症相关疲劳的其他潜在机制包括：增加炎症因子［如 C 反应蛋白、IL6、TNF-α 和血管生成调节剂（主要是 VEGF）］表达；贫血、下丘脑 - 垂体 - 肾上腺轴紊乱；脑 5- 羟色胺代谢改变；三磷酸腺苷合成障碍。运动训练通过对上述机制进行干预来达到减轻疲劳的目的。陈玉芬等对肺癌术后接受化疗的患者进行为期 12 周肺康复训练后，患者癌因性疲乏明显改善，其原因可能与运动训练刺激垂体分泌 β- 内啡肽，起到缓解肌肉紧张、增加肺通气的作用，改善患者食欲，使躯体功能正常化有关。吴恩等对接受化疗的肺癌患者在常规治疗基础上联合肺康复教育（包括戒烟戒酒、饮食、心理指导等宣教）及运动指导，第 3 周、6 周时疲劳症状明显缓解。

三、呼吸康复改善肺功能

　　肿块本身、外科手术都可降低肺弥散功能；手术切除部分肺组织导致术后肺叶呼吸容量降低，呼吸道内滞留大量分泌物；手术导致的胸壁创伤水肿、肋间神经损伤及术后胸膜粘连可导致胸廓和肺顺应性降低；淋巴结清扫导致胸膜、气管及支气管周围淋巴组织损伤，组织间隙液体无法经淋巴系统回流，造成严重肺不张及肺组织间质水肿均可使患者肺功能下降。肺康复方案中上肢运动带动肩部及胸部肌肉群参与肺部呼吸，增加呼吸肌运动耐力；下肢训练能有效调节呼吸效能，增加肺部潮气量及氧弥散能力。呼吸训练能纠正肺组织损伤导致的呼吸衰竭，提高肺泡通气。姜伟等对 180 例（对照组、康复组各 90 例）拟行胸腔镜手术的 NSCLC 患者开展围手术期肺康复训练，包括术前康复宣教＋营养评估＋呼吸功能及运动功能训练，术中优化麻醉方案，术后加强镇痛、鼓励咳嗽及早期下床活动等，研究表明康复组术后 3 日肺功能指标 FEV_1、FVC、MVV 水平均高于对照组，术后肺功能改善明显，术后肺部并发症发生率低于对照组。马静等发现非手术老年 NSCLC 患者常规治疗后进行肺康复运动训练能够有效改善肺功能及血气指标，提高运动耐受性，改善生活质量及预后。

四、运动训练改善肌肉功能障碍

　　肺癌患者可能因疾病相关的代谢障碍、肿瘤治疗、缺乏运动和营养不良而出现肌肉功能障碍。机体营养不良时，细胞表面活性剂减少影响蛋白质合成，导致细胞介导的免疫力下降及伤口愈合受损，外周肌肉及呼吸肌力量减弱，运动耐力及健康相关生活质量下降。运动训练能改善骨骼肌血氧供应及线粒体功能，增加骨骼肌纤维的横截面积，降低糖酵解肌纤维的比例，特别是降低Ⅱb型肌纤维的比例。阻力训练是一种有效的骨骼肌调节剂，可改善肺癌患者的肌肉功能障碍。运动训练还能改善峰值摄氧量，增加射血分数及每搏输出量，提高 NSCLC 患者心肺运动负荷能力和工作效率，主要通过增加 MMP 水平激活 JAK/STAT3 信号通路，也可激活 cAMP/PKA 信号通路，最终提高患者的运动耐力。

五、运动训练改善心理状况和睡眠质量

运动训练通过调节单胺和皮质醇水平以适应边缘结构的变化来缓解焦虑抑郁。有研究显示，焦虑抑郁可以促进肿瘤的生长与癌症相关侵袭基因的表达；免疫系统受到情绪压力抑制，可能促进癌症进展。情绪压力还可以引起多种应激激素的表达，如儿茶酚胺、糖皮质激素等，促进肿瘤细胞生长、迁移以及侵袭，同时诱导促血管生成细胞因子的产生来刺激和促进肿瘤细胞生长环境的发展。肺康复运动训练改善心理状况可能的原因：在肺康复训练过程中，可以转移患者注意力，减少负面情绪的干扰；坚持有氧运动可提高心肺功能，减轻呼吸困难症状，提高生活自理能力及生活质量，使患者对生活充满信心。赵莉莎等选取非手术治疗的肺癌患者进行 30 周肺康复训练，包括腹式呼吸、缩唇呼吸训练，每天 30～60min；有氧运动包括慢跑、定点行走等，每次 5～10min，每天 3～5 次后能显著改善患者焦虑抑郁评分。王顺静发现在音乐歌唱发声训练中加入气息调整、缩唇呼吸、呼吸节律控制、上肢扩胸等肺康复训练项目，在改善睡眠治疗及心理状况的同时，还能增加康复训练创新性和趣味性，调动患者治疗参与性及积极性，提高治疗依从性。

第三节　围手术期呼吸康复治疗
对肺癌患者的作用

一、术前呼吸康复治疗对肺癌手术患者的作用

术前呼吸康复治疗人群主要是针对肺功能在基线水平时就已有损伤，或存在高危风险因素的患者。术前呼吸康复治疗旨在提高机体的功能储备，减少术后并发症的发生，为不能耐受手术者争取手术机会。Licker 等发现术前每周进行 2～3 次，总共 7～13 次（平均 25 天）高强度间歇训练联合手术后物理治疗可明显降低术后肺部并发症发生率。术前呼吸康复治疗时间过长对临床的可实践性存在影响。苏丽丽等发现入院 1～3 天、术前 1 天，共 4 次干预，每次 10～15min 的患教课程，

联合 3～5 个完整循环（呼吸控制→胸部扩张训练→用力呼气技术→呼吸控制），每次 15～20min，每天 5 次的高强度康复训练，能有效缩短老年肺癌患者术后呼吸功能恢复及住院时间，减少术后肺相关并发症。结合我国经济水平、地理位置、医疗技术设备、人才配置及国家政策等诸多方面因素，术前 7～10 天短期高强度高频率肺康复训练也能达到效果。目前无针对肺癌患者的统一康复方案，可以参考美国运动医学会（ACSM）为 COPD 患者推荐的 FITT 训练原则：①频率（frequency）。每周至少 3～5 天。②强度（intensity）。中等到高强度，即最大运动强度 50%～80%，或 Borg CR-10 评分 4～6 分，或 Borg 等级评分（RPE 评分）12～14 分。③时间（time）。每天 20～60min 的中等到高强度运动；如果不能完成，在 20min（或更长时间）运动中穿插几次低强度间歇运动或休息。④类型（type）。通常是一种有氧运动，包括步行（户外行走或在跑步机上行走）、固定自行车和上半身自行车。国内外研究中常见术前呼吸康复治疗联合训练方案包括：呼吸训练 + 上下肢高强度训练；呼吸训练 + 爬楼梯训练；个性化高强度连续或间歇训练和（或）跑步机训练；耐力训练（自行车测力计）+ 高强度间歇训练 + 上肢运动训练（哑铃）；呼吸训练（腹式呼吸 + 吸气训练器）+ 耐力训练（功率自行车）等。

二、术后呼吸康复治疗对肺癌手术患者的作用

肺癌术后由于肺组织容量减少，加上手术创伤，必然导致术后心肺功能损害、呼吸生理紊乱、运动耐量下降、活动受限、表现呼吸困难等症状。Spruit 等研究了术后 8 周的肺康复治疗对于功能运动耐量和峰运动耐量的作用。10 例接受了肺切除术的肺癌患者在术后平均 3 个月开始接受肺康复治疗，基线肺功能检查显示均有中到重度的 COPD，治疗前后均评价了患者的肺功能、6MWT 和峰运动耐量变化，肺康复治疗后功能运动耐量（43.2%）和峰运动耐量（34.4%）都有明显提高，尽管肺功能没有明显改善。基于这些初步结果，作者提出肺癌接受抗肿瘤治疗后均适合并且有明确指征开始综合的肺康复治疗。Cesario 等报道了 25 例肺癌患者术后开始进行 4 周的肺康复治疗的效果，2001～2004

年住院接受肺切除术的患者中 211 例符合入组标准，其中 25 例患者接受了肺康复治疗，其余 186 例患者拒绝进行肺康复治疗而作为对照组，研究评价了治疗前后的 6MWT、Borg 呼吸困难评分、血气及肺功能变化。结果显示接受肺康复治疗的患者 6MWT 和 Borg 呼吸困难评分都有所提高，相反，对照组患者这些指标在术后均有所下降。而且尽管基线水平治疗组明显差于对照组，治疗后两组比较无明显差异，提示术后 4 周的肺康复治疗改善了肺切除患者的运动耐量和呼吸困难程度，并提出肺康复治疗可作为肺癌手术综合治疗的一部分，并且不影响肺癌术后其它的辅助治疗。Varela 进一步对围手术期肺康复治疗进行了经济学方面的分析，研究中 119 例肺癌患者从术前第 1 天开始并在整个住院期间进行运动和呼吸训练。术后患者的肺不张发生率和住院天数明显低于同期 520 例对照患者，这些节约的费用已足够抵消肺康复治疗的相关费用。

通过上述研究可以发现术后肺康复治疗对心肺功能的恢复和呼吸困难等症状的改善作用，而规范的术后肺康复治疗需要更有力的临床试验证据支持，目前已经有相关的随机临床研究开展。肺癌运动训练研究（LUNGEVITY）是一项正在进行的随机临床试验，目的是研究不同的运动训练方式对肺癌患者术后心肺功能的影响，以峰耗氧量（VO_{2peak}）为评价指标，以期找到肺癌患者最佳的运动训练方式并探讨其机制。该临床试验计划入组 160 例经过根治性手术切除并且病理证实的 I 期～ⅢA 期肺癌患者，符合入组标准的患者被随机分为 4 个治疗组：①有氧运动组；②耐力训练组；③有氧运动和耐力训练组；④对照组（伸展运动）。各组运动训练的目标是为期 16 周、每周 3 次、每次 30～45min 的运动训练，有氧运动强度在 70% 的最大耗氧量以上，耐力训练强度为 60%～80% 的最大肌力。首要研究终点是 VO_{2peak}，次要终点包括患者报告结局（patient-reported outcome，PRO）（如生活质量、疲乏、抑郁等）和"氧级联"相关器官的功能（如肺功能、心功能、骨骼肌功能等），运动训练前后对所有研究终点进行评估。亚组研究包括个体对运动刺激的基因研究、运动依赖的理论决定因素、运动 -PRO 的心理调节因素、运动导致的基因表达变化。

三、术前联合术后呼吸康复治疗

肺康复训练能够提高患者围手术期手术耐受性及肺功能储备，减少术后并发症的发生；有利于气管黏膜的纤毛摆动，促进气道分泌物排出，减少气道内定植菌，降低肺部感染发生率；使肺活动增加，刺激肺泡表面活性物质分泌，降低肺泡表面张力，对维持肺泡稳定及肺实质的顺应性具有一定作用，还能最大程度地减少气道塌陷和肺泡萎缩，保证肺通气量。对于术后肺部并发症为中度至较高风险且准备接受胸部手术的患者，建议其参与术前锻炼项目。围手术期肺康复治疗主要包括术前的戒烟戒酒、健康宣教、呼吸训练及有氧抗阻训练以及术后的尽早活动和咳嗽训练等。研究表明，通过视频短片或术前宣教的形式解释手术大致过程，可改善全麻手术后疼痛、恶心和焦虑，患者通过术前咨询可临床获益，尤其是可减轻肺切除术后疼痛。Fujimoto 等发现与术前联合术后治疗相比，仅术前或术后肺康复治疗的术后并发症风险显著增加。Saito 等发现术前术后均行肺康复治疗的患者术后肺功能改善明显，同时肺部并发症的发生率也明显降低。韩允等发现围手术期肺康复宣教，术前 3 天每天接受 1 次系统呼吸训练，术后第 1 天起进行肺康复训练，每天 30～40min，出院后至术后 2 个月跟踪指导患者进行康复训练，肺癌患者情绪压力、焦虑和抑郁状态均得到改善。

第四节　呼吸康复治疗对肺癌非手术患者的作用

化疗药物抑制癌细胞和非癌细胞的细胞分裂，因此会对正常细胞造成损伤而产生不良反应。这些不良反应包括骨髓抑制及由此产生的免疫抑制、呼吸功能受损，特别是弥散受限，治疗 2 周后最严重。陈玉芬等发现对行手术治疗并接受化疗的肺癌患者术后 1 周完善健康宣教，住院期间至少给予 3 次运动指导，包括呼吸训练、运动训练（上肢运动训练，如病房内行走、爬楼梯、太极拳、慢跑等方式），每天 20～40min，每周 3～5 天，共 12 周的肺康复干预，可有效改善患者呼吸困难症状，提高运动耐力，增强肺功能，改善癌因性疲劳及生活质量。齐涛等对肺癌术后化疗患者在术后 1 周起，出院前开展 4 次肺康复信息宣教，每次 30min 的肺康复指导，即针对患者开展的相关护理指导，由患者复述或演示，保证健康信息有效传递，可提高患者的自我效能感，缓解癌因性疲乏程度。Rutkowska 等发现在晚期肺癌患者化疗期间进行计划性、个体化和监督的锻炼计划可以改善患者的肺功能及运动耐力。王丹等对 40 例Ⅲb～Ⅳ期 NSCLC 或 SCLC 患者自放疗开始给予每周 3 次，每次 45～60min 的个体化运动训练指导，止于放疗结束，运动训练包括功率自行车训练等有氧运动，弹力带、哑铃、沙袋等抗阻训练，研究发现放疗期间同步运动训练安全可行，有助于提高晚期肺癌患者运动能力，维持生存质量。Borghetti 等对 NSCLC 或 SCLC 接受放疗的肺癌患者，进行了一项以耐力训练和抗阻训练为主的肺康复计划，8 周后患者运动能力及生活质量得到改善。

第十章
肺癌治疗相关护理常规及饮食营养指导

第一节　肺癌治疗相关护理常规

一、骨髓抑制

骨髓抑制通常指白细胞、血小板、血红蛋白低于正常值以下，骨髓抑制为放化疗常见的毒性反应。

（一）骨髓抑制发生原因

1. 肿瘤因素

癌细胞直接或间接侵犯进入骨髓组织，并与正常红细胞竞争营养及生长空间，破坏造血系统，引起贫血、白细胞和血小板下降。

2. 化学治疗

大多数化疗药物导致不同程度的骨髓抑制，较常见药物如多柔比星、紫杉醇、卡铂、异环磷酰胺、长春碱类等。因粒细胞平均生存时间最短为 $6 \sim 8h$，因此骨髓抑制最先表现为白细胞下降。血小板平均生存时间为 $5 \sim 7$ 天，所以下降出现较晚较轻，而红细胞平均生存时间为 120 天，受影响较小，且下降不明显。骨髓抑制通常见于化疗后 $1 \sim 3$ 周，持续 $2 \sim 4$ 周逐渐恢复。少数药如吉西他滨、卡铂、丝裂霉素等则以血小板下降为主。为及时检测骨髓抑制的发生，化疗期间应定期复查血常规，一般每周 $1 \sim 2$ 次。

3. 放射治疗

放疗借助高能量的射线破坏干细胞，引起骨髓功能抑制。

4. 免疫功能低下

当癌症患者接受外科手术、麻醉，甚至在承受压力或创伤时，机体免疫力会下降，造成骨髓造血功能不足。

5. 生物治疗

生物治疗也可造成可逆性白细胞下降、贫血、血小板降低和淋巴细胞减少。

6. 营养

人体制造免疫系统的原料主要来自蛋白质。癌症患者因治疗出现的恶心、呕吐、口腔炎、食欲缺乏或因疾病进展引起的肠梗阻、肠胃出血或恶病质等均可造成营养和热量供给不足。这种情况会导致淋巴细胞减少，尤其是免疫球蛋白的数量下降，从而降低免疫球蛋白的功能。此外，T细胞与B细胞功能也会受到影响而降低杀菌力。叶酸、维生素 B_{12} 或铁质不足，会导致红细胞生成受抑制。

（二）白细胞、中性粒细胞减少

1. 评估

（1）病史

① 评估目前和以前癌症治疗：化疗、放射治疗、生物治疗或综合治疗。

② 既往中性粒细胞减少或中性粒细胞减少性发热的发生率。

③ 造血生长因子的使用。

④ 评估骨髓活检病理报告，如果有用，分析骨髓侵犯程度或细胞减少程度。

⑤ 评估合并疾病和目前用药对患者危险性增加程度，如年龄＞65岁、女性、营养不良、免疫抑制、并发症等。

⑥ 评估感染史，包括细菌、真菌和病毒感染。

⑦ 评估当前抗生素治疗情况，如两性霉素B可能导致中性粒细胞计数减少。

（2）体格检查

① 生命体征评估

a. 发热是感染最常见的体征。

b. 中性粒细胞减少症的寒战应紧急处理。

c. 低血压（收缩压小于90mmHg）或呼吸急促（呼吸＞24次/分）提示疾病恶化的高风险。

② 感染征象（红斑、硬结、鼻涕和咳嗽）：抑制吞噬反应可能不是很明显。

a. 常见感染部位：包括呼吸道、胃肠道、泌尿生殖道、会阴、肛门和皮肤。

b. 评估所有留置导管部位。

c. 评估异常呼吸音。

d. 评估口腔有无鹅口疮、牙菌斑、发红、感染性溃疡。

e. 评估腹部柔软度、坚硬度和紧张度。

f. 评估精神状态改变。

g. 评估营养状况：恶性营养不良引起淋巴细胞减少、补体系统水平降低、某种免疫球蛋白减少。

（3）实验室检查

① 全血细胞计数差异。

② 绝对中性粒细胞计数（ANC）的计算。

③ 尿液、血液、粪便、脑脊液、伤口及引流管或引流袋标本敏感性试验。

（4）影像学资料　胸部 X 线检查（正位和侧位）。

2. 护理问题和护理目标

（1）体温失衡的风险　预期目标：患者保持正常体温。

（2）感染的风险　与中性粒细胞减少有关，患者未发生严重的感染性并发症。预期目标：患者 ANC 大于 1000 个 /mm^3。

（3）知识的缺乏　与预防感染相关。预期目标：患者准确地描述感染的预防措施。

（4）活动无耐力　与中性粒细胞减少有关。预期目标：患者保持体力，提高免疫力。

3. 护理计划和护理措施

（1）根据患者血常规结果采取保护性措施，将感染的发生降到最低。护理措施分为一般性保护隔离和无菌性保护隔离。当白细胞降至（1～3）× 10^9/L、中性粒细胞降至 1.5 × 10^9/L 者应采取一般性保护隔离；当白细胞低于 1 × 10^9/L、中性粒细胞低于 0.5 × 10^9/L 者必须采取无菌性保护隔离。

① 一般性保护隔离

a. 严格手卫生。

b. 限制来访，患者戴口罩，如潮湿及时更换。进入病房的所有人员必须戴口罩，患感染性疾病者禁止探视，限制儿童探视。

c. 定时对病房进行空气消毒，定时通风，至少 3 次 / 日。限制有插有鲜花的花瓶或其他来源的积水。

d. 消毒食具、用具 1 次 / 日，地面 2 次 / 日。

e. 保持患者体表、床褥、衣裤干净，鼓励患者每天洗澡，注意保持个人卫生，包括口腔和会阴护理。陪护人员也应更换干净衣裤、鞋，并戴口罩。

f. 每天更换义齿杯、喷雾器等的水。

② 无菌性保护隔离：将患者安置于无菌层流室内或层流床内。

③ 患者容易疲倦，应妥善安排患者休息、活动，各项治疗、护理集中进行，保证充足的睡眠，保持体力，提高免疫力。

（2）并发症监测的护理措施

① 关注血细胞计数：监测血细胞最低值。

② 感染体征和症状的监测：密切观察患者有无发热、疼痛、咳嗽及口腔、腋下、肛门、会阴部有无感染病灶。

（3）健康宣教　向患者和家庭照护者宣教。

① 进行个人卫生健康教育，如排尿和排便后，从前到后擦拭会阴区；每天洗澡。

② 教会感染预防和如何将感染的风险降到最低，如严格洗手等。

③ 告知患者出现以下症状时，需要呼叫医护人员：如体温高于38.1℃、咳嗽有痰、排尿疼痛、咽喉痛。

（三）红细胞减少症（贫血）

1. 评估

（1）病史

① 既往有癌症治疗，如化疗、放射治疗或综合治疗。

② 当前使用的药物能够影响红细胞功能。

③ 社会历史因素：如酒精摄入史等。

（2）体格检查

① 评估直肠、鼻、耳、口腔等出血情况。

② 评估粪便、尿液、呕吐物中有无血液。

③ 评估皮肤有无苍白。

④ 评估月经出血量，如卫生巾或卫生棉条使用量。

⑤ 评估颅内出血情况：意识状态改变、烦躁不安、头痛、癫痫发作、瞳孔变化、共济失调等。

（3）实验室检查

① 评估贫血的影响因素：a. 铁缺乏；b. 叶酸缺乏；c. 维生素 B_{12} 缺

乏症；d. 胃肠道出血；e. 溶血筛查；f. 甲状腺功能；g. 睾酮水平。

② 血清促红细胞生成素水平。

2. 护理问题和护理目标

（1）知识缺乏　预期目标：患者掌握相关知识。

（2）受伤的风险　预期目标：患者能描述需要紧急医护照护的可评估的体征和症状；患者能区分贫血；患者未发生因贫血导致的并发症；患者未发生跌倒或受到任何伤害。

3. 护理计划和护理措施

（1）药理学　按相关药物护理措施实施。

（2）非药理学　在骨髓异常导致血红蛋白低于 75g/L 时，停止癌症治疗。

（3）患者和家属照顾的护理措施

① 告知患者及家属保持体能和有意义的症状、体征。

② 告知患者及家属输血反应的症状。

③ 告知安全措施，指导患者适当休息，防止活动过度造成组织需氧量及耗氧量上升，导致组织缺氧，出现呼吸困难，降低贫血导致的晕厥或呼吸困难潜在的受伤的危险。

④ 鼓励少食多餐，指导患者进食高蛋白、高维生素、高矿物质食物，如红色肉类以及绿色蔬菜，促进红细胞的生成。

⑤ 贫血患者循环较差，温度知觉改变，在患者保暖方面应注意避免使用电热毯及热水袋，以免造成烫伤，尽量使用毛毯与温暖的衣物以增进舒适并促进血液循环。

⑥ 铁剂会刺激胃，空腹服用会引起消化不良、胃部不适，还会附着在牙齿上，应指导口服铁剂患者于餐后用吸管服用；服用铁剂后大便会呈黑色，应事先告知患者，以免引起患者不必要的紧张；建议维生素 C 和铁剂一同服用以促进铁剂的吸收。

（四）血小板减少症

1. 评估

（1）病史

① 既往有癌症治疗，如化疗、放射治疗或综合治疗。

② 当前使用的药物能够影响血小板功能。

③ 社会历史因素：如酒精摄入史等。

（2）体格检查

① 评估直肠、鼻、耳、口腔等出血情况。

② 评估通常首先出现在上肢和下肢的瘀点，然后是肘和口腔上颚等受压部位。

③ 评估粪便、尿液、呕吐物中有无带血。

④ 评估瘀斑、皮肤紫癜或穿刺部位渗血情况。

⑤ 评估结膜出血和巩膜注射情况。

⑥ 评估月经出血量，如卫生巾或卫生棉条使用量。

⑦ 评估颅内出血情况：意识状态改变、烦躁不安、头痛、癫痫发作、瞳孔变化、共济失调等。

（3）实验室检查

① 血小板计数：低于 50×10^9/L 时易导致不同程度的出血症状。

② 凝血值、纤维蛋白原、凝血酶原时间、部分促凝血酶原激酶。

③ 抗血小板抗体。

2. 护理问题和护理目标

（1）知识缺乏　预期目标：患者掌握相关知识。

（2）受伤的风险　预期目标：患者能识别血小板减少；患者未因血小板减少而出现并发症；患者未发生跌倒或受到任何伤害。

3. 护理计划和护理措施

（1）药理学　按相关药物护理措施实施。

（2）非药理学

① 将出血降到最低的护理措施

a. 当血小板计数小于 20000 个 /mm³ 时，避免血压袖带过度充气或使用止血带。

b. 尽量避免侵入性操作，如膀胱导尿、静脉穿刺、插胃管、皮下或肌内注射。

c. 环境安全，避免磕碰、跌倒。

d. 按压静脉穿刺部位 5～15min，并观察有无渗血现象。

② 鼓励患者穿舒适的鞋行走，避免跌倒。

③ 维持黏膜的完整性

a. 维持口腔黏膜完整性：进食柔软、温和无刺激的食物；用软毛牙刷，动作轻柔，以避免牙龈受伤，保持口腔清洁。

b. 维持胃肠道黏膜的完整性：促进水分摄入和保持适当的活动量，预防便秘；避免侵入性操作，如灌肠、直肠栓剂。

c. 维持会阴部黏膜的完整性：补充足够的水分；避免进行阴道灌洗或使用阴道栓剂；指导患者每天更换内衣裤，特别在月经期更应加强个人卫生。

④ 避免锋利物体，如刮胡刀，可用电动剃须刀代替。

⑤ 如不能控制出血，可使用止血敷料。

⑥ 若出现鼻衄，采取半坐卧位，按压鼻子。

⑦ 冰敷可减少出血。

⑧ 避免外伤。

⑨ 监测血小板水平，当血小板低于 $20 \times 10^9/L$ 时应避免产生颅内压升高的诱因，避免用力屏住呼吸（如用力大便时）。

二、癌性疼痛

疼痛是一种与实际的或潜在的组织损伤有关的令人不愉快的感觉和情感体验，包括感觉、情感、认知和社会维度的痛苦体验。癌性疼痛是由恶性肿瘤或治疗引起的疼痛。在前一周中疼痛持续时间每天≥12h，或不应用镇痛药就会出现的疼痛称为基础疼痛；在基础疼痛控制相对稳定和充分的前提下，自发或有触发因素引起的短暂剧烈疼痛称为爆发痛；调整阿片类药物剂量以达到充分缓解疼痛且药物不良反应可接受的过程称为剂量滴定。

（一）癌性疼痛的分类

1. 伤害性疼痛

深层皮肤组织伤害感受器被激活所导致。

（1）躯体痛　来自骨骼、关节或结缔组织；剧烈跳痛或局部受压感。

（2）内脏痛　伤害感受器被激活，继发胸或腹部组织扩张、压迫、浸润（如胰腺、肝、胃肠道）；弥漫性疼痛、抽筋为特征；位置不固定。

2. 神经性疼痛

由周围神经、交感神经、中枢神经系统压迫、炎症、浸润、缺血、损伤引起。

（1）周围神经性疼痛　由周围神经损伤引起，常以麻木和刺痛感为特征。

（2）中枢介导性疼痛　以辐射和射击感觉，伴随灼烧感和疼痛感为特征。

（3）交感神经性疼痛　集中产生，由自主神经失调引起；复杂区域疼痛综合征。

（二）癌性疼痛的评估

1. 原则

疼痛是患者的主观感受，因此，患者的主诉是疼痛评估的核心标准，评估疼痛应以患者的主诉为依据，相信和尊重患者的主诉，并如实记录。通常不以患者面容表情的变化、生命体征的改变以及医护人员的主观感知判断癌症患者的疼痛强度。对于有言语沟通障碍或严重认知功能障碍如痴呆或谵妄的患者，医护人员很难获得他们的主诉，进而因忽视而使患者处于疼痛控制不良的状态。美国疼痛治疗护理协会（ASPMN）推荐对不能用言语沟通的患者进行疼痛评估可遵循以下原则：

（1）疼痛评估技巧的优先级别依次为：①尽可能得到患者的主诉；②寻找引起疼痛的潜在原因和其他病因；③观察患者有无提示其疼痛存在的行为；④得到患者主要照顾者关于患者的疼痛和行为改变的答复；⑤尝试用镇痛试验缓解可能因疼痛引起的行为改变。

（2）建立疼痛评估程序。

（3）应用合适的行为评估工具。

（4）最小化强调生理指标（即不依赖生命体征的变化评估疼痛强度）。

（5）再评估和记录。

2. 评估工具

选择疼痛评估工具时需要遵循以下原则：

（1）根据疼痛评估的目的选择评估工具。初次进行疼痛治疗前、病情变化引起疼痛部位、性质等发生变化时均需进行全面疼痛评估。进行全面疼痛评估应选择多维度疼痛评估工具，如简明疼痛量表（brief pain inventory，BPI）。在阿片类药物滴定过程中或药物剂量调整中，为了确定疼痛缓解程度，通常仅需评估患者的疼痛强度。评估疼痛强度可选择单维度疼痛评估工具，如数字分级评分法（numerical rating scale，NRS）、语言分级评分法（verbal rating scale，VRS）。VRS可用于理解文字并能表达疼痛的患者。根据患者对疼痛程度的表达，将疼痛程度分为4级：①无痛；②轻度疼痛：有疼痛但可忍受，不影响睡眠；③中度疼痛：疼痛明显，不能忍受，要求使用镇痛药物，影响睡眠；④重度疼痛：疼痛剧烈，不能忍受，须用镇痛药物，严重影响睡眠。

（2）根据患者的理解能力和认知情况选择合适的疼痛评估工具。大部分成年患者都能够理解和使用数字分级评分法，儿童和老人可能更容易理解修订版面部表情疼痛量表（faces pain scale-revised，FPS-R）。对不能用言语沟通和认知障碍的患者，目前有行为疼痛量表（behavioral pain scale，BPS）和重症监护疼痛观察工具（critical care pain observation tool，CPOT）。

（3）选择了合适的疼痛评估工具，在全程疼痛管理中应连续使用，以保证医、护、患疼痛评估结果的一致性。

3. 评估时机

（1）入院8h内应对患者疼痛情况进行常规评估，有疼痛者进行全面评估。

（2）疼痛控制稳定者，无痛时应每日评估1次，轻度疼痛每日评估2次，中度疼痛每日评估3次，重度疼痛每日评估4次。并每2周进行1次全面疼痛评估。

（3）疼痛控制不稳定者，如出现爆发痛、疼痛加重，或剂量滴定过程中应及时评估，如出现新发疼痛、疼痛性质或镇痛方案改变时应进行全面评估。

（4）应用短效镇痛药后，应30min后评估疼痛程度；应用长效镇痛药后，按疼痛分级对应评估时间进行评估。

4. 评估内容

全面疼痛评估可参照简明疼痛量表内容，疼痛护理评估的目的重在评估患者对疼痛及疼痛治疗的反应，为制订护理措施提供依据，因此需注意以下方面。

（1）评估疼痛的一般情况　包括疼痛部位、疼痛强度、疼痛性质、疼痛持续时间、使疼痛加重和缓解的因素、疼痛对患者生活质量的影响、有无药物滥用史、心理社会文化。同时评估患者当前的疾病治疗和疼痛治疗情况。通过评估了解疼痛控制障碍及护理可干预的环节。

（2）评估疼痛对患者功能活动的影响　未缓解的癌症疼痛是长期持久的负性体验，直接影响患者日常活动能力，包括自理能力、休息、睡眠、娱乐、社会交往、性生活、家庭角色等方面。护士应评估疼痛对功能活动的影响程度，提供基础护理措施，满足患者的自理需求，同时给予正确的功能活动指导，预防并发症。

（3）评估疼痛对患者心理情绪的影响　慢性复杂的癌症疼痛通常会使患者产生焦虑、沮丧、烦躁、内疚、绝望，甚至出现自杀倾向，这些情绪改变又会加重患者对疼痛的感知和体验。因此，护士应评估疼痛患者的心理情绪状态，倾听患者的感受，查找疼痛控制障碍，及时给予专业指导，并提供心理社会支持。

（4）评估患者对疼痛治疗的态度和依从性　在癌症疼痛控制中，患者愿不愿意向医护人员报告疼痛以及是否遵医嘱按时服药是疼痛能否得到有效缓解的关键环节之一。在规范治疗的前提下，护士应评估患者的遵医行为，对于忍痛不说、未按时服药、自行减量、延迟用药、自行停药、拒绝服药的患者，能够及时发现，分析原因，提供有针对性的疼痛教育，提高其在疼痛治疗中的依从性，保证疼痛治疗的顺利进行。

（5）评估社会家庭支持系统在疼痛控制中的作用　家属在癌症患者的疼痛治疗中起着重要作用。护士应评估家属对疼痛治疗知识的了解程度和态度，以充分调动其在疼痛控制中的积极作用，共同促进疼痛管理目标的实现。

（三）癌性疼痛的护理

1. 给药护理

（1）给药途径　首选口服给药，在患者存在吞咽困难或口服药物不良反应不能耐受的情况下可选择其他给药途径，如皮下、静脉、直肠给药等。经皮给药途径适用于疼痛控制稳定且阿片类药物耐受的患者。出现爆发痛或疼痛危象，可给予皮下注射或静脉给药，以快速缓解疼痛。

（2）给药时间　对于慢性癌痛患者，护士应指导患者按规定时间间隔规律服用镇痛药，按时给药可维持有效的血药浓度；中重度疼痛应以控（缓）释阿片类药物作为基础用药，在滴定和出现爆发痛时，可给予即释阿片类药物处理；如起始使用即释阿片类药物进行滴定的癌痛患者，24h 疼痛控制稳定后应转换为等效剂量的口服控（缓）释阿片类药物按时服用。

（3）透皮贴剂的使用　透皮贴剂常用于疼痛相对稳定的慢性癌痛患者维持用药，药物经皮肤持续释放，一次用药维持作用时间达 72h。初次用药后 4～6h 起效，12～24h 达稳定血药浓度。护理中应注意以下几点。

① 部位选择：选择躯体平坦、干燥、体毛少、易于粘贴、不易松脱的部位，如前胸、后背、上臂和大腿内侧。

② 粘贴步骤：粘贴前用清水清洁皮肤，不使用肥皂或酒精擦拭；待皮肤干燥后打开密封袋，取出贴剂，先撕下保护膜，不要接触粘贴层，将贴剂平整地贴于皮肤上；用手掌按压 30s，保证边缘紧贴皮肤。

③ 每 72h 更换贴剂，更换时应重新选择部位。

④ 贴剂局部不可直接接触热源，持续高热患者可考虑缩短贴剂更换间隔。

⑤ 芬太尼透皮贴剂禁止剪切使用。

⑥ 用后的贴剂需将粘贴面对折放回药袋处理。

⑦ 注意观察药物不良反应并记录。

（4）镇痛药物不良反应的预防、观察及护理

① 对长期大剂量服用非甾体抗炎药的患者，告知如有胃肠道不适或症状加重时及时通知医护人员；密切观察有无出血征象、有无黑便或柏油样便、进行性乏力、黑朦等；监测肝肾功能；指导患者应严格按照医嘱剂量使用，不可自行加量。

② 便秘是阿片类药物最常见的不良反应之一。护理应注意：

a. 指导患者在服用阿片类镇痛药期间按时服用缓泻剂预防便秘。

b. 全面评估引起便秘的原因，判断其他可能引起或加重便秘的因素，包括饮食缺乏纤维素、发热、脱水、脊髓压迫、电解质紊乱、直肠或肛门神经肌肉功能障碍、抗酸药或铁剂等药物使用等。

c. 连续评估患者的排便情况，一旦发生便秘，能够及早发现，正确处理。口服缓泻剂通常睡前服用，用量以保证患者每1～2天排出成形软便为准。需强调的是直肠栓剂仅用于解除急性粪便嵌塞，不建议用于常规预防和处理癌痛患者的便秘。

d. 严重便秘可能出现粪便嵌塞，甚至继发肠梗阻。护士应能够全面评估、准确判断和正确处理。出现粪便嵌塞或肠梗阻时禁止使用刺激性泻剂。

e. 鼓励患者进食粗纤维食物、多饮水、养成规律排便的习惯及适量活动等。

f. 为卧床患者提供隐秘的排便环境和合适的便器。

③ 恶心呕吐多见于初次使用阿片类药物的患者，通常用药4～7天可自行缓解。护理应注意：

a. 对初次用药的患者应做好解释，指导患者按时服用预防药物。

b. 全面评估引起患者发生恶心呕吐的其他因素，包括是否存在化疗相关的延迟性恶心呕吐，是否正在口服抗肿瘤药物，有无脱水、电解质紊乱、脑转移、肠梗阻等问题，如有明确病因应及早发现，配合医生积极预防、纠正或治疗。

④ 服用阿片类药物期间，如患者出现尿潴留、肌阵挛、皮肤瘙痒等药物不良反应，及时给予护理指导，遵医嘱正确处理。

⑤ 过度镇静与呼吸抑制是阿片类药物的不良反应之一。初次使用阿片类药物及明显增加药物剂量的患者，可表现出思睡、嗜睡，一般数日后自行消失。一些高危人群容易出现过度镇静，甚至出现呼吸抑制，包括经静脉给阿片类药物、肝肾功能衰竭、睡眠呼吸暂停综合征、服用美沙酮、服用镇静剂、呼吸系统感染及肥胖患者。护理上应密切监测患者的镇静程度，连续评估并记录；如镇静程度严重，及时通知医生调整阿片类药物剂量；在初次用药或明显增加药物剂量后超过2～3天仍有明显镇静表现，协助医生查找其他原因，明确是否同时使用其他镇静药物，有无中枢神经系统病变、高钙血症、脱水、感染、缺氧等。一旦出

现阿片类药物过量引起的呼吸抑制，护士应能够及时发现、准确判断、遵医嘱给予正确处理。判断标准包括：有阿片类药物用药史；患者对躯体刺激没有反应；呼吸次数小于 8 次 / 分；针尖样瞳孔。解救方法包括增加疼痛刺激（如刺激角膜、用力拍打患者等）和使用纳洛酮。

常用非甾体抗炎镇痛药物使用方法及注意事项见表 10-1，阿片类镇痛药物使用方法及注意事项见表 10-2。

表 10-1　常用非甾体抗炎镇痛药物使用方法及注意事项

使用方法	注意事项
口服给药	a. 宜饭后服用，指导患者不应空腹用药 b. 不宜同时应用两种或两种以上非甾体抗炎药
静脉给药	静脉注射给药时应缓慢注射
经皮肤给药	a. 应根据疼痛部位大小涂抹药物，并轻轻摩擦，不宜长期大面积使用 b. 药物应涂抹于完整皮肤，避开破损皮肤或伤口
经直肠给药	a. 宜睡前给药 b. 用药前应指导患者排便，取侧卧位，膝部弯曲，放松肛门 c. 栓剂应缓慢推进，栓剂尾端距肛门口 2 ～ 5cm 为宜 d. 栓剂塞入肛门后应嘱患者保持侧卧位 15min，用药后 1 ～ 2h 内不宜排便

表 10-2　阿片类镇痛药物使用方法及注意事项

使用方法	注意事项
口服给药	a. 缓释阿片类药物应整片（粒）服用，禁掰开、碾碎或咀嚼 b. 即释吗啡，口服给药 60min 后评价镇痛效果
皮下注射	a. 注射时应避开瘢痕、硬结、水肿部位，计划性更换注射部位 b. 消瘦患者可捏起皮肤，减小进针角度 c. 皮下注射用药 30min 后应评价镇痛效果
静脉给药	a. 应依据药物镇痛效果及不良反应，遵医嘱控制给药速度 b. 应观察患者意识状态、呼吸及瞳孔变化，有无思睡、嗜睡、呼吸浅慢、瞳孔缩小等过度镇静表现 c. 静脉给药 15min 后应评价镇痛效果
经皮肤给药	a. 宜选择在完整、平坦的皮肤表面贴用，避开放射治疗部位 b. 应在用药前去除毛发，用清水清洗皮肤，禁用肥皂、油剂或其他刺激性用品 c. 贴剂与皮肤应贴合紧密，更换贴剂时应改变部位 d. 贴剂不应剪切使用，粘贴部位不应接触热源或用力挤压 e. 芬太尼透皮贴剂应每 72h 更换一次，发热者不宜使用或遵医嘱缩短贴剂更换时间

使用方法	注意事项
PCA 泵给药	a. 应保持患者自控镇痛（patient controlled analgesia，PCA）泵装置处于正常使用状态，妥善固定，管路连接紧密且通畅 b. 应每日评估穿刺点有无红、肿、热、痛、渗液、硬结等表现 c. 应指导患者 PCA 泵的使用方法及按压间隔时间 d. 应观察 PCA 泵的按压次数、镇痛效果及药物不良反应

2. 非药物护理措施的应用

在癌症疼痛控制中，对癌症疼痛患者，非药物疗法通常不能取代药物治疗。但恰当应用非药物疗法常常可以起到较好的辅助镇痛效果，包括按摩、冷热敷、放松训练、转移和分散注意力、冥想等。

（四）癌性疼痛的患者教育

1. 原则

（1）疼痛教育应贯穿在疼痛治疗全程。

（2）根据患者的语言习惯、文化程度及理解能力，选择合适的教育形式，确保所传递的信息能够被充分理解和接受。

（3）根据患者在疼痛治疗中的态度、行为及掌握的知识，评估其具体问题和需求，制订个体化的疼痛教育计划。

（4）根据患者在疼痛治疗的不同阶段提供相应的信息支持。如新发疼痛的患者，护士告知患者无需忍痛，并教会患者准确汇报疼痛。在患者服用镇痛药阶段，用药指导和应对药物不良反应则是疼痛教育的重点。

（5）家属在疼痛控制中发挥重要作用，护士在提供疼痛教育时，对象应包括家属。

2. 内容

（1）让患者了解无需忍痛的观念，告知患者疼痛缓解对生活、治疗及康复的重要性，鼓励患者表达疼痛感受。

（2）选择正确合适的疼痛评估工具，教会患者使用，以保证患者在全程疼痛控制中能够准确及时地向医护人员汇报疼痛情况。

（3）指导患者正确服药，包括药物的作用、服药时间、注意事项、药物不良反应、预防措施及自我护理要点，必要时提供文字说明。

（4）主动与患者讨论其使用阿片类药物的顾虑和担忧，给予正确解释，以消除顾虑，提高治疗依从性，保证疼痛治疗顺利进行。

（5）提供出院后疼痛就医信息，包括患者出院后的取药方式及流程，保证出院后疼痛治疗的连续性。

（6）告知患者出院期间出现以下情况应及时与医护人员联系，包括：取药或服药过程中出现任何问题、新出现的疼痛、疼痛发生变化、现有药物不能缓解疼痛、严重的恶心呕吐、3天未排便、白天易睡很难唤醒、意识模糊等。

（7）告知患者和家属阿片类药物在家中需单独放置、妥善保管、谨慎使用。

（8）告知患者离世后，家属应将剩余的阿片类镇痛药物交回原医疗机构，按相关规定处理。

三、上腔静脉阻塞综合征

上腔静脉阻塞综合征（superior vena cava obstruction syndrome，SVCOS）为肿瘤患者常见急症，是由多种原因引起完全或不完全性上腔静脉及其主要支属血管回流受阻，使通过上腔静脉回流到右心房的血液部分或完全受阻，由此产生静脉压升高，或伴有侧支循环形成，产生头面部、颈部、上肢水肿以及前胸壁淤血和静脉曲张等一系列症状的临床综合征。

（一）解剖及病理生理

1. 解剖

上腔静脉位于胸腔纵隔内，是一条粗而短的静脉干，长6～8cm，直径2cm，由左右头臂静脉汇合而成，汇聚来自头、颈、上肢、胸壁的静脉血。上腔静脉周围被较硬的器官组织包绕，有胸腺、主气管、右支气管、主动脉、头臂动脉、肺门及气管旁淋巴结。

2. 病理生理

（1）由于上腔静脉管壁较薄，内部血流压力低，极易受到邻近组织占位性病变的影响或血栓形成而产生SVCOS。

（2）上腔静脉是头、颈、上肢、上胸部血液回流的主干，受压时可导致相应区域静脉压升高和淤血，继而发生上肢水肿，胸腔积液和心包积液渗出，甚至气管水肿、脑水肿，以及心搏出量减小，伴有意识改变、视力下降、头痛等症状。上腔静脉受压过久，可导致局部血栓形成及中枢神经系统损害。在上腔静脉阻塞导致回流受阻的过程中，可发生乳房内侧、脊柱、奇静脉、胸廓的侧支循环形成，表现出特征性胸壁浅静脉怒张。

（3）SVCOS 通常继发于上纵隔的肿瘤或炎症，80% 由恶性肿瘤引起，其他如乳腺癌、生殖细胞肿瘤、消化道肿瘤（如食管癌）、恶性胸腺瘤等也可引起。良性疾病如梅毒、结核、特发性纤维性纵隔炎、血栓性静脉炎、充血性心力衰竭、主动脉弓主动脉肿瘤等也可引起。

（二）诊断

1. 体征

SVCOS 常急性或亚急性发病，严重程度取决于基础疾病、阻塞的速度、是否伴血栓形成、阻塞的部位和侧支循环是否充分。颈、胸部皮下静脉充盈和扩张是 SVCOS 的一种典型体征。

2. 影像学检查

（1）胸部 X 线检查　有 10%～40% 的患者可见右肺门肿块影，部分患者有右侧胸腔积液，还可见肺门淋巴结肿大和肺部包块。3%～15% 的患者胸部 X 线检查正常。

（2）CT 或 MRI 检查　是 SVCOS 患者效价比最高、最准确的影像学检查，可确定阻塞部位和性质。CT 可以显示上腔静脉受压或狭窄的部位、范围和程度，而且能对亚临床 SVCOS 做出诊断。胸部 CT 增强扫描可以显示开放的侧支血管，如胸背静脉、肩胛静脉、胸廓内静脉、奇静脉和半奇静脉等。

（3）静脉造影或数字减影血管造影（DSA）　通过血管造影可很好地显示上腔静脉梗阻或狭窄的范围、程度及侧支循环情况，适用于预期手术的患者。局限性在于对原发疾病的诊断有限，为有创检查。

（4）纵隔镜、剖胸探查及骨髓穿刺活检等　均有助于明确病因。

（三）临床表现

（1）四大症状和体征，即进行性呼吸困难、头痛、颜面及上肢水肿、浅表皮下侧支循环形成及静脉怒张。如压迫食管、喉返神经，还可出现吞咽困难、声音嘶哑等。

（2）上腔静脉压力急性升高伴随胸导管压力的升高可引起远端（心包、肺及胸膜）毛细淋巴管破裂，导致乳糜性渗出。

（3）恶性肿瘤或进展迅速的原发疾病所致SVCOS，常由于短时间内迅速进展的呼吸困难、脑水肿等而成为致死性SVCOS。

（4）根据梗阻部位不同，临床分三种类型：

① 奇静脉入口以上部位阻塞：上半身静脉血可由颈外浅静脉和锁骨下静脉经侧支进入奇静脉和半奇静脉，然后在梗阻下方进入上腔静脉，此型一般症状较轻。

② 奇静脉和上腔静脉均阻塞：上半身静脉血主要通过侧支进入奇静脉、半奇静脉、腰静脉，然后进入下腔静脉，亦可经胸腹壁静脉流入髂外静脉、下腔静脉，此型较重。

③ 奇静脉入口以下阻塞：上半身静脉血可经奇静脉、半奇静脉及其他侧支流入下腔静脉。此型症状较重，病程早期常见胸和颈部皮肤静脉扩张，面部和颈部皮肤潮红；后期发生面、颈和上肢水肿，最终发生脑水肿和喉水肿，导致脑功能障碍和呼吸功能不全。

（四）治疗

SVCOS属于肿瘤急症，凡遇到呼吸道水肿、脑水肿、心排血量减少时，应及时抢救，首先解除症状，再对原发病进行治疗。

1. 一般处理

患者取高枕卧位或半卧位、吸氧、限制饮食及利尿以减少水肿，脱水治疗后需警惕血栓形成和电解质紊乱的可能。同时应用类固醇激素，一般用地塞米松6～10mg，每6h口服或静脉输入1次，作为短暂姑息治疗，可减轻肿瘤或放疗所致的炎症反应而改善梗阻。

2. 抗凝治疗

抗凝治疗适用于有癌栓形成的病例，预防性抗凝可减少血栓的形成。抗凝溶栓治疗期间需监测各种凝血指标。

3. 放射治疗

放射治疗可以减小肿瘤体积，减轻上腔静脉阻塞，缓解症状。对于化疗不太敏感的非小细胞肺癌或其他肿瘤，70%的患者放疗能有效缓解症状。无病理资料且病情危急时可考虑放疗。放疗初期局部水肿可能会加重病情，可予以地塞米松 10mg 静脉滴注，以减轻水肿。放射剂量取决于原发肿瘤的病理类型及分期。

4. 化学治疗

对于化疗敏感的肿瘤，如小细胞肺癌、淋巴瘤和生殖系统肿瘤，化疗有明显的效果。使用化疗可使症状减轻。肿块缩小后再行放疗，可缩小放疗野，保护更多的正常组织。

5. 外科治疗

主要用于良性病因，如胸骨后甲状腺肿、主动脉瘤等造成的上腔静脉阻塞。一般恶性肿瘤继发的 SVCOS 首选放疗和化疗，在所有治疗无效时才考虑手术治疗。手术治疗 SVCOS 包括分流移植术和根治切除术及静脉移植术，但因深部静脉充血易导致大出血，手术死亡率和并发症均较高。因此，一般不轻易进行手术治疗。是否手术，根据病变性质、内科治疗效果以及症状严重程度而定。

6. 介入治疗

血管内支架置入治疗是近年来治疗 SVCOS 逐渐成熟的一种血管内介入技术。与放疗、化疗等治疗相比能迅速缓解上腔静脉阻塞症状；与外科手术相比具有创伤小、易耐受、恢复快及并发症少的特点。

（五）护理

1. 病情观察

（1）部分患者入院初期并无 SVCOS 症状，可在治疗期间逐渐出现症状。护士需要识别并监测 SVCOS 的进展。

① 早期症状：常发生在清晨，颜面部水肿、球结膜水肿（有时患者的表现可能仅仅是眼睛亮晶晶、泪汪汪）、领口紧缩感，起床后几小时可缓解。

② 中期症状：手臂、手指及手部肿胀感，颜面部、上肢及上躯干潮红，有时可见流鼻血。

③ 晚期症状：上肢、胸腔及颈静脉怒张，声音嘶哑；咳嗽、呼吸困难；头痛、焦虑、行为改变、颅内压增高、意识障碍及吞咽困难等。

（2）SVCOS 患者接受放疗早期常因组织对射线的反应而发生水肿，导致上腔静脉阻塞的症状加重。护士需观察患者放疗期间有无出现颅内压增高的表现，如球结膜水肿、眼球突出、头痛、视力障碍和意识障碍等。

（3）监测出入量，遵医嘱给予利尿剂，观察患者有无低钾、低钠等电解质紊乱的表现，如患者主诉乏力、恶心呕吐等症状。

（4）密切观察生命体征的变化，测量血压时尽量避免使用上臂，症状严重时可酌情测量下肢血压，有生命体征异常及时通知医生进行处理。

2. 卧位、给氧及进食

（1）半卧位或端坐卧位，有利于上半身静脉血液回流，减轻颜面部及上肢的肿胀，减轻患者呼吸困难的症状。给予软枕支撑肿胀的上肢，协助患者维持个人清洁。

（2）评估患者呼吸状态，监测患者血氧饱和度，根据患者症状及血氧饱和度调节氧流量。

（3）由于上半身静脉血回流障碍，患者需少量多餐进食，进食易消化饮食，减轻恶心及腹胀感。

3. 睡眠指导

SVCOS 患者常因呼吸困难伴窒息感而焦虑不安，护士需关注患者情绪变化，关心患者每日睡眠情况和症状缓解情况，告知患者压迫症状在经过治疗几日后会逐渐缓解，帮助患者平稳度过上腔静脉阻塞期。

4. 静脉治疗的护理

（1）静脉用药应避免从上肢静脉输入，上肢输液可能会增加上肢、颜面部和颅内水肿。另一方面因血液流速较慢，药物在局部静脉内浓度增高，易导致血栓形成和静脉炎发生。

（2）做好静脉护理

① 有计划地为患者选择静脉，建议每日输液结束后拔除留置针，以减少对静脉内膜的机械性损伤，每日在输液静脉贴预防静脉炎的敷料或涂抹多磺酸黏多糖软膏。

② 由于下肢静脉回流缓慢，药液在静脉局部停留时间过长，因此下肢穿刺的护理重点是增加下肢静脉的血液回流。常用方法有抬高下肢，每日早晚热水泡脚。肌 - 关节泵可以使静脉血向心回流和降低外周静脉压，因此还可鼓励患者做肌 - 关节泵动作，踝泵运动尤其重要。增加下肢血液回流，可降低下肢输液并发静脉炎及血栓的风险。

（3）当患者输注刺激性或高渗性药液时，宜经中心静脉导管给药。

可选择股静脉置管，保留时间 2 周以内。

5. 保持呼吸道通畅

指导患者进行有效咳嗽，防窒息发生，鼓励多饮水。痰液黏稠不易咳出时行雾化吸入治疗，必要时行吸痰护理，注意观察痰液的颜色、性状及量。

6. 预防压疮

定时变换体位，穿柔软衣服，勤换内衣，按摩骨突出处，防止压疮发生，并保护上肢水肿皮肤，避免上肢输液及测量血压，禁用热水袋，保持皮肤清洁。

四、副肿瘤综合征

副肿瘤综合征（paraneoplastic syndrome，PNS）是指由于肿瘤的产物（包括异位激素的产生）、异常的免疫反应（包括交叉免疫、自身免疫和免疫复合物沉着等）或其他不明原因，引起内分泌、神经、消化、造血、骨关节、肾脏及皮肤等系统发生变化，出现的相应的临床表现。这些表现不是由原发肿瘤或转移灶所在部位直接引起的，而是通过上述途径间接引起的。通常表现为全身性症状（如发热、恶病质和免疫抑制等），或是在远离肿瘤的解剖部位出现一些局部的症状和体征。简而言之，副肿瘤综合征是由肿瘤间接产生的，总是与肿瘤相伴发生。

（一）流行病学

副肿瘤综合征是肿瘤患者的常见症状，据估计有 10%～20% 的肿瘤患者伴发。约 75% 的患者在其病程的某一阶段会发生副肿瘤综合征。

（二）发病机制

副肿瘤综合征涉及内分泌、肝脏、胃肠道、肾脏、皮肤、血液系统、神经肌肉系统及其他组织器官。迄今为止，已知有如下几种发病机制。

（1）肿瘤自身可以产生具有生物活性的蛋白质或多肽，如促肾上腺皮质激素（ACTH）、甲状旁腺激素（PTH）、促性腺生长激素等，通过血液循环作用于靶器官，引起各种症状和体征。有些肿瘤可产生胰岛素样肽类物质，与胰岛素有交叉免疫反应，高浓度时引起自发性低血糖。

（2）白细胞介素、细胞因子、前列腺素、胚胎蛋白（如癌胚抗原和甲胎蛋白）、免疫球蛋白和某些酶，均可引起副肿瘤综合征。

（3）肿瘤引起的自身免疫反应是引起副肿瘤综合征的主要机制，特别是中枢神经系统。肿瘤细胞和神经细胞的某些部位有共同的抗原性，所以机体对肿瘤细胞产生的免疫反应也作用于神经细胞，导致神经功能损害。如肺癌患者发生小脑变性、视网膜病变等。

（三）临床表现

1. 肿瘤热

肿瘤患者常有发热的症状，其中一部分原因为感染导致，一部分患者经过全面检查仍找不到原因，这种发热与肿瘤病程相关，称为肿瘤热。

2. 恶病质

恶病质是最常见的副肿瘤综合征。

3. 免疫抑制

在肿瘤患者中广泛存在，包括细胞免疫和体液免疫的抑制。临床表现为患者易被感染，包括细菌感染、条件致病菌感染、病毒感染等，例如带状疱疹等。

4. 其他常见的综合征

（1）内分泌方面的副肿瘤综合征，如高钙血症、低钠血症、库欣综合征、低血糖症等。

（2）神经系统的副肿瘤综合征，如肌肉无力综合征、退化性综合征、周围神经或肌肉疾病、亚急性小脑变性等。

（3）皮肤、肌肉和骨骼系统的副肿瘤综合征，表现为黑棘皮病、皮肌炎、肥大性骨关节病等。

（4）血液系统的副肿瘤综合征，如红细胞增多症、白细胞增多症、贫血、栓塞、广泛性血管内凝集等。

（5）肾脏方面的副肿瘤综合征，如肾病综合征、异位性抗利尿激素综合征等。

最典型的副肿瘤综合征是因为肿瘤分泌激素（如促肾上腺皮质激

素）作用于肿瘤远程的靶器官而产生的。理论上这些副肿瘤综合征会因被破坏或切除而消失，但是有些副肿瘤综合征是因为正常细胞为了对抗肿瘤分泌某些蛋白质（抗体）而产生的，尤其是神经方面的副肿瘤综合征，这些神经方面的症状多为不可逆的，通常不会因适当的肿瘤治疗而消失。

5. 副肿瘤综合征共同的临床特点

（1）多数患者的副肿瘤综合征症状出现于肿瘤之前，可在数年后才发现原发性肿瘤。

（2）亚急性起病，数天至数周症状发展至高峰，而后症状、体征可固定不变，患者就诊时多存在严重的功能障碍或劳动能力丧失。

（3）副肿瘤综合征的特征性症状包括小脑变性、边缘叶脑炎等。

（4）脑脊液细胞数增多，蛋白和 IgG 水平升高，电生理检查可见相应的周围神经或肌肉病变。某些副肿瘤综合征患者有特征性表现，如小脑变性、副肿瘤性斜视性眼阵挛 - 肌阵挛及 Lambert-Eaton 肌无力综合征（LEMS）等，常提示与肿瘤有关。

（四）诊断

副肿瘤综合征诊断主要依据患者的临床表现及相关的抗体检查，未发现原发性肿瘤前易误诊。患者血清集落刺激因子中可检出五种与本综合征有关的抗神经元抗体。

（五）治疗

副肿瘤综合征无特效疗法，主要针对原发肿瘤进行治疗。多数患者肿瘤得到控制后，副肿瘤综合征也会相应好转。当副肿瘤综合征的症状和体征明显，无法对原发肿瘤进行治疗，或副肿瘤综合征危及生命，或原发肿瘤已到晚期无有效治疗手段时，需对副肿瘤综合征进行对症处理。

（六）护理

1. 恶病质的护理

恶病质的临床表现为厌食、恶心、体重减轻、贫血，最终丢失全部肌肉和脂肪而死亡。终末期癌症患者约 80% 发生恶病质，早、中期约有一半的患者有不同程度的恶病质。

（1）病情评估

① 患者营养状况的评估

a. 评估体重变化：体重是最简单而直接的营养评价指标，是人体各器官、骨骼系统、体液的总重量。评估患者体重下降的持续时间、下降程度。当患者有水肿时，不能反映患者真实营养状况。

b. 体质指数（BMI）：是反映蛋白质 - 能量营养不良的可靠指标。BMI= 体重（kg）/ 身高 ^{2}（m^2）。BMI $<$ 18.5kg/m^2 为体重过低。

c. 皮褶厚度：皮下脂肪含量约占全身脂肪总量的 50%，皮下脂肪测定可以推算人体脂肪总量和人体皮下脂肪分布的情况。测量位置包括肱三头肌、肱二头肌、肩胛下、髂嵴上等处。肱三头肌皮褶厚度是最常用的指标。

d. 围度：包括胸围、上臂围、上臂肌围、腰臀围比等，可反映肌蛋白消耗的程度。

e. 握力：可以评估患者骨骼肌肌力恢复的情况。

f. 监测白蛋白、前白蛋白及转铁蛋白的变化。血浆蛋白是反映机体蛋白质营养状况最常用的指标。持续白蛋白降低是患者营养不良的指标。

② 动态评估患者的 KPS 评分、跌倒风险、压疮风险及生活自理能力评分。

③ 评估患者的活动状态、活动能力和生活质量。

④ 评估患者的恶病质的症状［如消瘦、无食欲、恶心、呕吐、疲倦及水电解质失衡（指端麻木、震颤、痉挛）等症状］有无好转或进展。

⑤ 评估患者的精神和心理状态，严重的体重下降可增加患者和家属的焦虑。

（2）恶病质患者免疫球蛋白的分解代谢可使机体产生抗体的能力下降，细胞免疫反应能力下降，感染的风险增加。因此，需通过护理措施预防呼吸道坠积性肺炎和泌尿系统感染。

（3）因骨骼肌的消耗和减少增加患者跌倒的风险，护士需对患者及家属强化预防跌倒的宣教和采取预防跌倒的措施。

（4）消化道梗阻或头颈部肿瘤放疗不能进食的患者，可以给予胃造瘘肠内营养。遵医嘱给予甲羟孕酮以促进食欲和增加体重；予胃动力药以促进胃肠道正常蠕动。

（5）对恶病质的早期干预和护理可以缓解恶心呕吐、疼痛及味觉改变等不适，建议患者少食多餐，每餐尽可能多地摄取热量和蛋白质。

（6）及时与患者和家属沟通，了解患者对营养知识的需求，指导和鼓励患者每日写营养日记，两餐间适度的锻炼可以帮助增加食欲；控制疼痛可以帮助改善食欲。

2. 发热的护理

肿瘤热可能起因于体内多种致热原：肿瘤坏死物、宿主对肿瘤的免疫反应产生的免疫活性细胞（如激活的巨噬细胞可分泌白细胞介素 -2，白细胞介素 -2 是一种致热原）、肿瘤合成的前列腺素等。评估患者心理变化，给予疏导和支持。绝大多数肿瘤热患者体温在 38℃ 左右。

（1）如体温超过 39℃，应给予物理降温如酒精擦浴、冰袋冷敷，及时擦干汗液、更换汗湿的衣物，注意保暖。物理降温半小时后应测量 1 次体温，必要时给予药物降温。

（2）发热患者基础代谢高、消耗大，应及时补充水分、电解质及营养。

（3）定期检测患者的血象，必要时可做尿便常规、血培养、痰培养等检查。

（4）给予清淡、易消化、高热量、高纤维、高蛋白质的流质或半流质饮食。高热时鼓励患者多饮水，注意口腔卫生，防止口腔感染。

（5）休息可减少能量消耗，有效防止病情恶化。低热者酌情减少活动，适当休息。保持病室安静及空气清新，减少探视。

3. 肌无力的护理

LEMS 是一种神经肌肉传递障碍的副肿瘤综合征。约有 3% 的小细胞肺癌患者伴发此病。LEMS 是周围神经突触传递障碍性疾病，是一种自身免疫反应。

（1）评估小细胞肺癌患者有无出现近端肌无力的症状，近端肌无力的症状常表现为双侧大腿肌无力和双上臂肌无力，活动后加重。

（2）需预防跌倒和坠床。

4. 肥大性骨关节病的护理

（1）常见于肺癌患者，发生率为 1%～10%，非小细胞肺癌患者发生率高于小细胞肺癌患者。鼻咽癌、胃癌、肝癌、食管癌等其他肿瘤患者也可发生。

（2）可能来源于肿瘤或其坏死组织的骨化因子，可刺激骨膜增生而导致肥大性骨关节病。

（3）患者常有骨及关节周围的疼痛，类似关节炎的表现。护士需评估患者骨痛的部位，关节痛的部位常呈对称性，膝关节最多见；评估有无关节僵硬、肿胀、积液、杵状指等。对于疼痛患者，可遵医嘱给予阿司匹林和非甾体抗炎药处理。

5. 免疫抑制的护理

肿瘤患者免疫抑制易发生细菌感染、条件致病菌感染、病毒感染等。皮肤及黏膜屏障的破坏、中性粒细胞减少、营养不良、医源性传播及抗生素治疗后机体内生菌群改变等都可成为肿瘤患者发生感染的诱因。

（1）病情及护理评估

① 评估患者是否处于保护性隔离的环境，如单独病房；口鼻及肛周会阴的清洁和消毒是否到位；医护人员是否执行手卫生标准；护士是否将患者的操作和护理集中进行等。

② 评估患者营养供给的方式，如为肠外营养，则有肠黏膜屏障受损和中心静脉导管相关血流感染的风险。如为肠内营养，需评估饮食卫生状况，防止消化道感染。

③ 评估患者有无肺部疾患，是否有呼吸道感染的高危因素。

④ 评估患者是否接受抗生素治疗以及抗生素治疗的时间。

⑤ 评估患者每日饮水量、输液量和尿量。

⑥ 评估患者是否接受化疗、放疗及其他免疫抑制剂治疗。

（2）保护皮肤及黏膜

① 消化道常驻菌可经过肿瘤溃疡部位受损的黏膜侵入血液循环。因此，护士需指导患者避免进食刺激性及坚硬的食物，并告知患者正确合理的饮食对消化道黏膜有保护作用。

② 粪便中所含的厌氧菌可经过肛门部位破损的黏膜侵入血液循环。对腹泻、免疫力低下和老年患者需保护肛周的皮肤，保证皮肤黏膜屏障对机体的保护作用。

③ 肺癌患者可因肿瘤堵塞支气管，造成分泌物滞留呼吸道，引发

感染。这些感染细菌可能来自口腔及鼻咽部常驻菌，因此，患者的口腔和鼻腔清洁非常重要。指导并协助患者保持口腔清洁湿润，可以帮助患者减少呼吸道感染发生的风险。

④ 正常的排尿有排出细菌、预防感染的作用，当泌尿功能发生障碍时会失去保护作用。保证患者充足的饮水量及充分的尿液引流是预防生殖泌尿系统相关感染的必要护理措施。

⑤ 化疗药对口腔及消化道黏膜有损伤，头颈、盆腔放疗也可引起放疗部位黏膜的破损及屏障作用降低。指导并协助患者在放疗期间及放疗后坚持完成鼻腔冲洗、直肠药物保留灌肠等措施可以降低细菌从鼻咽部及肠道黏膜侵入血液循环的风险。

（3）放化疗护理　放化疗可造成患者白细胞减少。粒细胞缺乏的患者发生菌血症的风险增加。患者需入住层流病房，实施全环境保护。护士需为患者做好口腔、鼻腔、肛周、全身皮肤预防感染的护理。

（4）营养指导　当患者长时间未接受肠内营养时，将会使肠黏膜变薄，肠黏膜屏障作用下降，大肠埃希菌及革兰氏阴性杆菌侵入血液循环的风险增加。护士应告知患者，当胃肠道功能正常时首选肠内营养，胃肠道功能发生障碍时才会选择肠外营养。肠内营养能改善门静脉系统循环，有利于恢复肠蠕动、维护肠屏障功能、促进蛋白质合成，提高机体免疫力。

（5）防止院内感染　院内感染的主要途径为工作人员与患者之间、患者与患者之间的接触，污染的食物、餐具、空气、水及各种仪器管道、各种检查等。预防院内感染最主要的方法就是手卫生。医生查房和为患者查体，做各项操作前后均应执行手卫生标准。护士为患者做晨午间护理、压疮护理、PICC维护、输液治疗等各项操作均要严格执行手卫生标准，防止和降低院内医源性感染的发生。

五、呼吸功能改变

（一）解剖或外科手术改变

1. 概述

解剖改变包括肺及胸膜腔的占位性病变；气管支气管肿瘤或肿大淋巴结所引起的气道阻塞；肺或胸膜腔内液体异常聚集，如气胸、血胸、胸腔积液、脓胸等；喉头水肿、上腔静脉阻塞综合征引起的气管支气管压迫。外科手术改变为肺切除术，如全肺切除术、肺叶切除术、肺段切除术、楔形切除术等。

2. 相关因素

（1）肺原发性或肺转移性肿瘤。

（2）胸部、气管支气管手术或头颈部手术。

（3）与上腔静脉阻塞综合征相关的肿瘤。

（4）阻塞性或限制性肺疾病史。

（5）吸烟或接触环境中的刺激物。

（6）心血管疾病史。

3. 预防、护理及治疗

（1）针对基础疾病进行治疗，降低气管支气管树的阻塞。

（2）胸腔穿刺术清除胸腔内异常的液体及气体。

① 术前向患者及家属说明注意事项，测量体重、腹围、生命体征，排空膀胱以免误伤。

② 术中及术后监测生命体征，观察有无不适反应。体弱的患者，迅速放大量腹水（大于 1000mL）可导致低血压及休克。故在引流过程中，应密切观察患者血压及脉搏。如心率增快及伴有口干感，应停止放液以免引起血压下降。

③ 术毕用无菌敷料覆盖穿刺部位，如有溢液可用明胶海绵处置。

④ 反复引流可引起低蛋白血症及电解质紊乱，评估患者有无腹腔内感染，记录引流液的量、性质和颜色，标本及时送检。

（3）氧疗，取合适体位，缓解疼痛。

（4）合理安排活动和锻炼。

（5）肺康复操训练。

① 横膈式呼吸：放松双肩，将双手放在肋弓下缘，用鼻吸气，并将腹部向外凸顶住双手屏气呼吸，以保持肺泡张开，呼气时双手在肋弓下方轻轻施加压力用口缓慢呼出气体。目的是增加膈肌的收缩能力和效率，使胸式呼吸变为腹式呼吸。

② 缩唇式呼吸：以鼻吸气，缩唇呼气。呼气时，胸部前倾，口唇缩成吹口哨状，使气体通过缩窄的口型缓缓呼出。吸气与呼气时间比为1：2 或 1：3。尽量做到深吸慢呼，缩唇程度以不感到费力为度，每分

钟 7～8 次。

（6）备好急救物品，如简易呼吸器、气管插管等。

（二）肺毒性

1. 概述

放化疗所致肺部并发症的范围较广，从急性致死性呼吸窘迫综合征到不同程度的慢性肺损伤，其临床表现可持续数年。在接受放疗的患者中，放射性肺炎的发病率为 5%～15%，化疗药物起的肺损伤发生率差异较大，为 2%～40%，这些药物包括吉西他滨、依托泊苷、紫杉醇、贝伐珠单抗、吉非替尼、IL-2 等。这些损伤可能是药物毒性、过敏反应或特异性反应的结果。

2. 临床表现

化疗所致的典型肺损伤临床分为三类：①肺炎/肺纤维化；②急性过敏反应：高热是过敏反应的一个常见症状；③非心源性肺水肿。肺毒性主要表现为疲劳、不适、干咳、呼吸困难，重则哮喘，可伴有发热、胸痛和咯血，肺底可闻及小水泡音和干啰音，胸片及肺功能检查均可见异常。

3. 预防、护理及治疗

主要以预防为主，并及早诊断。当肺毒性发生时，治疗最典型的方法是停止使用该抗肿瘤药物，给予积极的对症治疗，给皮质类固醇和抗生素。护理中要注意观察患者有无上述表现，必要时给予低流量吸氧，可使用文丘里面罩，采取舒适的卧位，适度活动。

六、消化道功能改变

（一）口腔干燥症

1. 定义

口腔干燥症是指唾液量分泌减少或其成分改变引起口干的主观感觉。

2. 相关因素

与肿瘤治疗相关的导致口腔干燥症的原因有：①头颈部的放疗明显地导致唾液腺分泌抑制；②有些常用化疗药如多柔比星，可引起暂时性的口腔干燥。

3. 预防、护理及治疗

维持良好的口腔卫生，餐前、餐后、睡前使用软毛牙刷和含氟牙膏刷牙，可使用牙线；每 2h 以漱口液漱口，有助于口腔的湿润；用麦冬或金银花泡茶饮；食用液体、牛奶或肉汤等湿润食品；避免食用辛辣刺激和酸性食物；使用唾液替代品，向口内喷水；使用空气加湿器。毛果芸香碱可缓解放疗所致的口腔干燥症。放疗前静脉注射氨磷汀能降低急性和慢性口腔干燥症的发生率。清除食物残渣，预防感染和龋齿发生。饮食以软食易消化为好，禁烟酒，禁止强冷强热及辛辣食品对口腔黏膜的刺激。

（二）吞咽困难

1. 定义

吞咽困难是指食物从口腔到胃的吞咽过程中出现的任何困难。

2. 相关因素

神经功能缺损；肿瘤浸润、侵犯食管和口腔；与肿瘤治疗相关，如放疗、化疗等；精神药物或抗胆碱能药物等。

3. 预防、护理及治疗

（1）使用非药物治疗，最大限度地减少吞咽困难并发症发生的风险

① 教育患者及家属促进吞咽的有效及方便的方法。a. 头部姿势：头部前屈，通过吞咽肌群的感觉诱发吞咽反射，用手指沿甲状软骨到下颌上下摩擦皮肤。b. 身体姿势：端坐卧位或半坐卧位，如不能坐位采取健侧卧位。c. 一般吞咽技巧：一口食物多次吞咽；固体和液体交替食用；调整块状食物的大小；液体用勺子，果泥用注射器注入。

② 全天确保摄入足够的高热量、高蛋白食物，提供肠内营养。

③ 教育患者和家属减少吞咽疼痛的方法：进食前含冰块；选择软或泥状食物、半固体食物；避免食用辛辣食物；局部使用麻醉剂。

（2）防止误吸的干预措施

① 患者在进食时，抬高床头 45°～90°，头部略向前，进食后保持半卧位或端坐位 45～60min。必要时，用长柄勺或注射器协助将食物从舌前区移到舌后区。

② 鼓励用健侧口腔细嚼慢咽，最大限度地减少吞咽困难。

③ 避免进食小块的可遗留在口腔中的固体食物。

（三）消化道黏膜炎

1. 定义

消化道黏膜炎是指从口腔到肛门的黏膜损伤。

2. 相关因素

（1）化疗药物和放疗对黏膜组织的直接损伤　40%的化疗患者经历过此种黏膜炎。大剂量的烷化剂如环磷酰胺、紫杉醇、多西紫杉醇等均可不同程度引起黏膜炎。

（2）化疗药物引起的骨髓抑制所导致的间接反应。

3. 出现的时间

在化疗开始后很短时间内便会显现出来，最严重的时间通常为治疗后7～10天，这种情况通常会在2周内缓解；放疗后1～2周出现，并会持续几个星期。严重程度和持续时间受化疗药的类型、剂量、是否联合用药或放疗的深度、剂量和频率的影响。

4. 临床表现

在临床上可表现为疼痛、溃疡、口腔干燥、营养状况改变、躯体消耗、出血、电解质失衡、味觉异常或味觉缺失、感染等。

5. 口腔毒性反应的分级标准（表10-3）

表10-3　口腔毒性反应的分级标准

分级	表现
0级	无异常
1级	无痛性溃疡、红斑或轻微疼痛
2级	疼痛伴红斑、水肿或溃疡，但患者能进食固体食物
3级	疼痛伴红斑、水肿或溃疡，患者不能进食固体食物
4级	需要肠外或肠内营养支持

6. 预防、治疗及护理

（1）常规的口腔护理方案　清洁、润滑和控制疼痛。选择合适的漱口液：生理盐水或碳酸氢钠水。发生口腔黏膜炎后可使用谷氨酰胺口腔含漱液、免疫调节因子等；真菌感染应用制霉菌素，口腔感染应选择广谱抗生素治疗；疼痛可用生理盐水＋利多卡因＋地塞米松漱口液、局部可涂康复新液、含服西瓜霜含片等。漱口液必须在口腔内含漱5min，4次/天。

（2）日常饮食应增加高蛋白食物的摄入量，多食多汁饮食来促进口腔黏膜的新陈代谢。

（3）保持口腔黏膜湿润。

（4）保持口腔黏膜完整

① 将维生素E胶囊刺破涂于口腔黏膜或破损处。维生素E是一种天然保护剂，对放射性炎症反应也有效。

② 硫糖铝可促进黏膜愈合并覆盖于口腔黏膜上形成保护膜。用一片药加到15mL水中调成浆状，含漱并吐掉，3～4次/天。

③ 如有黏膜出血，局部使用凝血酶。去掉假牙或矫正器，预防继发感染。

（5）饮食指导

① 鼓励患者进食营养丰富的食物，如高蛋白、高热量、富含维生素饮食。

② 饮食应以柔软、易于咀嚼和吞咽的无刺激温凉软食或流质为宜，避免刺激性食物。

（6）阴道炎和肛周炎的预防　保持阴道及肛周清洁。若局部皮肤无破损，可使用含金缕梅的护垫保护肛周，也可行温水坐浴。水溶性润滑剂可预防肛周黏膜干燥并起保护作用。

（四）恶心与呕吐

1.定义

（1）恶心　是一种可以引起呕吐冲动的胃内不适感，是一种主观想吐的感觉。

（2）呕吐　是涉及运动和自主神经反应的一种条件反射，通过激活体液或神经刺激使胃内容物迅速经口排出的结果。

2.相关因素

颅脑肿瘤、消化道梗阻、化学治疗、放射治疗、精神因素、心理因素、其他如药物因素。

3. 化学治疗相关性恶心呕吐（CINV）

（1）化疗引起恶心呕吐的分类

① 急性恶心呕吐：是指发生在给予化疗药物后 24h 内发生的恶心呕吐，多发生于用药后 1～2h。通常这类恶心呕吐的程度最为严重。

② 延迟性恶心呕吐：是指发生在给予化疗药物后 24h 至 5～7 天所发生的恶心呕吐。其严重程度较急性恶心呕吐轻，但持续时间较长，对患者的营养状况和生活质量造成恶劣影响。

③ 预期性恶心呕吐：常见于既往化疗期间恶心呕吐症状控制不良的患者，其特点是恶心呕吐常发生于化疗前或化疗给药的同时。也为条件反射所致，如患者看到医院的环境、医生及穿白大衣的人员即诱发恶心呕吐。

（2）化疗引起恶心呕吐的分级

① 轻度：24h 内发作 1～2 次。

② 中度：24h 内发作 3～5 次。

③ 重度：24h 内发作 6 次以上。

（3）依据致吐的强弱常见的化疗药可分为以下几类

① 高致吐药：顺铂、环磷酰胺（≥1g/m²）、卡铂（AUC ≥4）、大剂量依托泊苷等。

② 中致吐药：紫杉醇等。

③ 低致吐药：依托泊苷等。

4. 药物致吐治疗

（1）5-HT3 受体拮抗剂　如昂丹司琼、格拉司琼、帕洛诺司琼等。

（2）NK-1 受体拮抗剂　如阿瑞匹坦、福沙匹坦、奈妥匹坦。

（3）多巴胺受体拮抗剂　如甲氧氯普胺。

（4）吩噻嗪类药物　如丙氯拉嗪、氯丙嗪。

（5）糖皮质激素　如地塞米松，与 5-HT3 受体拮抗剂配合使用效果佳。

（6）苯二氮䓬类　如劳拉西泮。

（7）其他　醋酸甲地孕酮、奥氮平、米氮平。

5. 护理

（1）环境要求　环境安静、整洁、清洁、空气新鲜、无异味。

（2）饮食要求　清淡、高蛋白、高热量饮食；与液体分开服用；选择碱性食物、固体食物或酸味食物有助于控制恶心症状；少量多餐，避免进食易产气、含油脂或辛辣食物。

（3）保持水电解质平衡和保证机体需要量。

（4）止呕药物服药时间应准确。

（五）便秘

1. 定义

便秘是伴有排便困难和不适感的大便次数减少（通常一周排便少于3次）。

2. 相关因素

（1）年龄、情绪、脱水、虚弱、排泄无力。

（2）生活习惯改变，如排泄环境改变、饮食改变、运动量减少、体位改变等。

（3）疾病因素，如肿瘤压迫、代谢紊乱、合并其他疾病如糖尿病。

（4）治疗因素，如阿片类药物、抗胆碱能药物、抗酸剂等的使用。

3. 治疗原则

阻塞性疾病可外科治疗；纠正水电解质紊乱；灌肠；使用泻药、大便软化剂、纤维补充剂，如麻仁润肠丸、乳果糖等。

4. 护理

（1）给予饮食指导　除非禁忌，鼓励患者每天摄入至少 3000mL 的液体；每天摄入含 25～30g 膳食纤维的高纤维食物，多食粗粮、新鲜水果、蔬菜等。

（2）保持或增加患者身体活动水平。

（3）建立每日排便规律。

（六）腹泻

1. 定义

腹泻是大便变为水性（每日大便多于 300mL）及大便次数增多（大于每日 3 次），特别是大便排出的量过多。

2. 相关因素

放疗，化疗药物如伊立替康、西妥昔单抗、厄洛替尼等，抗生素、抗酸剂，改变平时饮食习惯。

3. 治疗原则

药物治疗，如使用蒙脱石散、诺氟沙星等；对症支持治疗，补充水、电解质及葡萄糖等。

4. 护理

（1）饮食指导　宜食少渣饮食，减少对胃肠道的刺激。不宜进食粗粮、含油量高的坚果、刺激性食物，忌生冷。摄入一些能增加大便固形物的食物，如香蕉、白米饭、馒头等；增加液体摄入，约 3000mL/d。

（2）皮肤护理

① 为减少感染机会和促进患者舒适，指导患者每次大便后用清水和肥皂清洗肛门和骶尾部，然后用柔软的毛巾擦干。

② 为了减少对皮肤的刺激，推荐用特殊的防潮软膏（如氧化锌软膏）来促进皮肤愈合。可温水坐浴。

③ 为阻止进一步的皮肤刺激，指导患者穿松软的棉质衣服，尽可能地将骶尾部暴露在空气中。

七、肺癌脑转移继发癫痫

肺癌脑转移继发癫痫的护理：

（1）为患者创造一个良好的休养环境，病室保持安静，减少噪声等不良刺激因素。室内整洁、空气流通、温湿度适宜。

（2）抽搐发作时的处理措施

① 将患者抬至柔软床垫上，拉起护栏，专人守护。并松开衣领，放松裤带。

② 用开口器撬开患者口腔，垫上牙垫，紧急情况下可使用压舌板、金属汤勺、手帕或将衣角卷成小布卷置于患者口中一侧上下臼齿之间，以防止咬伤舌头或颊部。

③ 将患者头偏向一侧，保持呼吸道通畅，有义齿者取下义齿。及时吸净口鼻腔分泌物，深昏迷者用舌钳将舌头拉出，或使用口咽通气道，防止舌根后坠引起呼吸道堵塞。使用口咽通气道时注意通气道不可过短，避免将舌推向咽后壁加重气道梗阻。必要时行气管

切开术。

④ 遵医嘱快速滴注脱水剂，预防脑疝。

⑤ 根据医嘱予抗癫痫及镇静药物并观察药物疗效。

⑥ 密切观察意识状态、瞳孔变化、肢体抽动等情况，发现异常及时报告医生。

（3）指导患者进食清淡饮食，少进辛辣食物，避免饥饿或过饱，禁止吸烟。癫痫频繁发作不能进食者给予鼻饲，避免从口腔喂食物和水，以免发生呛咳、窒息和坠积性肺炎。

（4）加强基础护理，及时更换污染被服，意识障碍者每 2h 翻身一次，预防压疮的发生。

（5）指导患者遵医嘱规律服药，以防再次发作。长期服药者应定期检查肝功能，避免药物引起的不良反应。

（6）指导患者保持愉快的心情，避免精神紧张和不良刺激诱发抽搐。

八、恶性胸腔积液

恶性胸腔积液是晚期恶性肿瘤的常见并发症，约 10% 的患者有不同程度的胸腔积液，往往提示肿瘤转移累及胸膜或淋巴回流受阻。治疗方法包括原发病的治疗和胸腔积液的治疗。胸腔穿刺术是自胸膜腔内抽取积液或积气的操作，常用于检查胸腔积液的性质、抽液减压或通过穿刺胸膜腔内给药。

（一）胸腔穿刺术适应证

（1）胸腔积液性质不明者，抽取积液检查，协助病因诊断。

（2）胸腔内大量积液或积气者，排出积液或积气，以缓解压迫症状，避免胸膜粘连增厚。

（3）脓胸抽脓灌洗治疗，或恶性胸腔积液需胸腔内注入药物者。

（二）胸腔穿刺部位

一般胸腔积液的穿刺点在肩胛线或腋后线第 7～8 肋间隙或腋前线第 5 肋间隙。气胸者取患侧锁骨中线第 2 肋间隙或腋前线第 4～5 肋间隙进针。

（三）去除胸腔积液/积气的注意事项

（1）恶性胸腔积液的生长速度极快，常因大量积液的压迫引起严重呼吸困难，甚至导致死亡，需反复穿刺抽液。必要时可用细管作胸腔内插管进行持续闭式引流，细管引流具有创伤小、易固定、效果好、可随时胸腔内注入药物等优点。

（2）脓胸引流管不能过细，引流位置适当，勿插入太深，以免影响脓液排出。

（3）每次抽液、抽气时，不宜过多、过快，防止抽吸过多过快使胸腔内压骤然下降，发生复张后肺水肿或循环障碍、纵隔移位等意外。减压抽液时，首次抽液量不宜超过600mL，抽气量不宜超过1000mL，以后每次抽吸量不应超过1000mL；如为脓胸，每次尽量抽尽；如为诊断性抽液，抽取50～100mL即可，置入无菌试管送检。如治疗需要，抽液抽气后可注射药物。

（四）胸腔引流的护理

1. 保持管道密闭

（1）用敷料严密覆盖胸壁引流管周围。

（2）如为水封瓶，则始终保持直立，长管没入水中3～4cm。

（3）更换引流袋/瓶或搬动患者时，先用止血钳双向夹闭引流管，防止空气进入。

（4）放松止血钳时，先将引流袋/瓶安置低于胸壁引流口平面位置。

（5）随时检查引流装置是否密闭，防止引流管脱落。

2. 严格无菌操作

（1）保持引流装置无菌，定时更换引流装置（普通引流袋有效期24h，抗反流引流袋有效期1周），并严格遵守无菌技术操作规则。

（2）保持胸壁引流口处敷料清洁、干燥，一旦渗湿，及时更换。

（3）引流袋/瓶位置低于胸壁引流口平面60～100cm，依靠重力引流，以防袋/瓶内液体逆流入胸腔，造成逆行感染。

3. 保持引流通畅

定时挤压引流管，防止引流管受压、扭曲和阻塞。患者取半坐卧位，经常改变体位，鼓励患者咳嗽和深呼吸，以利胸膜腔内液体和气体排出，促进肺膨胀。

4. 观察记录

（1）密切观察并准确记录引流液的颜色、性状和量。

（2）密切注意水封瓶长管中水柱波动的情况，以判断引流管是否通畅。水柱波动的幅度能反映呼吸道无效腔的大小及胸腔内负压的情况。一般水柱上下波动的范围为4～6cm。若水柱波动幅度过大，提示可能存在肺不张；若水柱无波动，提示引流管不通畅或肺已经完全复张；若患者出现气促、胸闷、气管向健侧偏移等肺受压症状，则提示血块阻塞引流管，应通过捏挤或使用负压间断抽吸引流瓶中的短玻璃管，促使其恢复通畅，并立即通知医生处理。

（3）观察穿刺部位，如出现红、肿、热、痛，体温升高或液体溢出等及时通知医生。保持穿刺部位敷料干燥。观察引流管刻度，妥善固定引流管，以免引流管从胸腔滑脱。

5. 处理意外事件

（1）若引流管从胸腔滑脱，立即用手捏闭胸壁伤口处皮肤，消毒处理后，以凡士林纱布封闭伤口，并协助医生进一步处理。

（2）若引流袋/瓶损坏或引流管从胸壁引流管与引流装置连接处脱落，立即用双钳夹闭胸壁引流管，并更换引流装置。

6. 拔管护理

（1）拔管指征　留置引流管48～72h后，如果引流瓶中无气体溢出且引流液颜色变浅，24h引流液量＜50mL，脓液＜10mL，胸部X线显示肺复张良好无漏气，患者无呼吸困难或气促，即可考虑拔管。

（2）拔管方法　协助医生拔管，嘱患者先深吸一口气，在深吸气末屏气，迅速拔管，并立即用凡士林纱布和厚敷料封闭胸壁伤口，包扎固定。

（3）拔管后护理　拔管后24h内，应注意观察患者是否有胸闷、呼吸困难、发绀、切口漏气、渗液、出血和皮下气肿等，如发现异常及时通知医生处理。

第二节　饮食营养指导

一、肺癌患者营养指南

（一）背景

肺癌是营养不良发生率最高的肿瘤之一，尤其在晚期肺癌患者中营养不良发生率可达 30% 以上。肺癌本身或纵隔淋巴结转移癌对食管产生压迫影响进食。肺癌引起的呼吸困难导致患者大脑缺氧，对化学感受器所传递的饥饿信号迟钝，对食物的味觉、嗅觉也会发生改变，进食的快感减少或消失，产生厌食。同时肺癌本身产生的一些细胞因子，也可以刺激和诱导宿主免疫细胞产生各种细胞因子，导致糖、脂肪、蛋白质代谢异常，引起营养不良。

化疗是肺癌患者术后一个重要的辅助治疗手段，化疗药物常常引起恶心、呕吐、腹泻、味觉改变、食欲减退以及厌食，甚至损伤肝脏，影响营养物质的摄入，在肿瘤引起代谢异常的基础上进一步加重机体营养不足；而肺癌常用的化疗药物顺铂属高致吐类药物，如果不加以控制，恶心和呕吐会造成液体或电解质的失衡、体重丢失以及衰弱，甚至恶病质；营养不良则会降低患者对化疗的耐受程度，进而影响生活质量、治疗效果及预后。

（二）证据

1. 肺癌患者的营养评估

在肺癌患者中，营养不良的发生率较高。Xará 等采用 PG-SGA（患者参与的主观全面评定）和 EORTC QLQ-C30（生活质量核心问卷量表）评价了 56 例诊断为 NSCLC 患者的营养状况及其与生活质量的关系，结果表明 35.7% 的患者发生营养不良，早期患者发生比例为 1.8%，进展期患者发生比例为 33.9%，且发生营养不良的患者较未发生者症状更多，身体、社会及情感功能更差。Zhang 等采用 MNA（微型营养评定）评估了 103 例 60 岁及以上老年肺癌患者，发现其中 12.6% 发生营养不良，31.1% 有营养不良的风险，56.3% 处于正常营养状态。李榕等采用 PG-SGA 问卷评估 132 例住院初治Ⅲ～Ⅳ期肺癌患者的营养状况，结果表明初治Ⅲ～Ⅳ期住院肺癌患者中蛋白质 - 能量营养不良的发生率较高。

2. 营养不良及营养干预对围手术期肺癌患者的影响

Zhang 等应用 MNA 评估 180 例老年肺癌患者的术前营养状态，结果发现 9% 的患者存在营养不良，33% 的患者存在营养不良风险。法国的一项研究评估了 2011 年 1 月至 12 月 86 例准备接受肺切除术患者的营养状态，通过进行单因素分析及逻辑回归分析营养状态、吸烟、手术方式与术后并发症和术后 90 天内病死率的关系，结果发现 39% 的患者术前出现营养不良，近期吸烟、扩大切除术、营养不良是术后并发症和病死率的预测因素。乔坤等利用 NRS 2002 作营养风险筛查工具，前瞻性评估 130 例拟诊肺癌手术患者营养风险，并观察患者术后并发症和住院时间等指标。结果表明肺癌手术患者营养不良和营养风险发生率分别为 13.8% 和 15.4%，并发症的发生率为 4.6%，营养不良和有营养风险的患者平均术后住院时间明显延长。这些证据说明术前患者营养不良会使患者对手术的耐受力降低，并且营养不良会导致延长患者术后住院时间、增加并发症发生率。

Attaran 等通过对 674 例行肺叶切除的 NSCLC 患者的研究发现，术后 BMI ≥30kg/m² 的患者生存率远高于 BMI <30kg/m² 的患者，可能是由于好的营养状态，肿瘤侵袭性低，BMI 可作为肺癌肺切除术后生存期的预测因素。林丽华等将 60 例肺癌术后患者随机分为肠内营养（EN）组和肠外营养（PN）组，观察营养支持前后营养状况变化。结果表明早期 EN 可改善患者蛋白质代谢和患者营养状况，疗效优于 PN，证实肺癌术后营养支持可以改善患者营养状态。

3. 营养不良及营养干预对肺癌化疗和放疗的影响

肺癌患者放化疗可以引起厌食、呕吐和营养不良，不仅增加放化疗的不良反应，影响患者的生活质量，而且使患者放化疗的耐受性降低。Arrieta 等对 100 例应用紫杉醇联合顺铂方案化疗的Ⅳ期 NSCLC 患者的研究发现，化疗后发生营养不良和低蛋白血症的患者其化疗不良反应明显增加，包括贫血、乏力和食欲缺乏。Shintani 等比较了接受术前放化疗和未接受术前放化疗的肺癌患者的营养状态。尽管两组术后并发症发病率无显著差异，放化疗组患者术后更倾向于出现严重并发症。并且证实术前给予营养干预可能提高术前放化疗肺癌患者围手术期的营养状态，减轻术后并发症的严重程度。

放化疗期间对患者进行营养支持可以改善患者营养状态，提高对放化疗的耐受性。李红晨等将 108 例肺癌化疗患者随机分为对照组和肠外营养组，检测两组患者化疗前后各项营养指标和免疫指标的变化，结果证实肠外营养可有效地改善肺癌患者化疗后机体的营养状况和免疫功能，有利于患者后期的综合治疗。Murphy 等对接受一线化疗的 NSCLC 患者的研究发现，在化疗的同时口服鱼油，可以减少体重丢失，维持肌肉含量。欧洲一项随机对照研究对于 40 例接受放化疗的 III 期 NSCLC 患者，接受含 ω-3 PUFA 口服营养补充剂的患者在生活质量参数、生理和认知功能、总体健康状况和社会功能方面优于服用安慰剂组。

4. 营养不良及营养干预对肺癌患者生活质量及预后的影响

欧洲的一项研究探讨了 56 例进展期的 NSCLC 患者生活质量与营养状态之间的关系，发现 35.7% 的患者发生营养不良，营养不良的患者与更差的生活质量有关，包括缺乏食欲、恶心呕吐、便秘和疲劳。Luo 等应用生存曲线和多变量分析的方法回顾性分析了 110 例初诊为 NSCLC 患者的血细胞计数、营养状态、肿瘤分期与预后的关系，发现肿瘤分期、营养状态是预测 NSCLC 生存期的独立因素。Sánchez-Lara 等通过评估营养相关参数（包括 C 反应蛋白、血细胞计数、血清白蛋白、IL-6、TNF-α 水平）与预后的相关性，结果证实对于进展期 NSCLC 患者而言，营养不良是影响预后的独立因素，并提出应当进行前瞻性研究探讨不同营养治疗对预后的影响。一项随机双盲对照试验针对进展期不能接受手术治疗的 NSCLC 患者，实验组每日服用二十碳五烯酸（EPA）和二十二碳六烯酸（DHA），对照组每日给予安慰剂，连续 66 天，结果证明在晚期肺癌患者中，摄入 EPA 和 DHA 可以增加患者体重，增强其抗炎、抗氧化的作用。以上证据说明晚期 NSCLC 营养状态与生活质量密切相关，是影响预后的独立因素，适当营养干预可以改善营养状态，提高机体免疫力。

（三）推荐意见

（1）肺癌患者在术后应尽早恢复经口摄食或给予口服营养补充剂（ONS）。能量推荐以 20～25kcal/（kg·d）来估算卧床患者的能量需要量，以 25～30kcal/（kg·d）来估算能下床活动患者的能量需要量。

（2）营养治疗可提高晚期肺癌患者生活质量。

（3）肺癌化疗患者不推荐常规给予营养治疗；但对于存在营养风险和营养不良的患者可进行营养治疗，营养途径推荐首选肠内营养。

（4）肺癌放疗患者，若存在营养不良和具有潜在营养风险，推荐首选肠内营养。

（5）肺癌化疗患者经营养筛查存在营养风险或营养不良时，当其每日摄入能量低于 60% 目标能量的情况超过 10 天时，或者预计患者将有 7 天或者以上不能进食时，或者患者体重丢失 >5% 时，应开始营养治疗。

（6）肺癌放疗后出现严重黏膜炎不能耐受肠内营养且需要营养治疗的患者，推荐进行肠外营养。

二、肺癌患者的饮食护理

1. 消化道反应的饮食护理

（1）食欲不振、恶心、呕吐、口腔溃疡、腹泻、便秘等是化疗患者最常见的不良反应。此类患者的饮食应清淡，易于消化，可进食少渣半流质或少渣软质饮食。注意色、香、味的调配以增加食欲。进餐时，应保持愉快的心情及轻松的环境。若感觉疲劳，应休息片刻，待体力恢复后再进食。

（2）恶心、呕吐患者应少食多餐，避免太甜或太油腻的食物。

（3）呕吐严重者，在接受化疗前后 2h 内应避免进食，可减轻治疗的不良反应与厌食。

（4）口腔溃疡患者，应避免食用酸味强或粗糙生硬的食物，可利用吸管吸吮液体食物，进食时食物和汤的温度以室温为宜。

（5）腹泻的患者，可考虑食用清淡饮食（如过滤的米汤、清肉汤、果汁等）；严重不良反应者应禁食并遵医嘱输液。

（6）便秘的患者，多选用含纤维的蔬菜、水果（如香蕉等），多喝汤水或果汁。

2. 骨髓抑制的饮食护理

（1）为防止和减轻骨髓抑制引起红细胞、白细胞、血小板、血红蛋白等的下降，应食用猪肉、牛肉、羊肉、鸡肉、鸭肉、鱼肉、大枣、花生等食物。

（2）烹调方式以蒸、炖、煮为佳，不要用油煎、火烤。

（3）骨髓抑制患者容易出现发热、贫血等症状。在患者发热期间，应注意增加饮食中的热量，增加饮食中的维生素，补充水分和盐增进患者食欲，根据患者情况灵活配以饮食。

（4）可选用的蔬菜类有西红柿、菠菜等，水果类有大枣、杏、桃子、葡萄、柚子等。

（5）纠正化疗患者的缺铁性贫血，可选择一些含铁丰富的食物，如各种动物的肝脏、肾脏、蛋黄等。在补铁饮食中，除供给含铁丰富的食物之外，还应尽量配合给予含维生素 C 丰富的食物，以促进机体对铁质的吸收。贫血患者一般不宜喝茶或少喝茶，因铁质可与茶中的鞣酸结合产生不溶于水的物质，所以喝茶不利于铁的吸收。此外，还应当补充适当的叶酸，以防止营养性贫血。

3. 促进食欲的护理

（1）病房内应整齐清洁，温度、湿度适宜，空气清新。移去便器、敷料盘、治疗车等护理用物。

（2）患者的衣着、被单等应清洁、干燥，床铺平整。尽量减轻患者的痛苦或任何不适，如伤口疼痛。进餐前禁做治疗。需要时饭前如厕或在床上使用便器。

（3）食具要清洁，色泽明亮。冷却的食物应重新加温。

（4）自己能进食者，护士应将食物、餐具等放到患者易于取到的位置，必要时给予帮助。需要协助喂食者，最好采用坐位或半坐位。对俯卧或平卧的患者，应使其头部转向一侧，以免食物呛入气管。

（5）若患者不能使用水杯饮水，可采用吸水管，一次性的塑料吸水管比较理想。

第十一章
肺癌患者的随访及居家护理

第一节　肺癌患者的随访

一、Ⅰ～Ⅱ期（初始治疗为外科手术 ± 化疗或 SBRT 治疗后）和可手术切除ⅢA 期 NSCLC R0 切除术后，无临床症状或症状稳定者

1. 前 3 年

3～6 个月随访 1 次；吸烟情况评估（鼓励患者戒烟）；病史、体格检查、胸部 CT± 增强扫描。

2. 第 4、5 年

1 年随访 1 次；吸烟情况评估（鼓励患者戒烟）；病史、体格检查、胸部 CT± 增强扫描。

3. 5 年以上

1 年随访 1 次；吸烟情况评估（鼓励患者戒烟）；病史、体格检查；低剂量非增强胸部 CT。

二、局部晚期 NSCLC（不可手术的ⅢA 期和ⅢB 期）放化疗后，无临床症状或症状稳定者

1. 无临床症状或症状稳定者

每 8～12 周随诊 1 次；病史、体格检查、胸腹部增强 CT；参加临床试验者，随访应遵循临床研究方案进行。

2. 临床出现新的症状和（或）症状加重者

立即随诊，是否行 CT、MRI 等检查由临床医师决定。

三、Ⅳ期 NSCLC 患者全身治疗结束后

1. 无临床症状或症状稳定者

每 8～12 周随诊 1 次；病史、体格检查、胸腹部增强 CT；伴有脑、骨转移者需要复查脑 MRI 和全身骨扫描；参加临床试验者，随访应遵循临床研究方案进行。

2. 临床出现新的症状和（或）症状加重者

立即随诊，是否行 CT、MRI 检查由临床医师决定。

第二节　肺癌患者的居家护理

对肺癌患者及其家属进行出院前指导，充分与患者及其家属进行沟通，收集详细信息；了解肺癌患者的需求和家属照顾过程中遇到的问题，讲解家庭支持、后期康复的重要性。家属也应主动去了解与疾病相关的知识，这对患者的治疗有所帮助。同时，应充分发挥家属对整个家庭的支持作用，积极开展疾病相关的知识培训，使家属有能力、有方法去帮助患者。只有共同参与，通过心理引导和支持、康复锻炼、饮食调节、用药指导、皮肤护理、中医穴位按摩等综合的方法，才能帮助肺癌患者延长生命，提高生活质量。

1. 心理引导和支持

肺癌患者因长时间受到疾病的困扰，往往会出现对疾病的过度担心，对下一步的治疗和预后存在疑虑，表现出情绪低落，甚至焦虑、抑郁等心理问题。鉴于此，必须让患者努力保持平和的心态，尽量避免情绪的大起大落。首先，保持居住环境舒适，空气清新，绝对戒烟和禁酒，避免去人员聚集或空气不流通的地方。适当听听轻音乐放松身心、舒缓神经，养成良好的睡眠习惯，切忌思想顾虑过重、胡思乱想，应把更多的精力放在自身的康复方面。其次，在日常生活中，可以根据自己的身体情况进行适当的运动，既可以锻炼身体，也有助于保持身心舒畅。作为家属，要调整负性情绪，振作精神，与患者共渡难关。同时，鼓励患者积极参加癌症康复俱乐部、患者联谊会等组织，结识抗癌明星，交流康复经验，既可增长癌症康复知识，又能增强完全康复的信心，更能体现自身价值。

2. 呼吸康复锻炼

呼吸康复锻炼可有效改善肺癌术后及放化疗患者的肺功能、运动耐力和生活质量。呼吸康复锻炼包括呼吸肌锻炼、肺功能锻炼、呼吸操练习等一些运动训练。

（1）缩唇腹式呼吸练习　吸气时嘴巴闭紧，鼻吸气，腹部隆起，吸气末屏气 2～3s；呼气时，嘴巴呈吹口哨状，腹部凹陷。

（2）有效咳嗽咳痰练习　先在胸腔内进行 2～3 次短促有力的咳嗽后深吸一口气，屏气 3～5s，进行一次爆破性咳嗽，将痰液咳出。

（3）吹气球练习　用鼻慢慢深吸一口气，屏气 1～2s 后对着气球口吹气，直到吹不动为止，每天 3 次，每次 10min。

（4）吹泡泡练习　用鼻慢慢深吸一口气，屏气 1～2s 后对着吸管口慢慢吹气，直到吹不动为止，每天 2～3 次，每次 5～10min。

（5）爬楼梯练习　坚持爬楼梯 1～2 层，每天 1～2 次；逐渐增加至 5～6 层，每天 1～2 次。

（6）其他　根据体能和运动习惯进行适宜运动，如散步、练呼吸操、舞剑、打太极拳、练五禽戏、练八段锦等。活动时间选择在饭后 2h，每次运动 20～30min，以轻微出汗、不劳累为原则。另外，注意气候温度变化，尽量避免感冒，如发生上呼吸道感染，应及时就医。

3. 饮食调节

良好的饮食对肺癌患者的康复有促进作用，家属应根据患者喜好准备丰富多样、清淡、易消化的食物，如蛋粥、鱼粥、肉粥、薏苡仁粥、百合粥、枸杞粥等各种粥类。配合新鲜水果、蔬菜及豆制品，可以增强人体的免疫力、帮助疾病恢复。平时注意患者的口味及反应，注重菜肴的色香味搭配；保持规律的饮食习惯，少食多餐；饭前饭后勤漱口，保持口腔卫生，防止口腔疾患；在干燥季节注意多喝温开水，以增进患者的食欲。进食后 2h 内不宜平卧。避免进食含盐量高、辛辣刺激性食物。

4. 用药指导

肺癌患者应遵医嘱坚持按时服用药物，掌握服药的注意事项，不得随意增减药量或停药。对药物的不良反应要有正确的认识，保持乐观开朗的心态。家属应对常用药物的用法、注意事项、不良反应等有所了解，督促鼓励患者按时服药。止痛药常见的副作用是便秘，对此，应该从一开始就要重视，如多喝酸奶、多吃绿叶蔬菜、多喝蜂蜜水等；坚持每日定时顺时针按揉腹部 15～20min；也可使用药物开塞露，必要时中药灌肠。

5. 皮肤护理

肺癌患者口服靶向药物期间，易出现皮疹，因此，应注意平时减少日光直晒时间，保护外露皮肤；洗漱时尽量不用碱性肥皂或过热的水，应使用温水或不含酒精的润肤品；宜选择纯棉、吸汗、宽松、透气的衣服和鞋袜；每次进食后用生理盐水漱口等。长期卧床的肺癌患者特别容易出现压疮，需使用全棉的床褥，勤翻身，必要时可以使用糜子垫。

6. 中医穴位按摩

适当的穴位按摩，可起到保健养生、帮助疾病恢复的作用。保护肺脏，增强肺功能，可以经常按摩曲池、列缺、合谷、鱼际四个穴位；咳嗽痰多、气短、气喘、身体虚弱者，可经常按摩尺泽、孔最、太渊；睡眠不好、精神差、烦躁不安者，可经常按摩安眠、涌泉。按摩的力度依据患者的年龄、身体状况等进行选择，以局部有酸胀感且能耐受为宜。

7. 定期复查

肺癌患者应定期复查，如有不适症状随时就医。复查项目有胸部 X 线、胸部 CT、腹部 B 超、肿瘤标志物等，根据需要还可行全身骨扫描、颅脑磁共振等其他检查，随时了解疾病发展情况。

附　录

附录 1　肺癌常见化疗药物汇总

药物分类		适应证	用法用量	溶媒	溶媒量/浓度	输注时间	注意事项	主要不良反应	预处理方案
铂类	顺铂注射液	小细胞肺癌与非小细胞肺癌、卵巢癌、宫颈癌、子宫内膜癌、膀胱癌、前列腺癌、黑色素瘤、肉瘤、头颈部肿瘤及各种恶性淋巴瘤及上皮癌和恶性淋巴瘤的治疗	50~100mg/m²，每3~4周静脉滴注一次，或每天静脉滴注15~20mg/m²，连用5天，3~4周重复用药	0.9%NS	500~1000mL <0.15mg/mL	1~2h	现配现用，避光输注，室温8h稳定，4℃24h稳定	肾脏毒性、胃肠道反应、骨髓抑制、耳毒性、神经毒性、过敏反应	剂量>50mg/m²使用时，用药第1天（静脉用药前1h）静脉滴注5%GS 2000mL，使用当日输注NS或GS 3000~3500mL，仍要保证每日给予液体输入，同时给予保持液滴注6h，保证每日尿量2000~3000mL，注意电解质平衡、血镁等电解质水化利尿，顺铂停用后应适当水化利尿2天（为预防低镁血症，可给予氧化镁400mg，bid），用药期间应多饮水，选用各类止吐药
	卡铂注射液（波贝）	主要用于实体瘤如小细胞肺癌、卵巢癌、睾丸肿瘤、卵巢癌、睾丸肿瘤、头颈部癌及恶性淋巴瘤等，均有较好的疗效。也可用于其他肿瘤，如子宫颈癌、膀胱癌及非小细胞肺癌等	推荐剂量为0.3~0.4g/m²，一次给药，或分5次5天给药，每4周重复给药一次。每2~4周为一个疗程	5%GS 0.9%NS	250~500mL 0.5mg/mL	单剂静脉输注15~60min	现配现用，避光输注，室温8h稳定，2~8℃24h稳定	血小板减少、肾毒性、胃肠道反应	

药物分类		适应证	用法用量	溶媒	溶媒量/浓度	输注时间	注意事项	主要不良反应	预处理方案
铂类	奥沙利铂	对结直肠癌、卵巢癌有较好疗效,对胃癌、非小细胞肺癌、头颈部肿瘤有一定疗效。对5-FU治疗无效的结直肠癌患者,对其他铂类耐药者仍有效	推荐剂量为85mg/m²,每2周重复,共12个周期(6个月)	5%GS	250～500mL ≥0.2mg/mL	2～6h	不宜用0.9%NS溶解稀释,与氯化钠和碱性溶液之间忌在配伍,缓慢滴注,2～8℃ 24h稳定	神经毒性(遇冷加重)、胃肠道反应	
	奈达铂	主要用于头颈部癌、小细胞肺癌、非小细胞肺癌、食管癌等实体瘤	80～100mg/m²,每疗程给药一次,间隔3～4周后方可进行下一个疗程	0.9%NS	500mL	>1h	不宜使用氨基酸溶液、GS、GNS等pH5以下的酸性液体,2～8℃ 4h稳定	骨髓抑制、胃肠道反应、肝肾功能异常、耳神经毒性、脱发	药液输注后需继续输液1000mL以上
	洛铂	主要用于治疗乳腺癌、小细胞肺癌及慢性粒细胞性白血病	50mg/m²,再次使用时应待血液副作用完全恢复,推荐为3周。如副作用恢复较慢,可延长使用间歇	5%GS	250～500mL		禁止使用电解质溶媒2～8℃ 4h稳定	骨髓抑制(血小板减少)、胃肠道反应	

1. 铂类在短时间(<1h)内输注多引起严重急性超敏反应,而长时间输注会导致药效降低,故输注时间一般控制在1～4h。输注的时间越长,急性神经毒性越大
2. 轻度过敏可选择脱敏治疗,如化疗前用糖皮质激素、抗组胺类药物

药物分类		适应证	用法用量	溶媒	溶媒量/浓度	输注时间	注意事项	主要不良反应	预处理方案
	依托泊苷注射液	主要用于治疗小细胞肺癌、恶性淋巴瘤、恶性生殖细胞瘤、白血病，对神经母细胞瘤、横纹肌肉瘤、卵巢癌、非小细胞肺癌、胃癌和食管癌等有一定疗效	实体瘤：一日60~100mg/m²，连续3~5天，每隔3~4周重复用药	0.9%NS	500~1000mL <0.25mg/mL	>30min	本品不宜静脉推注，静脉滴注时间速度不得过快，至少半小时，否则容易引起低血压、喉痉挛等过敏反应；本品稀释后马上使用，若有沉淀产生严禁使用	骨髓抑制，胃黏膜炎、肠道反应	
植物碱类	伊立替康	为晚期结直肠癌的一线用药，也可用于手术后的辅助化疗；对肺癌、乳腺癌、胰腺癌等也有一定疗效	推荐剂量为350mg/m²，静脉滴注30~90min，每3周一次	0.9%NS 5%GS	250~500mL 0.12~2.8mg/mL	30~90min >90min（单药方案）	现配现用，室温6h稳定冷藏24h稳定	胆碱能综合征、延迟性腹泻、骨髓抑制	延迟性腹泻处理原则
	紫杉醇注射液	非小细胞肺癌患者的一线治疗	静脉给予175mg/m²，每3周一次	0.9%NS 5%GS	0.3~1.2mg/mL	>3h	现配现用，若溶液出现雾状或不可弃之，不可剧烈摇晃，滴注时行心电监护3h	过敏反应，骨髓抑制，神经毒性，心血管毒性	用药前12h至6h给予地塞米松20mg口服，在用药前30~60min静脉滴注地塞米松20mg；输注前30~60min静脉注射苯海拉明（或同类药）50mg；输注前30~60min静脉注射西咪替丁300mg或雷尼替丁50mg

续表

药物分类		适应证	用法用量	溶媒	溶媒量/浓度	输注时间	注意事项	主要不良反应	预处理方案
	注射用紫杉醇脂质体（力扑素）	可与顺铂联合用于不能手术或放疗的非小细胞肺癌患者的一线化疗	静脉给予175mg/m²，每3周一次	5%GS	250~500mL	>3h	现配现用，避光，行心电监护3h	过敏反应，骨髓抑制，神经毒性，低血压，胃肠道反应	在使用本品之前30min，请进行以下处理：静脉滴注地塞米松5~10mg；肌内注射苯海拉明50mg；静脉滴注西咪替丁300mg
植物碱类	多西他赛注射液（艾素）	适用于使用以顺铂为主的化疗失败的晚期或转移性非小细胞肺癌的治疗	静脉给予75mg/m²，每3周一次	0.9%NS 5%GS	0.3~0.74mg/mL	>1h	现配现用，避光输注，稀释后6h内（包括1h的滴注时间）使用	骨髓抑制，皮肤毒性	地塞米松8mg，口服，bid，在滴注前一天开始，持续≥3天，以预防过敏反应和体液潴留
	注射用紫杉醇（白蛋白结合型）	适用于治疗联合化疗失败的转移性乳腺癌或辅助化疗后6个月内复发的乳腺癌。除非有临床禁忌，既往化疗中应包括一种蒽环类抗癌药	静脉给予260mg/m²，每3周一次	0.9%NS		30min	现配现用，配置过程中注入生理盐水后至少静立5min，保持冻干粉完全湿润，避免产生气泡，避光输注，2~8℃冷藏不超过8h	骨髓抑制，周围神经毒性	无需预处理

药物分类		适应证	用法用量	溶媒	溶媒量/浓度	输注时间	注意事项	主要不良反应	预处理方案
	注射用盐酸吉西他滨（健泽）	适用于局部晚期或已转移的非小细胞肺癌	推荐剂量为1000mg/m²，每周1次，治疗3周后休息1周	0.9%NS	100mL ≤40mg/mL	30min	24h内用完，不能冷藏；防结晶，输注时间>60min，毒性增加	骨髓抑制，困倦，胃肠道反应	
抗代谢类	注射用培美曲塞二钠	联合顺铂用于治疗无法手术的恶性胸膜间皮瘤	本品联合顺铂用于治疗无法手术的恶性胸膜间皮瘤的推荐剂量为每21天500mg/m²滴注超过10min，顺铂的推荐剂量为75mg/m²滴注超过2h，应在本品给药结束30min后再给予顺铂滴注。接受顺铂治疗要有水化方案。具体可参见顺铂说明书	0.9%NS	100mL 25mg/mL	>10min	冷藏条件下保存不超过24h	骨髓抑制，胃肠道反应	第一次化疗开始前7天至少服用5次日剂量的叶酸400μg，整个治疗周期一直服用，至最后一次化疗后21天可停服。第一次肌内注射维生素 B_{12} 可在化疗前7天内肌内注射维生素 B_{12} 1000μg，以后每3个周期（9周）肌内注射1次，第1次化疗之后的维生素 B_{12} 给药可与化疗在同一天进行；预服地塞米松（或相似药物）可以降低皮肤反应的发生率及其严重程度，给药方法：地塞米松4mg，口服，bid，治疗前1天、当天、后1天共3天，连续口服

药物分类		适应证	用法用量	溶媒	溶媒量/浓度	输注时间	注意事项	主要不良反应	预处理方案
抗代谢类	甲氨蝶呤	恶性肿瘤和血液肿瘤，如急性淋巴性白血病、非霍奇金淋巴瘤、中枢神经系统肿瘤、肺癌、宫颈癌、乳腺癌、绒毛膜上皮癌、卵巢癌、头颈癌、睾丸癌、支气管癌、骨肉瘤；淋巴性的顽固性牛皮癣（包括关节炎性牛皮癣、严重的泛发性的顽固性牛皮癣），自身免疫性疾病（如类风湿性关节炎）	①本品用注射用水2mL溶解，可供静脉、肌内、动脉、鞘内注射。②用于急性白血病，肌内或静脉注射，每次10～30mg；儿童每周1次，每日20～30mg/m²或视骨髓情况而定。低剂量：单次用药100mg/m²；高剂量：单次用药1000mg/m²以上	5%GS 0.9%NS	1%～2%	4～6h	静脉滴注时间不宜超过6h，滴注太慢易增加肾毒性	骨髓抑制，黏膜炎、消化系统反应、泌尿系统反应、中枢神经系统反应	大剂量3～15g/m²使用前、中、后连续3天，液体用前补充>3L/d，尿液>3L/d；补充碳酸氢钠使尿液pH 7～9；可预防性别嘌醇
烷化剂	注射用环磷酰胺	适用于转移性和非转移性的恶性实体瘤、卵巢癌、乳腺癌、小细胞肺癌、成神经细胞瘤，尤因肉瘤	成人常用量：单药静脉注射按体表面积每次500～1000mg/m²，加生理盐水20～30mL，静脉注射，每周1次，连用2次，休息1～2周重复；联合用药总量500～600mg/m²	5%GNS 0.9%NS	500mL配制的环磷酰胺溶液稀释至最低浓度为2mg/mL	0.5～2h（根据容量）		骨髓抑制（白细胞、血小板减少），胃肠道反应、泌尿道反应	使用前、中、后连续3天，液体量3L；使用碳酸氢钠碱化尿液，并配合使用美司钠，用量为CTX/IFO用量的20%，分3次于CTX/IFO 0h、4h、8h静脉滴注

附录 2 常见靶向治疗药物汇总

药物分类	药物作用	规格	用法用量	注意事项	主要不良反应
			第一代 EGFR-TKI		
EGFR通路	厄洛替尼（特罗凯）*EGFR* 基因具有敏感性突变的局部晚期或转移性非小细胞肺癌，包括一线治疗、维持治疗，或既往接受过至少一次化疗失败进展后的二线及以上治疗	150mg/片	1片/次，1次/日	进食前 1h 或进食后 2h 服用	肝功能异常、皮疹、腹泻、口腔炎、指甲改变
	吉非替尼（易瑞沙）*EGFR* 基因具有敏感性突变的局部晚期或转移性非小细胞肺癌既往化疗失败的晚期非小细胞肺癌一线治疗	250mg/片	1片/次，1次/日	空腹或与食物同服，如果漏服本品一次，应在患者记起后尽快服用，如果距离下次服药时间不足 12h，则患者不应再服用漏服的药物。当不能整个片剂给药时，例如患者只能吞咽液体，可将片剂分散于水中，片剂应分散至完全分散（约需 15min）即刻饮下药液，以半杯水冲洗杯子，饮下洗液	腹泻、皮疹、结膜炎、肝功能损害、间质性肺炎
	埃克替尼（凯美纳）*EGFR* 基因具有敏感性突变的局部晚期或转移性非小细胞肺癌或既往化疗失败的非小细胞肺癌	125mg/片	1片/次，3次/日	空腹或与食物同服	皮疹、腹泻、转氨酶升高（绝大多数是 1～2 级），一般见于服药后 1～3 周内

药物分类		药物作用	规格	用法用量	注意事项	主要不良反应
	克唑替尼（赛可瑞）	ALK 阳性的局部晚期或转移性非小细胞肺癌、ALK 融合基因阳性的晚期非小细胞肺癌	250mg/200mg	1 片/次、2 次/日	与食物同服或不同服，直至疾病进展或患者不耐受，胶囊应整粒吞服。若漏服一剂，则补服漏服剂量的药物，如果距下次服药时间短于 6h，除非距下次服药时间间隔正常时间服一剂，则在正常时间服下一剂药物	肝毒性、间质性肺炎、肺炎、QT 间期延长、严重心动过缓、视力丧失、周围神经病变
			第二代 EGFR-TKI			
EGFR通路	阿法替尼	EGFR 基因具有敏感性突变的局部晚期或转移性非小细胞肺癌，既往未接受过 EGFR-TKI 治疗	40mg/片	40mg/次、1 次/日	不应与食物同服，在进食后至少 3h 或进食前至少 1h 服用本品。整片吞服	腹泻、皮疹、口腔炎、肾损伤、QT 间期延长
	达克替尼	EGFR 19 号外显子缺失突变或 21 号外显子 L858R 置换突变的局部晚期或转移性非小细胞肺癌	15mg/45mg	45mg/次、1 次/日	本品可与食物同服，也可不与食物同服，直至出现疾病进展或不可接受的毒性。如果患者呕吐或漏服一剂，不应追加剂量用漏服剂量，而应在下一次的服药时间服用规定剂量	间质性肺炎、腹泻、皮肤不良反应
	阿美替尼	ALK 阳性的局部晚期或转移性非小细胞肺癌、ROS1 阳性的晚期非小细胞肺癌	150mg	600mg/次、2 次/日	本品硬胶囊应随餐服用，整粒吞服，不应打开或溶解后服用，患者如果漏服一剂，应补服该剂量，除非距离下一次服药的时间小于 6h。患者如果服药后发生呕吐，应按计划时间间隔服下一剂药物	便秘、水肿、恶心、贫血、肌痛、胆红素升高和皮疹

药物分类		药物作用	规格	用法用量	注意事项	主要不良反应
	第三代 EGFR-TKI					
EGFR通路	奥希替尼	EGFR外显子19缺失或外显子21（L858R）置换突变的局部晚期或转移性非小细胞肺癌成人患者的一线治疗，既往经EGFR-TKI治疗或出现疾病进展，并且经检测测确认存在EGFR T790M突变阳性的局部晚期或转移性NSCLC成人患者的治疗	40mg/80mg	80mg/次，1次/日	如果漏服本品1次，则应补服本品，除非下次服药时间在12h之内	腹泻、皮疹、脱发、结膜炎、间质性肺炎、肝功能损害
	安罗替尼	单药适用于既往至少接受过2种系统化疗后出现进展或复发的局部晚期或转移性小细胞肺癌	8mg/10mg/12mg	12mg/次，1次/日	早餐前口服，连续服药2周，即3周（21天）为一个疗程。直至疾病进展或出现不可耐受的不良反应。用药期间如出现漏服，确认距下次用药时间短于12h，则不再补服	高血压、乏力、手足皮肤反应、胃肠道反应、甲状腺功能异常、高脂血症和蛋白尿
	ALK-TKI					
	阿来替尼	ALK阳性的局部晚期或转移性非小细胞肺癌，ROS1阳性的晚期非小细胞肺癌	150mg	600mg/次，2次/日	胶囊应随餐服用，整粒吞服，不应打开或溶解后服用，患者如果漏服一剂，应在距离下一次服药的时间小于6h，发生呕吐，应按计划时间服用下一剂药物	便秘、水肿、恶心、肌痛、胆红素升高、贫血和皮疹

药物分类	药物作用	规格	用法用量	注意事项	主要不良反应
EGFR通路 克唑替尼（赛可瑞）	ALK阳性的局部晚期或转移性非小细胞肺癌、ROS1阳性的晚期非小细胞肺癌	250mg/200mg	1片/次，2次/日	如果在服药后呕吐，则在正常时间服用下一剂药物。与食物同服或不耐受。胶囊应整粒吞服。若漏服一剂，则补服漏服剂量的药物，除非距离下次服药时间短于6h	肝毒性、间质性肺炎/感染性肺炎、QT间期延长、心动过缓、严重视力丧失
贝伐珠单抗（VEGF mAB）	晚期、转移性或复发性非小细胞肺癌	100mg/4mL/瓶	15mg/kg，每3周给药一次	第一次静脉输注时间需持续90min。如果第一次输注耐受性良好，则第二次输注的时间可以缩短到60min。如果患者对60min的输注也具有良好的耐受性，那么以后进行的所有输注都可以用30min的时间完成	高血压、蛋白尿、出血
抗血管生成通路 恩度（重组人血管内皮抑制素注射液）	联合化疗方案用于治疗初治或复治的III/IV期非小细胞肺癌患者	15mg/3mL/支	本品为静脉给药，临时用将本品加入250~500mL生理盐水中，匀速静脉滴注，时间3~4h	恩度治疗采用连续三天实施静脉泵入，使用全自动注药泵入，全自动注药泵是一种特殊的输液装置，由驱动装置、输液装置和内置装置两部分组成，由装置外壳和内置装置两部分组成，最大容量300mL。使用方法是：210mg恩度+246mL生理盐水泵入，操作分五个步骤。在相关临床中对比，恩度安全性较高，设置、排气、运行五个步骤，恩度静脉泵入联合软传统静脉滴注效果好、能够使疾病控制率得到提高	心脏毒性、消化道反应、皮疹、高血压

附录3 常见免疫治疗药物汇总

药物分类	适用范围	用法用量	溶媒	溶媒量/浓度	输注时间	贮藏	注意事项	主要不良反应
卡瑞利珠单抗（艾瑞卡）200mg/瓶	联合培美曲塞和卡铂适用于EGFR基因突变阴性的、不可手术切除的局部晚期或转移性非鳞状非小细胞肺癌（NSCLC）的一线治疗	200 mg/次，每3周1次，直至疾病进展或出现不可耐受的毒性	0.9%NS 5%GS	5mL无菌注射用水复溶，稀释100mL（过滤器孔径0.2μm）	30～60min内完成，不得通过静脉推注或单次快速静脉注射给药	2～8℃	现配现用，室温6h（包括滴注时间），冷藏24h；联合治疗药物输注时，应首先给予卡瑞利珠单抗静脉滴注，间隔至少30min后再给予化疗药物	毛细血管增生症、肺毒性、骨髓抑制
帕博利珠单抗（可瑞达）100mg/4mL/瓶	EGFR基因突变阴性和ALK阴性的局部晚期转移性非小细胞肺癌一线单药治疗 适用于EGFR基因突变阴性和ALK阴性的转移性非鳞状非小细胞肺癌（NSCLC）的一线治疗 联合卡铂和紫杉醇适用于转移性鳞状非小细胞肺癌（NSCLC）患者的一线治疗	2mg/kg，静脉输注，每3周1次，直至疾病进展或出现不可耐受的毒性	0.9%NS 5%GS	1～10mg/mL（过滤器孔径0.2～5μm）	输注时间30min以上，不得通过静脉推注或单次快速静脉注射给药	2～8℃	药品从冰箱取出后，稀释前可在室温下（温度在25℃或以下）最长放置24h；稀释后必须马上使用，如不能立即使用，在2～8℃条件下，理化稳定性为24h，该24h包括室温下最长保存6h	皮疹、腹泻、恶心

药物分类	适用范围	用法用量	溶媒	溶媒量/浓度	输注时间	贮藏	注意事项	主要不良反应
信迪利单抗（达伯舒）100mg/10mL/支	联合培美曲塞和铂类化疗，用于未经系统治疗的EGFR基因突变阴性和ALK阴性的晚期或复发性非鳞状细胞肺癌治疗 联合吉西他滨和铂类化疗，用于不可手术切除的晚期或复发性鳞状细胞非小细胞肺癌的一线治疗	200mg/次、静脉给药，每3周给药一次，直至疾病进展或出现不可耐受的毒性	0.9%NS	1.5～5mg/mL（过滤器孔径0.2～5μm）	30～60min内，不得通过静脉推注或单次快速静脉注射给药	2～8℃	现配现用，室内光照下保存6h（包括滴注时间），冷藏24h。药品从冰箱取出后，稀释前可在室温下（25℃或以下）最长放置24h	肺毒性、骨髓抑制、消化道反应
替雷利珠单抗注射液（百泽安）100mg/支	联合紫杉醇和卡铂用于不可手术切除的局部晚期或转移性鳞状非小细胞肺癌的一线治疗 联合培美曲塞和铂类化疗用于EGFR基因突变阴性和ALK阴性、不可手术切除的局部晚期或转移性非鳞状细胞非小细胞肺癌的一线治疗	200mg/次、静脉给药，每3周给药一次，直至疾病进展或出现不可耐受的毒性	0.9%NS	1～5mg/mL（过滤器孔径0.2μm或0.22μm）	首次60min，若耐受，之后30min。不得通过静脉推注或单次快速静脉注射给药	2～8℃	现配现用，2～8℃保存24h（包括恢复室温以及输注完毕的时间）。药品从冰箱取出后，稀释前可在室温（25℃或以下）最长放置2h	发热、甲状腺功能减退症、皮肤反应、皮疹、疲乏
特瑞普利单抗（拓益）240mg/支 80mg/支	适用于既往接受全身系统治疗失败的不可切除或转移性黑色素瘤的治疗。该适应证是基于一项单臂临床试验的客观缓解率结果给予的有条件批准	3mg/kg，每2周1次，直至疾病进展或出现不可耐受的毒性	0.9%NS	1～3mg/mL（过滤器孔径0.2μm或0.22μm）	首次60min，若耐受，之后30min。不得通过静脉推注或单次快速静脉注射给药	2～8℃	现配现用，室温下不超过8h，在2～8℃下保存时间不超过24h	贫血、低钠血症、乏力、发热、血糖升高

药物分类	适用范围	用法用量	溶媒	溶媒量/浓度	输注时间	贮藏	注意事项	主要不良反应
纳武利尤单抗注射液40mg/4mL/支 100mg/10mL/支	单药适用于 *EGFR* 基因突变阴性和 *ALK* 阴性、既往接受过含铂方案化疗后疾病进展或不可耐受的局部晚期或转移性非小细胞肺癌（NSCLC）成人患者	本品推荐剂量 3mg/kg 或 240mg 固定剂量，静脉注射每 2 周 1 次，直至出现疾病进展或产生不可接受的毒性	0.9%NS 5%GS	1~10mg/mL（过滤器孔径0.2~1.2μm）	30~60min	2~8℃	现配现用，室温 8h，冷藏 24h	肺毒性、皮疹、消化道反应、内分泌疾病

参考文献

[1] 张景暄，付庭吕，李宁，等.《肺癌的全球负担：当前状态和未来趋势》要点解读[J]. 中国胸心血管外科临床杂志，2024，31(1)：17-23.

[2] 中华医学会肿瘤学分会，中华医学会杂志社. 中华医学会肺癌临床诊疗指南(2023版)[J]. 中华医学杂志，2023，103(27)：2037-2074.

[3] 秦娜，马红霞，靳光付，等. 肺癌流行病学研究年度进展2022[J]. 中华医学杂志，2023，103(14)：1068-1073.

[4] Xia C，Dong X，Li H，et al. Cancer statistics in China and United States，2022：profiles，trends，and determinants [J]. Chin Med J (Engl)，2022，135(5)：584-590.

[5] Giroux V，Rustgi AK. Metaplasia：tissue injury adaptation and a precursor to the dysplasia-cancer sequence [J]. Nat Rev Cancer，2017，17(10)：594-604.

[6] Yang W，Qian F，Teng J，et al. Community-based lung cancer screening with low-dose CT in China：results of the baseline screening [J]. Lung Cancer，2018，117：20-26.

[7] Pastorino U，Silva M，Sestini S，et al. Prolonged lung cancer screening reduced 10-year mortality in the MILD trial：new confirmation of lung cancer screening efficacy [J]. Ann Oncol，2019，30(7)：1162-1169.

[8] Becker N，Motsch E，Trotter A，et al. Lung cancer mortality reduction by LDCT screening-results from the randomized German LUSI trial [J]. Int J Cancer，2020，146(6)：1503-1513.

[9] Guisier F，Deslee G，Birembaut P，et al. Endoscopic follow-up of low-grade precancerous bronchial lesions in high-risk patients：long-term results of the SELEPREBB randomised multicentre trial [J]. Eur Respir J，2022，60(3).

[10] Ziegelmayer S，Graf M，Makowski M，et al. Cost-effectiveness of artificial intelligence support in computed tomography-based lung cancer screening [J]. Cancers (Basel)，2022，14(7).

[11] Sozzi G，Boeri M，Rossi M，et al. Clinical utility of a plasma-based miRNA signature classifier within computed tomography lung cancer screening：a correlative MILD trial study [J]. J Clin Oncol，2014，32(8)：768-773.

[12] Sullivan FM，Mair FS，Anderson W，et al. Earlier diagnosis of lung cancer in a randomised trial of an autoantibody blood test followed by imaging [J]. Eur Respir J，2021，57(1).

[13] Zhang Y，Liu W，Zhang H，et al. Extracellular vesicle long RNA markers of early-stage lung adenocarcinoma [J]. Int J Cancer，2023，152(7)：1490-1500.

[14] Seijo LM，Peled N，Ajona D，et al. Biomarkers in lung cancer screening：achievements，promises，and challenges [J]. J Thorac Oncol，2019，14(3)：343-357.

[15]　中华医学会呼吸病学分会. 早期肺癌诊断中国专家共识 (2023 年版) [J]. 中华结核和呼吸杂志，2023，46(1)：1-18.

[16]　王强修，李钧，朱良明. 肺癌诊断与治疗 [M]. 2 版. 郑州：河南科学技术出版社，2018.

[17]　赫捷，李霓，陈万青，等. 中国肺癌筛查与早诊早治指南 (2021，北京) [J]. 中华肿瘤杂志，2021，43(3)：243-268.

[18]　中国医师协会肿瘤医师分会，中国医疗保健国际交流促进会肿瘤内科分会. 肺癌脑转移中国治疗指南 (2021 年版) [J]. 中华肿瘤杂志，2021，43(03)：269-281.

[19]　中华预防医学会. 中国肺癌筛查标准 (T/CPMA 013—2020) [J]. 中华肿瘤杂志，2021，43(1)：1-7.

[20]　中国医疗保健国际交流促进会肿瘤内科学分会，中国医师协会肿瘤医师分会. IV 期原发性肺癌中国治疗指南 (2024 版) [J]. 中华肿瘤杂志，2024，46(7)：595-636.

[21]　Bradley JD，Bae K，Graham MV，et al.Primary analysis of the phase II component of a phase I/II dose intensification study using three-dimensional conformal radiation therapy and concurrent chemotherapy for patients with inoperable non-small-cell lung cancer：RTOG 0117 [J].Journal of Clinical Oncology：Official Journal of the American Society of Clinical Oncology，2010，28(14)：2475-2480.

[22]　Jeremic B，Milicic B，Dagovic A，et al.Pretreatment prognostic factors in patients with early-stage (I/II) non-small-cell lung cancer treated with hyperfractionated radiation therapy alone [J].Int J Radiat Oncol Biol Phys，2005，65(2)：1112-1119.

[23]　Nestle U，Nieder C，Walter K，et al.A palliative accelerated irradiation regimen for advanced non-small-cell lung cancer vs. conventionally fractionated 60 GY：results of a randomized equivalence study [J].International Journal of Radiation Oncology，Biology，Physics，2000(1)：48.

[24]　中国医师协会肿瘤医师分会，中国医疗保健国际交流促进会肿瘤内科分会. 埃克替尼治疗非小细胞肺癌中国专家共识 (2021 版) [J]. 中国新药杂志，2021，30(9)：803-808.

[25]　中国抗癌协会，中国抗癌协会肿瘤营养与支持专业委员会，中国抗癌协会肿瘤康复与姑息治疗专业委员会，等. 化疗患者营养治疗指南 [J]. 肿瘤代谢与营养电子杂志，2016，3(3)：158-163.

[26]　Lee MS，Kim HP，Kim TY，et al.Gefitinib resistance of cancer cells correlated with TM4SF5-mediated epithelial-mesenchymal transition [J].Biochim Biophys Acta，2012，1823(2)：514-523.

[27]　Pan F，Tian J，Zhang X，et al.Synergistic interaction between sunitinib and docetaxel is sequence dependent in human non－small lung cancer with EGFR TKIs-resistant mutation [J].Journal of Cancer Research and Clinical Oncology，2011，137(9)：1397-1408.

[28]　熊燕，蒯仲凯，赵飞，等. 肺癌肺康复研究进展 [J]. 中国医师杂志，2023，25(2)：304-309.

[29]　乔艳洁，邱小明，周清华. 肺癌患者的肺康复治疗 [J]. 中国肺癌杂志，2011，

14(9)：744-748.

[30]　任程.支气管肺癌的介入治疗 [D].重庆：重庆医科大学，2014.

[31]　陈恩国，王亚芳.肺癌的呼吸内镜介入治疗进展研究 [J].浙江医学，2022，44(20)：2135-2138，2143.

[32]　Ernst A，Feller-Kopman D，Becker HD，et al. Central airway ob-struction [J]. Am J Respir Crit Care Med，2004，169(12)：1278-1297.

[33]　Daneshvar C，Falconer WE，Ahmed M，et al. Prevalence and out-come of central airway obstruction in patients with lung cancer [J]. BMJ Open Respir Res，2019，6(1)：e000429.

[34]　Marchioni A，Andrisani D，Tonelli R，et al. Integrated interven-tional bronchoscopy in the treatment of locally advanced non-small lung cancer with central malignant airway obstructions：amulticentric retrospective study (EVERMORE) [J]. Lung Cancer，2020，148：40-47.

[35]　Ost DE，Ernst A，Grosu HB，et al. Therapeutic bronchoscopy for malignant central airway obstruction：success rates and impact on dyspnea and quality of life [J]. Chest，2015，147(5)：1282-1298.

[36]　赵静，苏春霞.《CSCO 免疫检查点抑制剂相关的毒性管理指南》解读：对比 NCCN 免疫治疗相关毒性管理指南 [J].实用肿瘤杂志，2020，35(1)：11-15.

[37]　秦叔逵，郭军，李进，等.中国临床肿瘤学会 (CSCO) 免疫检查点抑制剂相关的毒性管理指南 [M].人民卫生出版社，2019.

[38]　Fang WF，Yang Y，Ma YX，et al. Camrelizumab (SHR-1210) alone or in combination with gemcitabine plus cisplatin for nasopharyngeal carcinoma：results from two single-arm，phase 1 trials [J]. The Lancet Oncology，2018，19(10):1338-1350.

[39]　石元朝，关泉林.非小细胞肺癌免疫治疗疗效预测的研究进展 [J].现代肿瘤医学，2022，30(2)：362-366.

[40]　潘莹莹，周斐，周彩存.肺癌免疫治疗的前景与挑战 [J].中国癌症杂志，2019，29(4)：241-249.

[41]　康祚俨，李佳昊，张杰.免疫治疗在非小细胞肺癌治疗领域的应用 [J].系统医学，2023，8(17)：195-198.

[42]　龚晨露，沈丽萍，刘苓霜.中医辨证维持治疗晚期非小细胞肺癌研究进展 [J].西部中医药，2023，36(7)：146-150.

[43]　中国抗癌协会肿瘤营养专业委员会，中华医学会肠外肠内营养学分会.肺癌患者的营养治疗专家共识 [J].肿瘤代谢与营养电子杂志，2023，10(3)：336-341.

[44]　张希，杨雷，刘硕，等.2022 年全球恶性肿瘤统计报告解读 [J].中华肿瘤杂志，2024，46(7)：710-721.

[45]　Tarabeia J，Nitzan-Kaluski D，Green MS .P-314 The paradox of low lung cancer incidence and high prevalence of smoking among Arab men in Israel [J]. Lung Cancer，2005，49：S198.

[46]　Dela Cruz CS，Tanoue LT，Matthay RA. Lung cancer: epidemiology，etiology，and

prevention [J]. Clinics in Chest Medicine, 2011, 32(4):605-644.

[47] Siegel R , Ward E , Brawley O, et al. Cancer statistics, 2011: the impact of eliminating socioeconomic and racial disparities on premature cancer deaths [J]. Ca Cancer J Clin, 2011, 61(4):212-236.

[48] 李勃 . 端粒酶活性在肺癌患者诱导痰中的表达及临床价值 [J]. 中国冶金工业医学杂志, 2009, 26(2): 239-240.

[49] Emami B, Graham MV, Purdy JA. Three-dimensional conformal radiotherapy in bronchogenic carcinoma: considerations for implementation [J]. Lung Cancer, 1994, 11(S3): 117-128.

[50] McGibney C, Holmberg O, Mcclean B, et al. Analysis of dose distribution in the 'Rind'-a volume outside the PTV-in 3-dimensional conformal radiation therapy of non-small cell lung cancer [J]. Radiotherapy & Oncology, 2003, 66(1):87-93.

[51] Perez EA, Geoffroy FJ, Hillman S, et al. Phase II study of oral etoposide and intravenous paclitaxel in extensive-stage small cell lung cancer [J]. Lung Cancer, 2004, 44(3):347-353.

[52] White D, Beringer T. Paraneoplastic limbic encephalitis in an elderly patient with small cell lung carcinoma [J]. The Ulster Medical Journal, 2010, 79(1):22-24.

[53] Pataer A, Kalhor N, Correa AM, et al. Histopathologic response criteria predict survival of patients with resected lung cancer after neoadjuvant chemotherapy [J]. Journal of Thoracic Oncology, 2012, 7(5):825-832.

[54] Kurata T, Hirashima T, Iwamoto Y, et al. A phase I / II study of carboplatin plus gemcitabine for elderly patients with advanced non-small cell lung cancer: West Japan Thoracic Oncology Group Trial (WJTOG) 2905 [J]. Lung Cancer, 2012, 77(1):110-115.

[55] Gandara DR, Paul SM, Kowanetz M, et al. Blood based tumor mutational burden as a predictor of clinical benefit in non-small cell lung cancer patients treated with atezolizumab [J]. Nat Med, 2018, 24(9): 1441-1448.

[56] Luksza M, Riaz N, Makarov V, et al. A neoantigen fitness model predicts tumour response to checkpoint blockade immunotherapy [J]. Nature, 2017, 551(7681): 517-520.

[57] Teng MW, Ngiow SF, Ribas A, et al. Classifying cancers based on T-cell infiltration and PD-L1 [J]. Cancer Res, 2015, 75(11): 2139-2145.

[58] Ayers M, Lunceford J, Nebozhyn M, et al.IFN-gamma-related mRNA profile predicts clinical response to PD-1 blockade [J]. J Clin Invest, 2017, 127(8) : 2930-2940.

[59] Fehrenbacher L, Spira A, Ballinger M, et al.Atezolizumab versus docetaxel for patients with previously treated non-small-cell lung cancer (POPLAR) : a multicentre, open-label, phase 2 randomised controlled trial [J]. Lancet, 2016, 387(10030) : 1837-1846.

[60] Sharma P，Hu-Lieskovan S，Wargo J A，et al. Primary，adaptive，and acquired resistance to cancer immunotherapy [J]. Cell，2017，168(4):707-723.

[61] Gettinger S，Choi J，Hastings K，et al. Impaired HLA class Ⅰ antigen processing and presentation as a mechanism of acquired resistance to immune checkpoint inhibitors in lung cancer [J]. Cancer Discovery，2017，7(12): 1420-1435.

[62] Anagnostou V，Smith KN，Forde P M，et al. Evolution of neoantigen landscape during immune checkpoint blockade in non-small cell lung cancer. [J]. Cancer Discovery，2016，7(3):264-276.

[63] Chiappori AA，Soliman H，Janssen WE，et al. INGN-225: a dendritic cell-based p53 vaccine (Ad.p53-DC) in small cell lung cancer: observed association between immune response and enhanced chemotherapy effect [J]. Expert Opinion on Biological Therapy，2010，10(6):983-991.

[64] Baratelli F，Takedatsu H，Hazra S，et al. Pre-clinical characterization of GMP grade CCL21-gene modified dendritic cells for application in a phase Ⅰ trial in Non-Small Cell Lung Cancer [J]. Journal of Translational Medicine，2008，6(1):38.

[65] Koizumi T，Tsushima K，Tanabe T，et al. Bronchoscopy-guided cooled radiofrequency ablation as a novel intervention therapy for peripheral lung cancer [J]. Respiration，2015，90(1): 47-55.

[66] 国家卫生健康委办公厅 . 原发性肺癌诊疗指南 (2022 年版) [J]. 协和医学杂志，2022，13(4):549-570.

[67] 张代钊，徐君东，李佩文，等 . 扶正增效方对肺癌放射增效作用的临床和实验研究 [J]. 中国中西医结合外科杂志，1998(02):10-14.

[68] 蓝孝筑，姜玉华 . 放疗加中药治疗老年晚期非小细胞肺癌 26 例疗效观察 [J]. 中医杂志，2002，43(2):125-126.

[69] 陈乃杰，金源，赖义勤 . 中医辨证配合化疗治疗晚期非小细胞肺癌 41 例 [J]. 浙江中西医结合杂志，2000，10(1):6-7.

[70] 邱志楠 . 天龙喘咳灵胶囊治疗肺癌术后 98 例疗效观察 [J]. 中华实用中西医杂志，2000，13(9):1879.

[71] 唐武军，王笑民，郁仁存，等 . 固本抑瘤 Ⅱ 号联合 MVP 方案治疗晚期 NSCLC [J]. 中国中医药信息杂志，2001，8(7):43-44.

[72] Andersen AH，Vinther A，Poulsen LL，et al. Do patients with lung cancer benefit from physical exercise? [J] Acta Oncol，2011，50(2): 307-313.

[73] Almeida PW，Gomes-Filho A，Ferreira AJ，et al. Swim training suppresses tumor growth in mice [J]. Journal of Applied Physiology，2009，107(1):261-265.

[74] 陈玉芬，杨春茂，李燕舞 . 肺康复训练对肺癌化疗病人肺功能、癌因性疲乏及生活质量的影响 [J]. 蚌埠医学院学报，2019，44(8):1123-1126.

[75] 吴恩，丛绮瑞，卢婷，等 . 肺康复教育与运动指导对肺癌化疗患者生活质量和疲劳的影响研究 [J]. 中国康复医学杂志，2021，36(11) : 1363-1370.

[76]　姜伟，袭超，陈德福，等．快速康复外科对胸腔镜非小细胞肺癌术后并发症的影响[J]．现代肿瘤医学，2022，30(13):2360-2364．

[77]　马静，马胜利，王进菊．肺康复运动训练对非手术老年非小细胞肺癌患者预后的影响[J]．癌症进展，2020，18(6):631-634．

[78]　赵莉莎，申旭．肺康复训练在肺癌患者预后中的作用[J]．中国康复，2020，35(2):104-107．

[79]　王顺静．音乐歌唱发声训练结合肺康复运动训练对 COPD 患者负性情绪及睡眠质量的影响[J]．护理实践与研究，2020，17(21):41-43．

[80]　Licker M，Karenovics W，Diaper J，et al. Short-term preoperative high-intensity interval training in patients awaiting lung cancer surgery: a randomized controlled trial [J]. Journal of Thoracic Oncology: official publication of the International Association for the Study of Lung Cancer，2017，12(2):323-333.

[81]　苏丽丽，陈霞．术前强化肺康复训练对老年肺癌患者术后肺相关并发症及主动循环呼吸技术训练依从性的影响[J]．川北医学院学报，2020，35(6):1070-1073．

[82]　Spruit MA，Janssen PP，Willemsen SCP，et al. Exercise capacity before and after an 8-week multidisciplinary inpatient rehabilitation program in lung cancer patients: a pilot study [J]. Lung Cancer，2006，52(2):257-260.

[83]　Cesario A，Ferri L，Galetta D，et al. Post-operative respiratory rehabilitation after lung resection for non-small cell lung cancer [J]. Lung Cancer，2007，57(2):175-180.

[84]　Varela G，Ballesteros E，Jiménez MF，et al. Cost-effectiveness analysis of prophylactic respiratory physiotherapy in pulmonary lobectomy [J]. European Journal of Cardio-Thoracic Surgery，2006(2):216-220.

[85]　Fujimoto S，Nakayama T. Effect of combination of pre- and postoperative pulmonary rehabilitation on onset of postoperative pneumonia: a retrospective cohort study based on data from the diagnosis procedure combination database in Japan [J]. International Journal of Clinical Oncology，2019，24(2):211-221.

[86]　Saito H，Hatakeyama K，Konno H，et al. Impact of pulmonary rehabilitation on postoperative complications in patients with lung cancer and chronic obstructive pulmonary disease [J]. Thoracic Cancer，2017，8(5): 451-460.

[87]　齐涛，杨甲强．回授式肺康复指导在肺癌术后化疗患者健康教育中的应用价值[J]．中国肿瘤临床与康复，2022，29(6):732-734．

[88]　Rutkowska A，Jastrzebski D，Rutkowski S，et al. Exercise training in patients with non-small cell lung cancer during in-hospital chemotherapy treatment: a randomized controlled trial [J]. Journal of Cardiopulmonary Rehabilitation and Prevention，2019，39(2):127-133.

[89]　王丹，李瑾，张明，等．运动训练对晚期肺癌放疗患者心肺运动功能及生存质量影

响的临床研究 [J]. 中国康复医学杂志，2022，37(4):501-509.

[90] Borghetti P，Branz J，Volpi G，et al. Home-based pulmonary rehabilitation in patients undergoing (chemo)radiation therapy for unresectable lung cancer: a prospective explorative study [J]. La radiologia medica，2022，127(12):1322-1332.

[91] Xará S，Amaral TF，Parente B . Undernutrition and quality of life in non small cell lung cancer patients [J]. Rev Port Pneumol，2011，17(4):153-158.

[92] Zhang L，Wang C，Sha SY，et al. Mini-nutrition assessment，malnutrition，and postoperative complications in elderly Chinese patients with lung cancer. J Buon，2012，17(2):323-326.

[93] 李榕，马美丽，宋懿懿，等 . 初治晚期肺癌 132 例患者营养状况调查 [J]. 肿瘤，2008，28(4):353-356.

[94] Zhang L，Su Y，Wang C，et al. Assessing the nutritional status of elderly Chinese lung cancer patients using the Mini-Nutritional Assessment (MNA®) tool. Clin Interv Aging，2013，8:287-291.

[95] 乔坤，王正，林少霖，等 . 肺癌手术病人营养风险及对临床结局的影响 . 肠外与肠内营养，2010，17(4):224-226.

[96] Attaran S，McShane J，Whittle I，et al. A propensity-matched comparison of survival after lung resection in patients with a high versus low body mass index. Eur J Cardiothorac Surg，2012，42(4):653-658.

[97] 林丽华，吴家园 . 肺癌患者术后肠内营养支持的探讨 [J]. 当代医学，2009，15(12):1-2.

[98] Arrieta O，Ortega RMM，Villanueva-Rodriguez G，et al. Association of nutritional status and serum albumin levels with development of toxicity in patients with advanced non-small cell lung cancer treated with paclitaxel-cisplatin chemotherapy: a prospective study. BMC Cancer，2010，10(1):50.

[99] Shintani Y，Ikeda N，Matsumoto T，et al. Nutritional status of patients undergoing chemoradiotherapy for lung cancer. Asian Cardiovasc & Thorac Ann，2012，20(2):172-176.

[100] 李红晨，汪卫平，诸葛燕红 . 胃肠外营养支持治疗对肺癌病人化疗后营养状况和免疫功能的影响 [J]. 肠外与肠内营养，2012，19(4):201-203.

[101] Murphy RA，Mourtzakis M，Chu QSC，et al. Nutritional intervention with fish oil provides a benefit over standard of care for weight and skeletal muscle mass in patients with nonsmall cell lung cancer receiving chemotherapy [J].Cancer，2011，117(8):1775-1782.

[102] Luo J，Chen YJ，Narsavage LG，et al. Predictors of survival in patients with non-small cell lung cancer [J].Oncology Nursing Forum，2012，39(6):609-616.

[103] Sánchez-Lara K，Turcott JG，Juárez E，et al. Association of nutrition parameters

including bioelectrical impedance and systemic inflammatory response with quality of life and prognosis in patients with advanced non-small-cell lung cancer : a prospective study [J].Nutrition and Cancer, 2012, 64(4) : 526-534.

[104] Finocchiaro C, Segre O, Fadda M, et al. Effect of n-3 fatty acids on patients with advanced lung cancer : a double-blind, placebo-controlled study. Br J Nutr, 2012, 108(2) : 327-333.